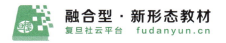 健康养老专业系列教材

老年营养与膳食指导

主　编　罗清平　曾小娟　迟玉芳　赵　蓉
副主编　吴　佳　陶　灵　周　颖　李红武

复旦大学出版社

本书编委（按姓氏音序排列）

迟玉芳（民政职业大学）
丁为斌（江苏工程职业技术学院）
高　馨（宁夏工商职业技术学院）
金　丹（辽宁特殊教育师范高等专科学校）
李红武（北京青年政治学院）
李灵玉（无锡光大金夕延年养老运营管理有限公司）
陆　静（上海宜川养老院）
罗清平（长沙民政职业技术学院）
马　颀（天津市职业大学）
汤　薇（宜春职业技术学院）
陶　灵（复旦大学）
王　琦（保利养老服务管理有限公司）
吴　佳（长沙民政职业技术学院）
吴　凝（长沙民政职业技术学院）
晏　莉（贵州贵铝现代城市服务有限公司 贵铝智慧幸福苑）
杨兰兰（苏州吴江苏康养和悦养老运营管理有限公司）
杨歆语（宁夏工商职业技术学院）
杨艳霞（宜春职业技术学院）
叶海春（宁夏工商职业技术学院）
殷稚彬（贵阳幼儿师范高等专科学校）
曾小娟（长沙民政职业技术学院）
曾媛宇（湘中幼儿师范高等专科学校）
赵　蓉（湖南中医药高等专科学校）
周　颖（承德应用技术职业学院）

健康养老专业系列教材编委会

学术顾问 吴玉韶（复旦大学）
编委会主任 李 斌（长沙民政职业技术学院）

编　　委
唐四元（中南大学湘雅护理学院）
张永彬（复旦大学出版社）
黄岩松（长沙民政职业技术学院）
范　军（上海开放大学）
田奇恒（重庆城市管理职业学院）
杨爱萍（江苏经贸职业技术学院）
朱晓卓（宁波卫生职业技术学院）
罗清平（长沙民政职业技术学院）
王　婷（北京劳动保障职业学院）
高　华（广州卫生职业技术学院）
张国芝（北京青年政治学院）
陶　娟（安徽城市管理职业学院）
李海芸（徐州幼儿师范高等专科学校）
王　芳（咸宁职业技术学院）
罗　欣（湖北幼儿师范高等专科学校）
刘书莲（洛阳职业技术学院）
张伟伟（聊城职业技术学院）
朱建宝（复旦大学出版社）

石晓燕（江苏省社会福利协会）
郭明磊（泰康医疗管理有限公司）
邱美玲（上海九如城企业（集团）有限公司）
丁　勇（上海爱照护医疗科技有限公司）
关延斌（杭州暖心窝科技发展有限公司）
刘长松（上海福爱驿站养老服务集团有限公司）
李传福（上海瑞福养老服务中心）
谭美花（湖南康乃馨养老产业投资置业有限公司）
马德林（保利嘉善银福苑颐养中心）
曾理想（湖南普亲养老机构运营管理有限公司）

编委会秘书 张彦珺（复旦大学出版社）

前言

Preface

人口老龄化是全球面临的重大社会问题,而在老龄化社会进程中,营养健康是保障老年人生活品质、延长老年人健康寿命的核心支柱。《2015—2017年中国居民营养与健康状况监测报告》显示,我国老年人普遍存在多种营养素摄入不足的问题,包括维生素D、钙、叶酸和维生素B_{12}等,同时,慢性病在老年群体中的高发态势也令人担忧,高血压、糖尿病、高脂血症等疾病较为常见。值得注意的是,老年人膳食结构往往存在钠摄入超标、膳食纤维不足、优质蛋白比例偏低等问题,这进一步增加了慢性病管理的难度。然而,当前养老机构的营养服务供给仍存在明显不足,专职营养师配备率较低,针对性膳食方案普及度不够,导致长期入住老年人的营养风险显著上升,凸显出专业化营养照护的迫切需求。

老年人群正面临"营养不足与营养过剩并存、显性缺乏与隐性风险交织、生理衰退与社会支持缺失叠加"的多维挑战。从基础营养筛查到膳食科学设计,从疾病管理到照护服务优化,每一个环节都需要突破单一学科视角,构建"生理指标监测—膳食干预—社会支持"的系统性解决方案,才能有效破解老年人"吃得不够""吃得不对""吃而无效"的困境,真正实现"营养赋能健康老龄化"的战略目标。

本教材以"全周期、多层次、精准化"为核心理念,围绕老年营养的核心需求,构建了四大模块、十六项任务、四十一个知识点的完整体系。编写力求打破传统教材的单一知识传授模式,将理论与实践深度融合,为老年营养健康从业者、照护者及学习者提供一本兼具科学性与实用性的工具书。

1. 匹配专业教学标准

本教材第一主编是智慧健康养老服务与管理专业简介及专业教学标准的执笔人、老年保健与管理专业教学标准制定的参与者,熟悉国家专业教学标准。本教材匹配国家专业教学标准课程体系,是老年保健与管理专业核心课程"老年膳食营养与保健"的教材、智慧健康养老服务与管理专业必修课程"老年营养与膳食指导"的配套教材,培养学生对老年人营养膳食方面的指导能力。

2. 校企合作、产教融合

本教材由职业院校的专业骨干教师及行业企业能手共同打造,编写成员深入行业企业调研,校企专家共同研讨,从苏州吴江苏康养和悦养老运营管理有限公司、无锡光大金夕延年养老运营管理有限公司等养老机构(企业)一线岗位的真实案例中遴选出典型案例,创设情境,将营养膳食相关的理论知识与技能操作相融合,在实践中厚植敬老、为老理念,落实课程思政。

3. 任务驱动,资源丰富

教材设计依据职业教育教材编写要求,采用模块化任务型模式编写。全书分为"老年人营养筛查与评估""老年人食谱设计""慢性病老年人膳食指导""老年人照料设施营养膳食服务与管理"四个模块,"模块导图"提纲挈领，构建知识体系。模块下设 16 个任务、41 个知识点，每个任务分为"知识索引""任务目标""情境聚集""学习准备""知识储备""课程育人""巩固提升"七个版块，用情境激发学生学习兴趣、用任务驱动学生主动学习。

教材配套丰富数字资源，覆盖学习准备、课程育人、巩固提升等环节，助力一线学与教，扫描书中二维码即可使用。此外，登录"复旦社云平台"（www.fudanyun.cn），还可获取配套课件等资源。

参与本教材编写工作的有：罗清平、曾小娟完成模块一（2 个任务）的编写；迟玉芳、赵蓉、吴佳、陶灵、叶海春、杨歆语、高馨完成模块二（4 个任务）的编写；马颀、金丹、汤薇、杨艳霞、周颖、吴凝、李红武完成了模块三（7 个任务）的编写；殷智彬、丁为斌、曾媛宇完成了模块四（3 个任务）的编写；李灵玉、晏莉、杨兰兰、陆静、王琦、刘巧云等 6 位养老企业骨干完成情境案例、营养膳食服务与管理制度的收集、整理。

本教材在编写过程中，参考了大量的国内外营养方面的研究资料，在此对老年营养研究的先行者表示真诚的感谢；感谢长沙民政职业技术学院智慧健康养老服务与管理专业各校企合作单位的鼎力支持；同时，教材模块四中使用了清华大学建筑学院周燕珉教授膳食厨房布局图，在此表示诚挚的感谢！由于时间仓促，加上编者水平有限，书中难免存在错误或不足之处，恳请广大读者提出宝贵意见，以便我们修订时完善。

健康老龄化的实现，始于每一餐的科学搭配，成于每一环的细致管理。愿这本教材成为一盏灯，照亮老年营养健康之路，助力"银发时代"的温暖绽放。

编　者

2025 年 5 月

目 录
Contents

模块一　老年人营养筛查与评估 ·· 001

　　任务一　营养与营养不良认知 ··· 002
　　　　知识点一　认识营养与营养不良的定义 ··· 003
　　　　知识点二　认识营养不良的危险因素 ·· 005
　　　　知识点三　认识营养不良的危害 ·· 006
　　任务二　营养筛查与评估认知 ··· 008
　　　　知识点一　认识营养筛查与评估的目的与意义 ··· 009
　　　　知识点二　认识营养筛查的方法 ·· 011
　　　　知识点三　认识营养评估的方法 ·· 013

模块二　老年人食谱设计 ··· 024

　　任务一　能量与营养素认知 ·· 025
　　　　知识点一　认识能量 ·· 026
　　　　知识点二　认识宏量营养素 ··· 029
　　　　知识点三　认识微量营养素 ··· 043
　　　　知识点四　认识其他营养物质 ··· 054
　　任务二　食物营养价值认知 ·· 057
　　　　知识点一　认识食物营养价值的评价方法 ··· 058
　　　　知识点二　认识动物性食物的营养价值与特点 ··· 060
　　　　知识点三　认识植物性食物的营养价值与特点 ··· 063
　　　　知识点四　认识其他食物的营养价值与特点 ··· 067
　　任务三　合理营养与平衡膳食认知 ··· 076
　　　　知识点一　认识膳食结构 ·· 077
　　　　知识点二　认识平衡膳食 ·· 079
　　　　知识点三　认识膳食指南 ·· 080
　　任务四　食谱设计的方法认知 ··· 098
　　　　知识点一　认识食谱设计的理论依据与原则 ··· 099
　　　　知识点二　认识食谱设计的方法 ·· 099

模块三　慢性病老年人膳食指导 —— 112

任务一　老年肥胖的膳食指导 —— 113
- 知识点一　认识老年肥胖 —— 114
- 知识点二　老年肥胖的膳食指导 —— 117

任务二　老年高脂血症的膳食指导 —— 121
- 知识点一　认识老年高脂血症 —— 123
- 知识点二　老年高脂血症的膳食指导 —— 126

任务三　老年高血压的膳食指导 —— 129
- 知识点一　认识老年高血压 —— 130
- 知识点二　老年高血压的膳食指导 —— 133

任务四　老年糖尿病的膳食指导 —— 137
- 知识点一　认识老年糖尿病 —— 138
- 知识点二　老年糖尿病的膳食指导 —— 141

任务五　老年痛风的膳食指导 —— 145
- 知识点一　认识老年痛风 —— 146
- 知识点二　老年痛风的膳食指导 —— 150

任务六　老年骨质疏松症的膳食指导 —— 154
- 知识点一　认识老年骨质疏松症 —— 155
- 知识点二　老年骨质疏松症的膳食指导 —— 158

任务七　老年肌少症的膳食指导 —— 161
- 知识点一　认识老年肌少症 —— 162
- 知识点二　老年肌少症的膳食指导 —— 164

模块四　老年人照料设施营养膳食服务与管理 —— 168

任务一　营养膳食服务 —— 169
- 知识点一　认识就餐环境的适老化设计 —— 170
- 知识点二　认识就餐方式的陪伴性设计 —— 173

任务二　营养膳食管理 —— 177
- 知识点一　认识膳食厨房的规范化设计 —— 178
- 知识点二　认识食物采购、处理、储存、烹饪管理 —— 183
- 知识点三　认识营养膳食供餐过程管理 —— 185
- 知识点四　认识膳食及食品的卫生监控管理 —— 188

任务三　营养膳食制度建设 —— 191
- 知识点一　认识营养膳食部门建设 —— 192
- 知识点二　认识营养膳食服务规范 —— 196

主要参考文献 —— 201

模块一
老年人营养筛查与评估

📋 模块导读

随着人口老龄化的加速,关注老年人的健康状况成为社会的重要任务,而营养状况是老年人整体健康的关键组成部分。本教学模块"老年人营养筛查与评估"旨在帮助同学们深入了解老年人的营养需求以及掌握科学的筛查与评估方法。

在"营养与营养不良认知"教学任务中,将深入探讨老年人营养不良的具体表现、成因及其对健康的深远影响。体重下降、肌肉量减少和免疫力减弱等现象均可能是营养不良的迹象。了解这些表现有助于及时识别并应对老年人的营养问题。我们将分析老年人营养不良的原因,如咀嚼和吞咽困难导致食物摄入减少、消化系统功能减退影响营养吸收、慢性疾病增加营养消耗等。认识到营养不良对老年人健康的危害,如增加感染风险、延缓伤口愈合、加重慢性疾病等,能够提高我们对老年人营养问题的重视程度。

在"营养筛查与评估认知"教学任务中,则重点介绍如何对老年人进行营养筛查和评估。我们将学习各种专业的筛查工具和评估方法,以便准确地判断老年人的营养状况。例如,使用微型营养评估(MNA)等工具,可以从多个方面对老年人的营养状况进行综合评估,包括饮食摄入、体重变化、身体活动能力等。通过这些方法,能够及时发现老年人潜在的营养问题,并为制定个性化的营养干预方案提供依据。

通过本教学模块的学习,相信同学们将能够全面掌握老年人营养筛查与评估的核心知识与技能,为今后在老年健康领域的工作提供有力保障,为提高老年人的生活质量和健康水平贡献自己的力量。让我们共同开启这一富有意义的学习之旅,探索老年营养的奥秘,助力健康老龄化事业的发展。

🗺️ 模块导图

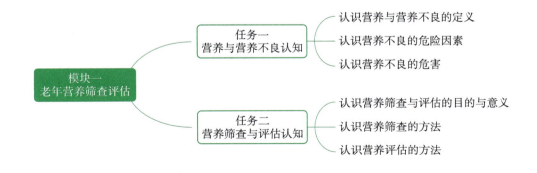

任务一 营养与营养不良认知

知识索引

关键词：营养；膳食；食物；营养不良；危险因素；危害。

理论(技能)要点：
1. 营养与营养不良的相关概念；
2. 导致营养不良的危险因素；
3. 营养不良对人体的危害。

重点：营养、营养不良的定义；营养不良的危险因素。

难点：营养不良的危险因素；营养不良对人体的危害。

任务目标

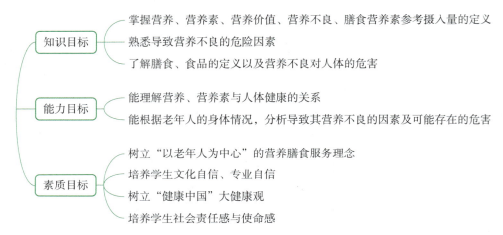

- 知识目标
  - 掌握营养、营养素、营养价值、营养不良、膳食营养素参考摄入量的定义
  - 熟悉导致营养不良的危险因素
  - 了解膳食、食品的定义以及营养不良对人体的危害
- 能力目标
  - 能理解营养、营养素与人体健康的关系
  - 能根据老年人的身体情况，分析导致其营养不良的因素及可能存在的危害
- 素质目标
  - 树立"以老年人为中心"的营养膳食服务理念
  - 培养学生文化自信、专业自信
  - 树立"健康中国"大健康观
  - 培养学生社会责任感与使命感

情境聚焦

洪爷爷，72岁，身高165 cm，体重48 kg。近半年来逐渐出现食欲下降，对以往喜爱的食物兴趣缺失，每餐进食量很少，有时仅吃几口。常感觉疲倦、乏力，活动耐力明显下降。伴有便秘情况，大便干结，通常3~4天才排便一次，且排便困难。既往有高血压病史10余年，规律服用降压药物，血压尚可；否认糖尿病、冠心病等其他重大疾病史。查体：消瘦，皮下脂肪减少；皮肤干燥、松弛，皱纹加深，皮肤弹性差；头发稀疏、干枯、易折断；牙龈萎缩，牙齿部分缺失，口腔卫生状况不佳；四肢肌肉萎缩，力量减弱，肢体末端循环较差，手脚冰凉，指甲变脆、易裂。实验室检查：血红蛋白90 g/L，红细胞、白细胞及血小板计数在正常范围底限；血清白蛋白28 g/L，总蛋白55 g/L，前白蛋白0.12 g/L；血清胆固醇2.8 mmol/L，甘油三酯0.6 mmol/L；血肌酐、尿素氮正常，肝功能指标轻度异常。维生素D 15 ng/mL，维生素B_{12} 150 pg/mL；锌6.5 μmol/L，钙1.9 mmol/L。

学习准备

从知识(能力)、资料收集、思考问题、学习工具等方面准备。详情请扫二维码。

学习准备单

知识储备

知识点一　认识营养与营养不良的定义

引导问题：情境聚焦中的洪爷爷是否存在营养不良？营养不良就是指营养不足吗？

一、核心概念

营养与营养不良涉及的核心概念包括营养、膳食、食物、营养素、营养价值、营养不良、膳食营养素参考摄入量等，如图 1-1-1 所示。

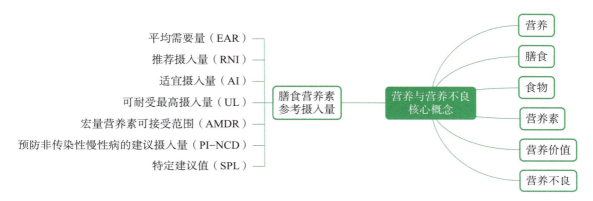

图 1-1-1　营养与营养不良核心概念

1. 营养的定义

营养(nutrition)是指机体摄取食物，经过消化、吸收和代谢，用以供给能量、构成和修补身体组织，以及调节生理功能的整个过程。以氨基酸的代谢为例来解释，如图 1-1-2 所示。

2. 膳食的定义

膳食(diet)是人们日常生活不可缺少的部分，各类食物供给和进食需求构成了膳食的基本要素，并逐步形成一定的规律和习惯。膳食是多种食物组合，而不是单一的营养素或食物。

3. 食物的定义

食物(food)是指各种供人食用或者饮用的成品和饮料，以及按照传统既是食物又是药物的物质，但是不包括以治疗为目的的物质。它们可以为人体提供能量和营养素，维持生命活动。食物的种类繁多，包括但不限于谷物、蔬菜、水果、肉类、乳制品、蛋类、油脂、调味品等。食物可以是天然的，也可以是经过加工的，但必须符合食品安全标准，对人体健康无害。

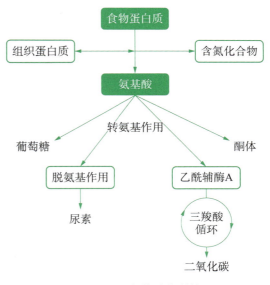

图 1-1-2　氨基酸代谢简图

4. 营养素的定义

营养素（nutrient）是指食物中具有特定生理作用,能维持机体生长、发育、活动、生殖以及正常代谢的成分。根据人体需要量的不同,营养素可以分为两大类:一类是宏量营养素,人体需要量较大并且能够提供能量,主要包括碳水化合物、脂类、蛋白质;另一类是微量营养素,人体需要量较小,如矿物质和维生素。

5. 营养价值的定义

营养价值（nutritional value）是指食物中所含营养素和能量能满足人体营养需要的程度。食物营养价值的高低取决于食物中所含营养素的种类是否齐全,数量及其相互比例是否适宜。在自然界中,除母乳能满足4～6个月以内婴儿的全部营养需要外,还没有另外一种食物含有人体所需要的全部营养素。因此,为了满足机体需要,在日常生活中应将多种食物搭配食用,以构成均衡膳食。

6. 营养不良的定义

营养不良（malnutrition）是指摄入的营养素不足、过量或比例异常,与机体的营养需求不协调,导致身体无法维持正常的生理功能和健康状态,包括营养不足和营养过剩。它可能由多种原因引起,包括食物摄入不足、消化吸收问题、疾病影响或特定营养素的缺乏。长期营养不良会导致免疫功能下降、体力和认知能力受损,严重时甚至危及生命。

7. 膳食营养素参考摄入量的定义

中国居民膳食营养素参考摄入量（Dietary Reference Intakes，DRIs）是评价膳食营养素供给量能否满足人体需要,是否存在过量摄入风险,以及是否有利于预防某些慢性非传染性疾病的一组参考值,包括平均需要量（EAR）、推荐摄入量（RNI）、适宜摄入量（AI）、可耐受最高摄入量（UL）,以及宏量营养素可接受范围（AMDR）、预防非传染性慢性病的建议摄入量（PI－NCD）和特定建议值（SPL）,如图1－1－3所示。

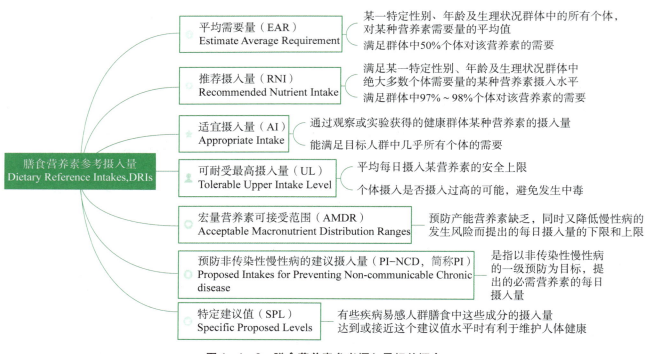

图1-1-3　膳食营养素参考摄入量相关概念

二、营养不良的分类

营养不良主要分为三大类:蛋白质-能量营养不良、微量营养素缺乏和营养过剩。

（1）蛋白质-能量营养不良（Protein-Energy Malnutrition，PEM）：指的是蛋白质和能量长期摄入不足导致的营养缺乏病，常见于发展中国家的儿童，主要表现为体重低下、生长迟缓和消瘦。

（2）微量营养素缺乏：指的是人体对维生素和矿物质等微量营养素的摄入不足，包括贫血（铁缺乏）、夜盲症（维生素 A 缺乏）、佝偻病（维生素 D 缺乏）等。

（3）营养过剩：指的是摄入的热量超过了身体所需，导致体重增加和肥胖。长期营养过剩还可能引发心血管疾病、糖尿病等健康问题。

知识点二　认识营养不良的危险因素

引导问题：分析情境聚焦中洪爷爷的资料，思考：他存在哪些导致营养问题的危险因素？

营养不良的危险因素主要包括生理机能衰退、慢性疾病影响、药物副作用影响营养吸收以及社会心理因素等，如图 1-1-4 所示。

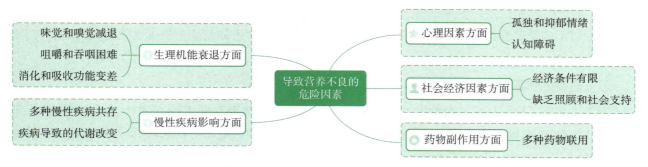

图 1-1-4　导致营养不良的危险因素

一、生理机能衰退方面

（1）味觉和嗅觉减退：随着年龄增长，老年人的味觉细胞和嗅觉感受器功能逐渐下降，导致对食物的味道和气味感知变弱，致使食欲下降，食物的摄入量减少。

（2）咀嚼和吞咽困难：老年人因牙齿缺失、松动或假牙佩戴不合适等问题，影响正常咀嚼动能，使食物不能被充分嚼碎，无法正常食用增加吞咽难度，像肉类、坚果等较硬的食物，只能选择一些质地柔软、易消化但营养相对单一的食物，这样就导致营养不均衡。同时，神经系统疾病（如帕金森病等）或咽喉部肌肉功能衰退也可能引起吞咽困难，进一步限制食物选择和摄入量。

（3）消化和吸收功能变差：老年人胃肠道的蠕动能力减弱，消化液（如胃酸、胆汁、胰液等）分泌减少，使食物在胃肠道内的消化过程变慢，营养物质的吸收效率大幅降低。例如，脂肪的消化需要胆汁的充分参与，而老年人胆汁分泌不足时，脂肪的消化吸收就会受到影响，因而可能导致脂溶性维生素的缺乏。

二、慢性疾病影响方面

（1）多种慢性疾病共存：老年人往往患有多种慢性疾病，如高血压、糖尿病、冠心病、慢性肾功能不全、关节炎等，一方面可能会影响食欲，比如糖尿病患者可能因血糖控制不佳出现多饮、多食、多尿及体重减轻的情况，或者因长期服用降糖药物产生胃肠道副作用而食欲下降；另一方面，不同疾病对饮食有不同的限制，如高血压患者需要控制盐的摄入，肾功能不全患者需要限制蛋白质摄入等。若不能合理调整饮食以满足营养需求并遵循疾病饮食限制，就很容易出现营养不良。

（2）疾病导致的代谢改变：一些慢性疾病会引起身体代谢紊乱。例如，甲状腺功能减退症会使身体代谢速度减慢，能量消耗降低，同时可能伴有胃肠道功能紊乱，影响营养物质的吸收和利用；而慢性感染性疾病（如肺结核等）则会使身体处于慢性消耗状态，增加营养物质的消耗速度，若营养补充不及时，就会导致营养不良。

三、心理因素方面

（1）孤独和抑郁情绪：许多老年人因子女不在身边、社交活动减少等原因，容易产生孤独感和抑郁情绪。这些负面情绪会严重影响食欲。这些老年人对饮食缺乏兴趣，甚至出现厌食现象。心理上的痛苦会转化为生理上对食物的抗拒，进而减少营养物质的摄入。

（2）认知障碍：部分老年人患有阿尔茨海默病等认知障碍疾病，他们可能会忘记吃饭、不认识食物或者无法正确使用餐具等，导致饮食摄入不规律且不足，因而引发营养不良。

四、社会经济因素方面

（1）经济条件有限：一些老年人的退休金较低，难以负担营养丰富、价格相对较高的食物，如新鲜的肉类、鱼类、蔬菜和水果等。只能选择一些价格低廉但营养成分相对单一的食物，无法满足身体对各种营养物质的充分需求。

（2）缺乏照顾和社会支持：独居老年人或行动不便的老年人可能缺乏家人或社会机构的日常照顾，在饮食方面得不到及时的帮助和指导，比如无法正常准备饭菜、不知道如何合理搭配食物等，导致营养摄入不均衡或不足。

五、药物副作用方面

老年人通常需要服用多种药物来治疗不同的疾病。许多药物都有副作用，其中一些会影响食欲、消化或吸收。例如，某些抗生素可能引起胃肠道不适，导致恶心、呕吐、腹泻等症状，因而影响食物的正常摄入；一些降压药可能会引起干咳或味觉改变，也会对饮食产生影响。

知识点三　认识营养不良的危害

引导问题：长此以往，洪爷爷的身体状况会向什么方向发展？

营养不良会对身体造成多方面的严重危害。在身体机能方面，会导致体重下降、消瘦，肌肉萎缩使身体虚弱、活动能力降低。在免疫系统方面，抵抗力下降，容易感染各种疾病，且患病后恢复慢。从器官功能来看，容易导致贫血，可能影响心脏、肝脏等器官的正常功能，等等。长期营养不良还会增加死亡风险，对个人生活质量和社会医疗负担都产生巨大的负面影响，如图1-1-5所示。

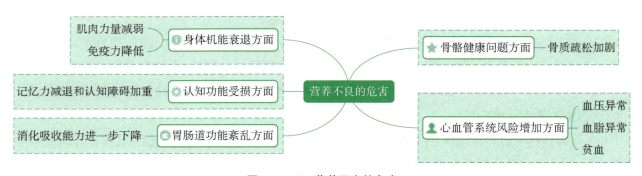

图1-1-5　营养不良的危害

一、身体机能衰退方面

（1）肌肉力量减弱：蛋白质摄入不足会导致肌肉蛋白合成减少，而肌肉萎缩、力量下降是老年人营养不良的常见后果。这会使老年人行动更加不便，增加跌倒的风险，进而可能引发骨折等严重损伤。例如，原本能轻松行走的老年人，因营养不良导致腿部肌肉力量不足，可能逐渐变得行走困难，甚至在日常活动中稍有不慎就会摔倒。

（2）免疫力降低：多种营养素对维持免疫系统正常功能至关重要。如蛋白质是抗体等免疫物质的基础成分，维生素 C、锌等也在免疫调节中发挥重要作用。营养不良时，这些营养素缺乏会使老年人的免疫力下降，更容易受到细菌、病毒等病原体的侵袭，导致频繁生病，如感冒、肺炎等感染性疾病的发生率会明显增加。

二、认知功能受损方面

一些营养素如维生素 B_{12}、叶酸、$\omega-3$ 脂肪酸等对大脑健康和认知功能有重要影响。营养不良时，这些营养素缺乏可能导致老年人记忆力进一步减退；患有轻度认知障碍或早期阿尔茨海默病的老年人，病情可能会加速恶化，影响其日常生活自理能力，比如忘记回家的路、不认识亲人等。

三、骨骼健康问题方面

钙是骨骼的主要成分，维生素 D 能促进钙的吸收和利用。老年人营养不良时，往往钙摄入不足且维生素 D 缺乏，这会使骨质疏松的情况更加严重。骨质疏松的老年人骨骼变得脆弱易碎，轻微的外力作用，如咳嗽、弯腰等都可能导致骨折，给老年人的身体和生活带来极大痛苦和不便。

四、心血管系统风险增加方面

（1）血压异常：钠、钾等电解质平衡对血压调节很重要。营养不良可能导致这些电解质摄入不均衡，例如钠摄入过多或钾摄入不足，会使血压升高，增加老年人患高血压的风险，进而可能引发心血管疾病，如冠心病、脑卒中等。

（2）血脂异常：脂肪代谢也会受到营养不良的影响。如果脂肪摄入不合理，如饱和脂肪摄入过多或不饱和脂肪摄入过少，可能导致血脂升高，形成动脉粥样硬化斑块，堵塞血管，同样增加心血管疾病的风险。

（3）贫血：营养不良常导致缺铁性贫血，这是因为身体缺乏铁元素来合成足够的血红蛋白。贫血会导致头晕、乏力、注意力不集中等症状，严重时还可能影响心脏和呼吸系统的功能。

五、胃肠道功能紊乱方面

消化吸收能力进一步下降：营养不良本身会使老年人的胃肠道功能变差，而胃肠道功能紊乱又会加重营养不良，形成恶性循环。例如，肠道黏膜细胞更新需要充足的营养支持，营养不良时，黏膜细胞更新缓慢，影响肠道对营养物质的吸收，导致营养物质的吸收效率更低。

课程育人

健康中国战略与营养使命

巩固提升

营养与营养不良认知

任务二 营养筛查与评估认知

📚 知识索引

关键词：营养筛查；营养评估。

理论（技能）要点：
1. 营养筛查与营养评估相关概念；
2. 营养筛查与评估的目的与意义；
3. 营养筛查与营养评估的方法；
4. 根据老年人情况选择合理的营养筛查工具。

重点：营养筛查工具的使用方法；营养评估的指标及意义；营养筛查和评估结果的要点。

难点：针对老年人进行有效营养筛查与评估；如何根据不同场景和个体差异选择合适的营养筛查工具；理解营养筛查与评估结果和后续干预措施之间的关联。

📋 任务目标

- **知识目标**
  - 掌握常见营养筛查工具的使用、适用范围及评分标准
  - 理解人体测量指标在营养评估中的意义与正常参考值
  - 熟知各类生化指标反映的营养状况信息
  - 了解不同疾病状态对营养状况的影响机制
  - 掌握饮食摄入评估的方法及营养素计算要点

- **能力目标**
  - 能准确运用营养筛查工具对不同个体进行营养不良风险评估，并解读评估结果
  - 能测量人体各项指标，并根据测量数据进行营养状况初步判断
  - 学会分析生化检验报告，综合判断个体蛋白质、能量、维生素、矿物质等的缺乏或过量情况
  - 能运用饮食摄入评估方法，详细了解个体的膳食摄入情况，并制定个性化的膳食调整方案

- **素质目标**
  - 培养严谨、科学的工作态度
  - 增强责任心，认识到营养筛查与评估对老年人健康管理的重要性
  - 提升沟通能力
  - 培养自主学习能力
  - 塑造团队合作精神

🧹 情境聚焦

张女士，65岁。因近期感觉乏力、气短，活动后加重，且体重在过去3个月内下降约5 kg前来就诊。既往有2型糖尿病病史10年，一直口服降糖药物控制血糖，但近期血糖波动较大。患有高血压5年，规律服用降压药。半年前因胆囊结石行胆囊切除术，术后饮食量有所减少，消化功能较术前稍差。

🏠 学习准备

从知识（能力）、资料收集、思考问题、学习工具等方面准备。详情请扫二维码。

学习准备单

知识储备

知识点一　认识营养筛查与评估的目的与意义

引导问题：你认为情境聚焦中的张女士的营养状况如何？是否存在营养不良的风险？为什么要进行营养筛查与营养评估？

营养筛查与评估的目的与意义在于精准判断个体营养状况。对个体而言，可及时发现营养不良风险，助力医养个案管理团队制定个性化营养干预方案，促进疾病康复、减少并发症并提升生活质量。对于老年人这一特殊群体，能保障其特定营养需求得到满足，利于健康安享晚年。在公共卫生层面，有助于了解群体营养健康水平，为制定营养政策、优化资源配置提供依据，从而推动健康养老事业的发展与进步，如图1-2-1所示。

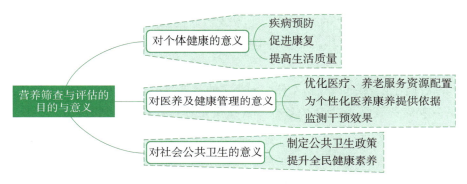

图1-2-1　营养筛查与评估的目的与意义

一、营养筛查与评估的定义

1. 营养筛查的定义

营养筛查（nutritional screening）是营养管理及干预的第一步，是指应用量化工具，初步判断老年人营养状态的过程。营养不良或风险与临床结局紧密相关，及时、有效的营养筛查对于早期营养干预的介入至关重要。所有年龄≥65岁、预计生存期＞3个月的老年住院患者均应例行接受营养筛查；养老院中状态稳定的老年人应每3个月参加1次营养筛查，社区、居家老年人应至少每6个月参加1次营养筛查。

2. 营养评估的定义

营养评估（nutritional assessment）是指营养专业人员通过人体成分分析、人体测量、生化检查、临床检查及综合营养评定方法等手段，对人体营养代谢和机体功能等进行检查和评定，以确定营养不良的类型及程度。

通过营养筛查发现个体存在营养不良或营养风险，应进一步对其进行营养评估。营养评估是对个体营养、代谢状况及机体功能等进行全面的检查和评估，在确立营养诊断后，考虑个体对营养治疗的适应证和可能的不良反应，其目的在于制定个体化的营养干预计划。

两者的联系与区别如表1-2-1所示。

表 1-2-1　营养筛查与营养评估的联系与区别

		营养筛查	营养评估
联系	目的	两者的主要目标都是为了识别个体的营养需求，从而制定相应的营养治疗计划	
	过程	营养筛查通常是营养评估的第一步。通过筛查，可以发现哪些个体可能存在营养风险，需要进一步的营养评估	
	应用	两者都广泛应用于老年人、慢性病患者等，以确保获得适当的营养支持	
区别	定义	是一种初步的、快速的方法，用于识别个体是否存在营养风险	是一个更全面、详细的过程，涉及对个体营养状态的深入评估
	深度	通常是初步的，旨在快速识别出需要进一步评估的患者。筛查工具包括 NRS2002、主观全面评定法等	是一个更深入的过程，旨在详细了解患者的营养状态和需求。评估结果可以帮助制定个性化的营养治疗计划
	用途	主要用于识别出可能需要营养支持的患者，以便进一步评估和干预	用于制定具体的营养治疗计划，并监测其效果。评估结果可以帮助确定营养治疗的适应证和可能的不良反应
	实施者	通常由护士、医生或其他医疗专业人员进行	通常由专业的营养师或临床营养专家进行

二、筛查与评估的目的

（1）识别营养风险：通过一系列的方法和工具，快速且较为准确地判断个体是否存在营养不足或营养过剩的风险。比如，是否有因饮食摄入不均衡、疾病影响、生理状态改变等因素导致营养不良或营养相关疾病发生风险升高的情况。

（2）确定营养状况：全面、深入地了解个体当前真实的营养状态，涵盖从膳食摄入的各类营养素是否充足，到身体成分的营养储备情况，以及体内各种与营养相关的生化指标是否处于正常范围等多方面内容。

三、筛查与评估的意义

1. 对个体健康的意义

（1）疾病预防：早期发现潜在的营养问题，及时采取干预措施，预防因营养失衡引发的多种慢性疾病，如心血管疾病、糖尿病、骨质疏松症等。

（2）促进康复：对于已经患病的个体，准确的营养筛查与评估有助于制定针对性的营养支持方案，满足疾病状态下机体特殊的营养需求，从而促进身体的康复等。

（3）提高生活质量：保持良好的营养状况可以维持身体正常的生理功能，使人精力充沛，减少因营养问题导致的疲劳、虚弱等不适症状，提升个体在日常生活、工作、学习等方面的活动能力和生活满意度。

2. 对医养及健康管理的意义

（1）优化医疗、养老服务资源配置：通过营养筛查与评估可以快速筛选出存在营养风险的老年人，营养师等专业人员能够有针对性地对其投入更多的精力和资源，进行深入的营养干预，避免对不存在明显营养问题的老年人过度投入，提高医疗、养老服务资源的利用效率。

（2）为个性化医养康养提供依据：由于年龄、性别、疾病种类、身体状况等因素不同，不同个体营养需求也存在差异。营养筛查与评估的结果能够为医生、营养师等制定个性化的治疗和营养方案提供关键的数据支持，从而提高医养康养和健康管理的精准性和有效性。

（3）监测干预效果：在实施营养干预措施的过程中，定期进行营养筛查与评估可以动态了解个体营养状况的变化，以此判断干预措施是否有效，进而及时调整干预方案，确保达到改善营养状况、促进健康的目标。

3. 对社会公共卫生的意义

（1）制定公共卫生政策：基于大规模人群的营养筛查与评估数据，可以了解不同地区、不同人群的营养健康状况,为政府制定相关的公共卫生政策、营养改善计划等提供科学依据,例如确定需要重点关注和扶持的营养缺乏或营养过剩高发地区、人群等。

(2)提升全民健康素养:广泛开展营养筛查与评估相关的宣传和推广活动,可以提高公众对自身营养状况的关注度和认知度,促使人们更加重视日常饮食的合理搭配和营养均衡,进而提升全民的健康素养和整体健康水平。

知识点二 认识营养筛查的方法

引导问题:张女士需要进行营养筛查,那么筛查的工具有哪些呢?请选择其中一种最适合张女士情况的工具为她进行营养筛查。

营养筛查、营养评估、营养干预是营养防治的3个关键步骤。营养筛查是指通过快速、简便的方法,对个体存在的营养问题及其发生风险进行初步判断的过程。它在现代医疗保健、公共卫生、养老服务以及老年健康管理等众多领域都发挥着极为关键的作用,是营养评估的前置步骤。二者相辅相成,共同为个体的营养管理提供依据,以便及时发现和解决营养问题,维护身体健康。营养筛查的方法如图1-2-2所示。

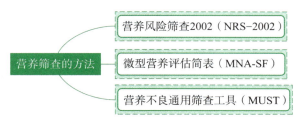

图1-2-2 营养筛查的方法

一、适用人群及场景

营养筛查广泛适用于各个年龄段和不同健康状况的人群,但在一些特定群体中尤为重要。老年人由于身体机能逐渐衰退、消化吸收功能减弱、慢性疾病患病率高以及生活方式相对固定等因素,更易出现营养问题。所有年龄≥65岁、预计生存期>3个月的老年人都应接受营养筛查。入住老年护理院等医养结合型老年人照料设施的老年人,因疾病本身的应激状态、治疗手段以及饮食限制等,营养状况容易发生变化,需要进行常规营养筛查;此外,社区中的慢性病、体弱多病、低收入以及存在特殊饮食需求或生活习惯不良的老年人,也应纳入营养筛查的范畴。营养筛查可在医院门诊、社区卫生服务中心、老年人照料设施、康复机构等多种场所开展实施。

二、常用筛查工具及其特点

营养筛查是一种初步的、较为宽泛的检查方式,旨在快速识别出可能存在营养问题的个体,以便进一步进行详细的评估和干预。常用的营养筛查工具包括营养风险筛查2002(Nutritional Risk Screening,NRS-2002)、微型营养评估简表(Mini-Nutritional Assessment ShortForm,MNA-SF)、营养不良通用筛查工具(Malnutrition Universal Screening,MUST)等,如表1-2-2所示。

表1-2-2 营养筛查的方法

筛查方法	涵盖内容	适用范围	特点	局限性
营养风险筛查2002(NRS-2002)	综合考虑个体疾病严重程度、营养摄入情况以及身体状况等多方因素。通过对原发疾病诊断及严	适用于入住养老机构老年人的营养风险筛查,能较好地预测其因营养因素导	具有较高的实用性和有效性,与个体临床结局紧密相关;其评估指标相对明确,经过专业培训后,	对于如认知功能障碍老年人等特殊人群,由于难以准确获取相关信息,可能

续 表

筛查方法	涵盖内容	适用范围	特点	局限性
	重程度进行评分,同时评估个体近1周饮食摄入是否减少以及体重是否下降等情况,最终得出营养风险总分	致不良临床结局的可能性,从而为制定合理的营养支持计划提供有力参考	医护人员能够较为准确地操作	会影响筛查结果的准确性;部分指标的评分存在一定主观性,在不同评估者之间可能略有差异
微型营养评估简表(MNA-SF)	包括人体测量指标、饮食摄入情况、生活方式及活动能力以及主观健康评价等多个维度的评估项目	无论是社区居家还是机构养老,以及慢性疾病的老年人,需要营养状况筛查。它能够全面地反映老年人的营养状况,为早期干预提供机会	内容较为全面,具有较高的敏感性和特异性;既可以进行完整的MNA评估,也有简化版(MNA-SF),可供快速筛查使用,方便在不同场景下灵活应用	人体测量指标可能会受到一些因素的干扰,如水肿会影响体重和肢体测量准确性;部分老年人可能因记忆力减退或认知障碍,在回答饮食摄入和主观健康评价问题时存在偏差
营养不良通用筛查工具(MUST)	主要基于体质指数(BMI)、体重减少情况以及疾病导致的进食减少情况这3个关键指标进行评分,通过简单的计算得出患者的营养不良风险等级	适用于不同医疗环境和社区中的成年人,包括各种急慢性疾病的患者以及健康体检人群的营养筛查。它能快速有效地判断个体是否存在营养不良风险以及风险程度,为进一步的营养管理提供初步指导	简洁易用,所需评估信息相对容易获取,不需要复杂的测量工具和专业的营养知识,经过简单培训就可操作;广泛应用于多种场所,对不同人群的营养筛查具有较好的通用性	对于一些特殊体型(如运动员、肥胖症患者等)或存在肌肉减少但体重正常的人群,单纯依靠BMI可能会低估其营养风险;对近期体重变化原因的判断可能不够准确

其中,微型营养评估简表(MNA-SF)是一种快速有效的营养评估工具。它主要包含几个关键项目,如近期体重变化、进食情况、活动能力、是否存在精神问题等。通过对这些简单却关键的指标进行评分,能快速筛查出老年人等人群是否存在营养不良或有营养不良的风险,方便医养个案管理团队及时采取措施,调整饮食或进行更深入的营养干预,如表1-2-3所示。

表1-2-3 微型营养评估简表(MNA-SF)

项目	筛查内容	分值	得分
A	既往3个月内,是否因食欲下降、咀嚼或吞咽等消化问题导致食物摄入减少?	0=严重的食欲减退	
		1=中等程度食欲减退	
		2=无食欲减退	
B	最近3个月内体重是否减轻?	0=体重减轻超过3 kg	
		1=不知道	
		2=体重减轻1~3 kg	
		3=无体重下降	
C	活动情况如何?	0=卧床或长期坐着	
		1=能离床或椅子,但不能出门	
		2=能独立外出	
D	在过去3个月内是否受过心理创伤或罹患急性疾病?	0=是	
		2=否	

续 表

项目	筛查内容	分值	得分
E	有否神经心理问题?	0＝严重痴呆或抑郁 1＝轻度痴呆 2＝无心理问题	
F	F1　BMI(kg/m²)是多少?	0＝小于 19 1＝19～21 2＝21～23 3＝≥23	
	F2　小腿围 CC(cm)是多少?	0＝CC 小于 31 cm 3＝CC≥31 cm	
合计	筛查分值		

注：如遇特殊情况(卧床或昏迷等)，不能取得 BMI，可用 F2 中的 CC 替代。如已经测得 BMI，则不需要测量 CC。CC 测量时要求被测者两腿分开与肩同宽，测量者用软尺在小腿最粗壮处水平绕其 1 周计量。重复测量 3 次，取平均值，误差在 0.5 cm 内。

(1) 总评分计算方式：将 6 项评分内容的最后得分相加，即为 MINA-SF 的总评分。

(2) 结果判定：分值≥12 分，无营养不良风险；分值≤11 分，可能存在营养不良，需要进一步进行营养评估。

对养老机构老年人开展入住营养筛查，可识别营养不良或可能发生营养不良的人群。无营养不良风险的老年人建议至少每 3 个月筛查 1 次，如健康状况、饮食能力发生变化，应及时复筛。

知识点三　认识营养评估的方法

引导问题：通过筛查，明确张女士存在高营养不良风险，接下来需要进一步的营养评估。那么，应该为张女士进行哪些营养评估？

营养评估是在营养筛查的基础上，对个体的营养状况进行全面、系统、深入的评价。营养评估的指标和方法较为复杂和多样化。

针对有营养风险的养老机构老年人，应及时评定其营养状况。目前，全球对于营养评估的具体评价方法或流程尚未达成一致，但评估内容相对统一，即人体测量(A-Anthropometry)、生化指标(B-Biochemistry)、临床评估(C-Clinical Evaluation)、膳食调查(D-Dietary)、环境评估(E-Environment)，称为 ABCDE 评估。主要包含的评估内容如表 1-2-4 所示。

表 1-2-4　营养评估的主要内容

评定项目	主要内容	使用工具/方法
A. 人体测量	1. 身高、体重、BMI、近期体重变化 2. 腹围、小腿围、臂围 3. 皮褶厚度 4. 人体成分分析(BIA、DEXA、CT、MRI)	身高计、体重秤/轮椅秤/电子座椅秤、软尺/维度尺、皮褶厚度仪、握力计、人体成分分析仪
B. 生化指标	1. 血常规：血红蛋白、白细胞计数、淋巴细胞计数 2. 肝功能：前白蛋白、白蛋白、胆红素、转氨酶 3. 肾功能：肌酐、尿素氮 4. 视黄醇结合蛋白、转铁蛋白 5. 炎症标志物：C 反应蛋白	

续　表

评定项目	主要内容	使用工具/方法
	6. 血电解质：钠、钾、磷、镁、钙 7. 微量营养素：水溶性维生素、脂溶性维生素、微量元素	
C. 临床评估	1. 年龄、性别 2. 基础疾病：恶性肿瘤、感染、消化系统疾病、糖尿病、甲状腺疾病、精神心理疾病 3. 体格检查：水肿、皮肤、毛发、口腔、牙齿、视觉、肌力、神经反射 4. 功能评估：ADL、步速、握力、认知状态 5. 药物：可能造成口感、味觉改变、恶心、吸收障碍的药物不良反应	MNA量表、日常生活活动能力量表、吞咽功能障碍筛查量表、肌少症简易五项评分问卷、衰弱筛查量表
D. 膳食调查	1. 近期进食量的变化 2. 长期偏爱的饮食模式、份量、烹饪方法以及所采取的食物和饮料的类型 3. 过敏或不耐受食物	
E. 环境评估	1. 教育水平或学习能力 2. 家庭支持及家庭环境 3. 个人财务/经济状况	

一、人体测量

（一）身高

身高指站立位足底到头部最高点的垂直距离，受遗传、营养、环境、生活习惯、运动和疾病等多方面因素的影响，是反映机体生长发育和营养状况的重要指标之一。身高在一日内有细微波动，故宜在清晨测量。根据老年人能否站直，采取直接测量法和间接测量法。

1. 直接测量法

适用于能够站直的老年人，测量时要求被测量者赤脚，以立正姿势站在身高计的底板上，脚跟、骶骨部及两肩胛间紧靠身高计的立柱。测量者站在被测量者的左右均可，将其头部调整到耳屏上缘与眼眶下缘的最低点齐平，再移动身高计的水平板与被测量者的颅顶点接触，读数记录。记录数据以厘米（cm）为单位，精确到小数点后1位。每次测量身高最好连续测2次，间隔30 s，2次测量的结果应大致相同，身高计的误差不得超过0.5 cm。

2. 间接测量法

适用于因身体问题或并发症不能获得直立身高的老年人，可采用3种方式。

（1）上臂距：上臂向外侧伸出与身体呈90°，测量两侧最长指尖距离。

（2）身体各部累积长度：用软尺测量腿、足跟、骨盆、脊柱和头颅的长度，各部分长度之和为身高估计值。

（3）膝高：屈膝90°，测量从足跟底至膝部大腿表面的距离。

$$男性：身高（cm）=64.19+2.02×膝高（cm）-0.04×年龄（岁）$$
$$女性：身高（cm）=84.88+1.83×膝高（cm）-0.24×年龄（岁）$$

另外，对昏迷或不能活动的老年人可测卧位身长。

（二）体重

体重是反映人体横向生长，以及围、宽、厚及重量的整体指标。体重不仅能反映人体骨骼、肌肉、脂肪及脏器的发育状况,而且还能间接反映机体的营养状况,是营养评定中简单又重要的方法。但是,对于一些无法行走和站立的老年人,评估体重时往往需要使用轮椅或床称重,需注意准确的体重对营养评估的重要性。

1. 测量方法

目前普遍采用电子体重计测量。测量时将电子体重计平放于地面并校准归零。老年人在清晨空腹,排空大小便,着单衣赤足自然站立于体重计中央,待数字平稳后读数记录。反复测量2次取平均值,记录数据以千克(kg)为单位,精确到小数点后1位。

2. 评定指标

主要包括体质指数、标准体重、体重改变。

(1) 体质指数(Body Mass Index,BMI):又称为体重指数,是目前公认的反映肥胖程度及营养状况的可靠指标。计算公式:

$$BMI = 体重(kg) / [身高(m)]^2$$

BMI评定标准有多种,我国主要参考国内发布的标准,适用于年龄在18～64岁,详细内容见表1-2-5。

表1-2-5 我国成人BMI评定标准

分类	BMI(kg/m²)	分类	BMI(kg/m²)
体重过轻	<18.5	体重正常	18.5～23.9
超重	24.0～27.9	肥胖	≥28.0

需要注意的是,对于65岁以上的老年人,从降低死亡率考虑,其适宜体重和BMI应适当略高(20.0～26.9 kg/m²),80岁以上高龄老年人的BMI可以略高,在22.0～26.9 kg/m²之间为宜。

(2) 标准体重:又称为理想体重,根据不同的生长发育阶段、身高、年龄、性别等采用不同的计算公式。

我国多采用布罗卡改良公式和平田公式:

$$布罗卡改良公式:标准体重(kg) = 身高(cm) - 105$$

$$平田公式:标准体重(kg) = [身高(cm) - 100] \times 0.9$$

一般以体重比,即实际体重占标准体重的百分比,评定营养状况。详细评定标准见表1-2-6。

表1-2-6 体重比评定标准

分类	体重比	分类	体重比
正常	>90%	中度营养不良	60%～80%
轻度营养不良	80%～90%	严重营养不良	<60%

(3) 体重改变:通常将体重改变程度与时间综合分析,可在一定程度上反映能量和蛋白质的代谢情况,提示是否存在蛋白质-能量营养不良。计算公式:

$$体重改变(\%) = [平时体重(kg) - 实测体重(kg)] / 平时体重(kg) \times 100\%$$

详细评定标准见表1-2-7。

表 1-2-7 体重改变的评定标准

时间	中度体重减少(%)	重度体重减少(%)
1周	1~2	>2
1个月	5	>5
3个月	7.5	>7.5
6个月	10	>10

(三) 腰围

腰围(Waist Circumference,WC)可在一定程度上反映腹部皮下脂肪厚度,是间接反映体脂分布状态的指标。

(1) 测量方法:被测量者自然站立,测量者将软尺沿被测者肋下缘最底部和髂前上棘最高点的连线中点,水平绕腰1周,读取周长即为腰围。记录数据以厘米(cm)为单位,精确到小数点后1位。重复测量一次,2次测量的差值不得超过1cm,取2次测量的平均值。

(2) 评定标准:我国男性腰围≥85.0 cm,女性腰围≥80.0 cm,可认为腹部脂肪蓄积。男性腰围≥90 cm,女性腰围≥85 cm,可判断为中心性肥胖。

(四) 臀围

臀围(Hip Circumference,HC)为经臀部最隆起部位水平绕臀1周所得的周长。臀围反映髋部骨骼和肌肉的发育情况。

(1) 测量方法:两腿并拢直立,两臂自然下垂,皮尺水平放在前面的耻骨联合和背后臀大肌最凸处。记录数据以厘米(cm)为单位,精确到小数点后1位。测量2次,2次差值不超过1cm,取2次测量的平均值。

(2) 评定标准:腰臀比(Waist-to-Hip Ratio,WHR),是判定向心性肥胖的重要指标,可作为心脑血管病的危险因素的指标。计算公式:

$$WHR = 腰围(cm) / 臀围(cm)$$

男性 WHR>0.9,女性 WHR>0.8,可认定为向心性肥胖。

(五) 臂围

包括上臂中围(Mid-Arm Circumference,MAC)和上臂中肌围(Mid-Arm Muscle Circumference,MAMC),是反映肌蛋白储存和消耗的指标。上臂中围指上臂自然下垂情况下用卷尺测量肩峰和尺骨鹰嘴连线中点处的周长。上臂中肌围是上臂中点的肌肉周径。

1. 测量方法

(1) 上臂中围:被测量者取站立位,上臂自然下垂,测量者站于身后,用软尺沿手臂背侧中点(即从肩峰到鹰嘴突连线中点)水平围绕一圈。读取周长即为上臂中围,记录数据以厘米(cm)为单位,精确到小数点后1位。

(2) 上臂中肌围:MAMC(cm) = MAC(cm) − 3.14 × 三头肌皮褶厚度(cm)。

2. 评定标准

主要通过测量值与标准值比较评定。

(1) 我国男性上臂中围平均值为 27.5 cm,女性为 25.8 cm。测量值>平均值:>90%为营养正常,80%~90%(含)为轻度营养不良,60%~80%(含)为中度营养不良,≤60%为严重营养不良。

(2) 我国男性上臂中肌围平均值为 25.3 cm,女性为 23.2 cm。测量值>平均值:>90%为营养正常,

80%～90%(含)为轻度营养不良,60%～80%(含)为中度营养不良,≤60%为严重营养不良。

(六) 皮褶厚度

人体皮下脂肪的厚度可反映体脂储存和消耗情况,作为评定能量缺乏和肥胖程度的指标。常用的测量部位有肱三头肌、肩胛下、脐旁。

1. 三头肌皮褶厚度的测量方法及评定标准

(1) 测量方法:被测量者上臂自然下垂,取左(或右)上臂背侧肩胛骨肩峰至尺骨鹰嘴连线中点,于该点上方2 cm处,测量者用左手拇指、食指和中指将被测量部位皮肤连同皮下组织提起呈皱褶,并在皱褶下方用皮褶计测量其皮褶厚度。记录数据以毫米(mm)为单位,精确到小数点后1位。连续测量2次,若2次误差超过2 mm需测第3次,取2次最接近的数值求其平均值。

(2) 评定标准:三头肌皮褶厚度(Triceps Skinfold Thickness,TST)参考值,男性为8.3 mm,女性为15.3 mm。TST实测值与正常值的百分比:＞90%为正常,80%～≤90%为轻度亏损,60%～≤80%为中度亏损,≤60%为重度亏损。

2. 肩胛下皮褶厚度的测量方法及评定标准

(1) 测量方法:被测量者上臂自然下垂,取左(或右)肩胛骨下角约1 cm处,测量者顺自然皮褶方向(即皮褶走向与脊柱呈45°),用左手拇指、食指和中指将被测量部位皮肤连同皮下组织捏起呈皱褶,采用三头肌皮褶厚度的测量方法测量。

(2) 评定标准:常以肩胛下皮褶厚度和三头肌皮褶厚度之和来判定,正常参考值男性为10～40 mm、女性为20～50 mm。男性＞40 mm、女性＞50 mm为肥胖;男性＜10 mm、女性＜20 mm为消瘦。

(3) 腹部皮褶厚度的测量方法:取被测量者距脐左(或右)方1 cm处,测量者用左手拇指、食指和中指沿躯干长轴方向,垂直将被测量部位皮肤连同皮下组织捏起呈皱褶,采用三头肌皮褶厚度的测量方法测量。

(七) 人体成分分析

人体成分的测量和分析不仅有助于评定机体的营养状况,对某些疾病的发生和预后也有一定的预测作用。

生物电阻抗法是一种通过电学方法进行人体组成成分的分析技术,因安全无创伤、结果准确、技术成本低、技术难度低、可重复性好等特点,使用较为广泛,可用于测定体脂含量、肌肉量、蛋白质量、总水分量、细胞外液量、细胞内液量、基础代谢率、体型等多项内容。

二、生化指标

1. 血浆蛋白

血浆蛋白是反映机体蛋白质营养状况的重要指标,包括白蛋白、前白蛋白、转铁蛋白和视黄醇结合蛋白,如表1-2-8所示。

表1-2-8 血浆蛋白检测指标

指标	含义	评定标准
白蛋白	在血浆蛋白中含量最多,半衰期为14～20 d,对维持血浆胶体渗透压有重要意义。持续的低白蛋白是判断营养不良的可靠指标	白蛋白的正常参考值为35～55 g/L,30～35 g/L为轻度缺乏,25～30 g/L为中度缺乏,≤25 g/L为重度缺乏
前白蛋白	前白蛋白在应激、传染病、手术创伤、肝脏疾病、透析和感染等情况下会出现前白蛋白的降低,脱水和慢性肾衰竭会造成前白蛋白的升高	前白蛋白的正常参考值为0.25～0.50 g/L,0.15～0.25 g/L为轻度缺乏,0.10～0.15 g/L为中度缺乏,＜0.10 g/L为重度缺乏

续　表

指标	含义	评定标准
转铁蛋白	缺铁性贫血、急性病毒性肝炎、肝细胞坏死等会导致转铁蛋白升高，而患恶性贫血、慢性感染、肝脏疾病或补铁过多时会导致转铁蛋白的降低	转铁蛋白的正常参考值为 2.0～4.0 g/L，1.5～2.0 g/L 为轻度缺乏，1.0～1.5 g/L 为中度缺乏，<1.0 g/L 为重度缺乏
视黄醇结合蛋白	能及时反映内脏蛋白质的急剧变化，是诊断早期营养不良的敏感指标	视黄醇结合蛋白的正常参考值为 40～70 mg/L

2. 肌酐升高指数

肌酐升高指数（Creatinine-Height Index，CHI）是肾功能正常时测定肌蛋白消耗的指标，也是衡量机体蛋白质水平的一项灵敏的指标。

（1）测量方法：连续保留 3 天 24 h 尿液，测定 24 h 尿肌酐总量，取其平均值并与相同性别及身高的标准肌酐值比较，所得的百分比即为 CHI。

（2）评定标准：CHI＞90％为正常，80％＜CHI≤90％为瘦体组织轻度缺乏，60％＜CHI≤80％为瘦体组织中度缺乏，CHI≤60％为瘦体组织重度缺乏。

三、临床评估

临床评估是指主要通过病史采集和体格检查，评定老年人是否存在营养不良及其严重程度、重点需关注的营养相关问题。

（一）病史采集

（1）膳食史：包括有无厌食、食欲减退、进食困难、食物禁忌、吸收不良、消化障碍，以及能量与营养素摄入量等。

（2）与营养相关的既往病史中、用药史及营养相关临床症状：与营养相关的既往病史，如糖尿病、高血压、脑卒中、恶性肿瘤等；用药史，如代谢药物、类固醇、免疫抑制剂、放射治疗和化学治疗（简称放化疗）、利尿剂、泻药等；营养相关临床症状，如消化道症状、咀嚼功能、吞咽功能等。

（3）其他：对食物的过敏和不耐受情况等。

（二）体格检查

通过体格检查可初步明确老年人存在的营养素缺乏表现及程度。检查时要重点关注头发、眼、舌、鼻、口、牙齿、口腔、皮肤、指甲、骨骼和神经系统等的变化，并注意与其他病因所导致的相似症状区别。

（三）微型营养评估表

微型营养评估表（Mini-Nutritional Assessment，MNA）是一种专门用于评估老年人营养状况的工具。它于在 20 世纪 90 年代创立和发展，旨在通过一系列简单的问题和测量来评估老年人的营养状况，而无需进行进一步的侵袭性检查。详细内容见表 1-2-9。

表 1-2-9　微型营养评估表的主要内容

序号	评估项目	评分标准	分值
1	食欲变化	0 分：食欲完全丧失 1 分：食欲中等度下降 2 分：食欲正常	
2	体重下降	0 分：＞3 kg 1 分：1～3 kg 2 分：无体重下降 3 分：不知道	

续 表

序号	评估项目	评分标准	分值
3	活动能力	0分:需卧床或长期坐着 1分:能不依赖床或椅子,但不能外出 2分:能独立外出	
4	重大心理变化或急性疾病	0分:有 1分:无	
5	神经心理问题	0分:严重智力减退或抑郁 1分:轻度智力减退 2分:无问题	
6	身体质量指数 BMI(kg/m^2)	0分:<19 1分:19~≤21 2分:21~≤23 3分:大于或等于23	
	筛检分数小计		
7	独立生活	0分:否 1分:是	
8	每日应用处方药超过3种	0分:是 1分:否	
9	压疮或皮肤溃疡	0分:是 1分:否	
10	每日可以吃几餐完整的餐食	0分:1餐 1分:2餐 2分:3餐	
11	蛋白质摄入量指标: 每日至少一份奶制品？(A)是;(B)否 每周二次或以上蛋类？(A)是;(B)否 每日肉、鱼或家禽？(A)是;(B)否	0分:0或1个"是" 0.5分:2个"是" 1分:3个"是"	
12	每日食用两份或两份以上蔬菜或水果	0分:否 1分:是	
13	每日饮水量(水、果汁、咖啡、茶、奶等)	0分:≤2杯 0.5分:3~5杯 1分:≥6杯	
14	进食能力	0分:无法独立进食 1分:独立进食稍有困难 2分:完全独立进食	
15	自我评定营养状况	0分:营养不良 1分:不能确定 2分:营养良好	
16	与同龄人相比,你如何评价自己的健康状况	0分:不太好 0.5分:不知道 1分:好 2分:较好	

续 表

序号	评估项目	评分标准	分值
17	上臂围(cm)	0分:<21 0.5分:21～21.9 1分:≥22	
18	腓肠肌围(cm)	0分:<31 1分:≥31	
	一般评估分数小计		
	MNA总分,即营养筛查+一般评估(总分30分)		

结果评定:总分≥24分,营养状况良好;17～23.5分,存在营养不良的风险;<17分,有确定的营养不良。

(四) 老年人营养不良风险评估表

由《老年人营养不良风险评估》(WS/T 552—2017)提出,适用于对65岁及以上老年人进行营养不良风险评估,具有标准化、可操作性和规范性。

1. 评估内容

包括3部分,即基本情况、初筛(0～14分)、评估(0～16分)。若初筛<12分,则继续评估,两项分相加为最后总分。详细内容见表1-2-10。

表1-2-10 老年人营养不良风险评估表

基本情况					
姓名		年龄(岁)		性别	
身高(m)		体重(kg)		体质指数(BMI)	
联系电话					
初筛					
项目	0分	1分	2分	3分	
1. BMI	BMI<19 或 BMI>28	19≤BMI<21 或 26<BMI≤28	21≤BMI<23 或 24<BMI≤26	23≤BMI≤24	
2. 近3个月体重变化	减少或增加>3 kg	不知道	1 kg≤减少<3 kg 或 1 kg≤增加≤3 kg	0<减少<1 kg 或 0<增加<1 kg	
3. 活动能力	卧床	需要依赖工具活动	独立户外活动		
4. 牙齿状况	全口/半口缺	用义齿	正常	—	
5. 神经精神疾病	严重认知障碍或抑郁	轻度认知障碍或抑郁	无认知障碍或抑郁		
6. 近三个月有无饮食量变化	严重增加或减少	增加或减少	无变化		
总分14分,<12分提示有营养不良风险,继续以下评估;≥12分提示无营养不良风险,无需以下评估					
评估					
项目	0分	0.5分	1分	2分	
7. 患慢性病数>3种	是	—	否	—	
8. 服药时间在一个月以上的,药物种类>3种	是		否		

续　表

项目		0分	0.5分	1分	2分
9. 是否独居		是		否	
10. 睡眠时间		<5 h/d	—	≥5 h/d	—
11. 户外独立活动时间		<1 h/d	—	≥1 h/d	—
12. 文化程度		小学及以下	—	中学及以上	—
13. 自我感觉经济状况		差	一般	良好	—
14. 进食能力		依靠别人		自行进食稍有困难	自行进食
15. 一天餐次		1次	—	2次	3次及以上
16. 每天摄入奶类；每天摄入豆制品；每天摄入鱼/肉/禽/蛋类食品		0～1项	2项	3项	—
17. 每天烹调油摄入量		>25 g		≤25 g	
18. 是否每天吃蔬菜水果500 g及以上		否		是	
19. 小腿围		<31 cm		≥31 cm	
20. 腰围	男	>90 cm	—	≤90 cm	—
	女	>80 cm	—	≤80 cm	—
年龄≥70岁总分加1分，即年龄调整增加的分值：0分，年龄<70岁；1分，年龄≥70岁					
初筛分数（小计满分14分）： 评估分数（小计满分16分）： 量表总分（满分30分）：					

2. 结果判定

（1）若初筛总分≥12分提示无营养不良风险，无需评估；

（2）若初筛总分<12分提示有营养不良风险，继续评估；

（3）若营养不良风险评估总分（初筛＋评估）≥24分，表示营养状况良好；

（4）若营养不良风险评估总分（初筛＋评估）<24分，当BMI≥24（或男性腰围≥90 cm，女性腰围≥80 cm）时，提示可能是肥胖/超重型营养不良或有营养不良风险；

（5）若营养不良风险评估总分（初筛＋评估）17～24分，表示有营养不良风险；

（6）若营养不良风险评估总分（初筛＋评估）≤17分，表示有营养不良。

四、膳食调查

膳食调查是营养评定的重要组成部分。通过评估一定时期内人群或个体的膳食摄入情况、膳食结构和饮食习惯，评定其正常营养得到满足的程度，可作为指导人群或个体改善营养的依据。

（一）调查内容

调查被调查者一日三餐及加餐的食物品种和数量、日常饮食习惯（如地域特色、食物禁忌、口味、烹饪方法）、饮食结构、食物频率等，进而计算出每日能量与各种营养素的量、各种营养素之间比例关系。

（二）调查方法

常用的膳食调查方法有称重法、记账法、询问法、化学分析法及食物频率法等。详细内容见表1-2-11。

表1-2-11 膳食调查方法

调查方法		含 义	备 注
称重法		详细记录某一膳食单位(集体食堂或家庭)或个人一日三餐所摄取的食物种类,并对每餐各种食物的食用量进行精准称重,借助食物成分表,计算出每人每日能量和各种营养素的平均摄入量	调查时间一般为3~7d。需要特别注意的是,被调查者在家庭以外摄入的零食或添加的菜肴也要被详细记录
记账法		又称为查账法,指对有膳食账目的集体食堂或家庭,通过查询过去一段时间内食品的消费总量及同一时间的进餐人数,可粗略计算出每人每日各种食物的摄取量,再利用食物成分表计算出这些食物所提供的能量和营养素	
询问法	膳食回顾法	通过被调查者尽可能准确回顾调查时刻前一段时间的食物消耗情况来进行评定。常采用24h膳食回顾,被调查者回顾由最后一餐开始向前推24h内的食物消耗情况。在实际工作中通常需要连续调查3天,即每日回顾24h的进餐情况,连续记录3天。此外,由于被调查者工作日和休息日的膳食往往会有很大差异,因此,24h膳食回顾的调查时间应该是相连的2个工作日和1个休息日连续进行。适用于家庭、散居特殊人群的膳食调查,但因需要依靠被调查者的记忆力,故不适用于75岁以上的老年人,一般在无法使用称重法和记账法的情况下使用	询问法是指通过问答方式,回顾、了解被调查者的膳食营养情况,是目前较为常用的膳食调查方法,群体或个体调查均适用,包括膳食回顾法和膳食史回顾法
	膳食史回顾法	用于评价个体每日总的食物摄入量与不同时期的膳食结构,还可用来评价不同群组的相对平均摄入量或组内摄入量的分布情况,通常覆盖过去1个月、6个月或1年的时段。 膳食史回顾法由3部分组成:(1)询问被调查者通常的每日摄入食物品种和数量,以一些家用量具特指的量为食用量单位。(2)列表反复核对食物摄入量,以确定被调查者的膳食结构,可用1份包含各种食物的详细食物清单进行核对后确认。(3)由被调查者以家用测量方法,记录3天的食物摄入量	
化学分析法		指通过收集被调查者每日所摄入的食物,并在实验室进行化学分析,以测定所需观察的各种营养素及能量的方法。一般选择双份饭菜法。一份用于食用,另一份作为样品进行分析,要求两份在数量和质量上均需保持一致	
食物频率法		又称为食物频数法。根据不同需要,分为定性食物频率法和定量食物频率法,是估算被调查者在指定的一段时间内摄入某种食物频率的一种方法。食物频率法以问卷调查的形式进行,调查个体在每日、每周、每月甚至每年所进食的各种食物的次数或食物的种类,来评价其膳食营养情况	

(三) 调查结果与评定

将膳食调查结果中每人每日食物、能量和营养素的摄入量,与平衡膳食宝塔和膳食营养素参考摄入量比较,以分析被调查者的能量和营养素是否通过食物摄入得到满足。评定主要项目包括：

(1) 食物总量是否合理,食物种类是否多样,营养素种类是否齐全,能量及各营养素摄入量是否满足需要。

(2) 产能营养素能量分配比例是否恰当,主、副食搭配及荤素搭配是否合理,三餐能量分配是否合理。

(3) 蛋白质、脂肪食物来源是否合理等。

五、环境评估

环境评估是营养评定中的一个重要组成部分,评估影响个体营养状况的外部因素。环境评估包括教育水平或学习能力、家庭支持及家庭环境以及个人财务或经济状况。教育水平或学习能力涉及个体接受营养教育的能力以及他们理解和应用营养知识的程度。家庭支持及家庭环境对个体的营养状况有重要影响,包括家庭成员对健康饮食的支持和家庭内部的饮食习惯。个人财务或经济状况影响个体购买食物的能力,以及他们能够获得和消费的健康食物的种类和数量。

操作环境评估时,可以采取以下步骤,详见表1-2-12。

表1-2-12 老年人营养环境评估步骤

步骤	具 体 内 容
收集信息	通过问卷调查、访谈或观察来收集个体教育背景、家庭环境和经济状况的信息
评估教育水平	了解个体的文化程度和对营养知识的掌握情况,评估他们是否有能力理解和执行营养改善计划
评估家庭支持	考察家庭成员是否支持健康饮食,是否有共同进餐的习惯,以及家庭中是否有促进或阻碍健康饮食的因素
评估经济状况	了解个体的经济资源,包括收入水平、食物支出以及是否有经济援助或福利
综合分析	将收集到的信息进行综合分析,以确定环境因素对个体营养状况的具体影响,并据此制定相应的营养干预措施
制定干预计划	根据环境评估的结果,制定个性化的营养干预计划,包括提供营养教育、改善家庭饮食环境和提供经济支持等

营养评估并非单一指标或方法的简单应用,而是需要综合考虑饮食摄入、身体测量、生化指标以及临床症状与体征等多方面的信息,进行全面、系统的分析。在实际工作中,营养评估结果对于老年人的健康管理有重要的应用价值,有助于早期发现营养不良风险,及时采取营养干预措施,预防跌倒、认知功能下降等与营养相关的老年综合征,提高生活自理能力和生活质量;指导慢性病老年人的饮食调整,控制疾病危险因素,延缓疾病进展;定期的营养评估还可用于监测营养干预措施的效果,根据评估结果及时调整干预方案,确保个体营养状况得到持续改善。

课程育人

营养筛查,守护健康

巩固提升

营养筛查与评估认知

模块二

老年人食谱设计

📋 模块导读

随着经济社会的发展和人口老龄化的加剧,关注老年人的饮食健康变得至关重要。本模块"老年人食谱设计"将带领同学们深入了解老年人的营养需求,掌握科学合理的食谱设计方法。

在"能量与营养素认知"任务中,将学习老年人对能量及各种营养素,如蛋白质、脂肪、碳水化合物、维生素和矿物质的特殊需求。了解老年人由于身体机能的变化,对这些营养素的摄入量和比例要求与其他年龄段人群的差异。例如,老年人对蛋白质的需求可能更高以维持肌肉质量,同时要选择优质蛋白质来源,如瘦肉、鱼类、豆类等。

"食物营养价值认知"任务聚焦各类食物的营养价值。从中将认识到哪些食物适合老年人食用,哪些应该适量控制。比如,新鲜的蔬菜水果富含维生素和膳食纤维,对老年人的肠道健康和免疫力有益,而高盐、高脂肪、高糖的食物则应避免过量摄入。

"合理营养与平衡膳食认知"任务将帮助同学们理解老年人如何通过饮食达到营养均衡。强调食物的多样性,包括谷类、蔬菜、水果、奶类、豆类、鱼肉禽蛋等的合理搭配。同时,要根据老年人的身体状况和特殊需求,如患有糖尿病、高血压等慢性疾病等,制定个性化的膳食方案。

最后,在"食谱设计的方法认知"任务中,将把前面所学的知识运用到实际中,学习如何根据老年人的营养需求、口味偏好和身体状况设计出既美味又健康的食谱,包括确定每日的食物种类和数量,合理安排三餐的比例,以及注意烹饪方法的选择,以最大程度地保留食物的营养成分。

通过本模块的学习,同学们将能够系统掌握营养膳食知识,通过科学配餐与个性化指导,帮助老年人在享受美味的同时,获得均衡营养,实现健康老龄化。

🗂 模块导图

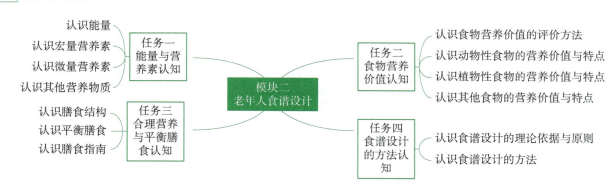

任务一 能量与营养素认知

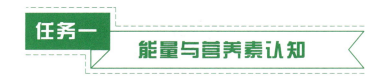

知识索引

关键词：能量；蛋白质；脂肪；碳水化合物；微量营养素；水；膳食纤维；缺乏症。

理论（技能）要点：
1. 能量及每日老年人能量所需量；
2. 蛋白质、脂肪、碳水化合物的生理功能、营养评价、食物来源；
3. 微量营养素的缺乏症；
4. 膳食纤维对维护老年人健康的重要作用。

重点：能量的单位及其换算；人体能量的来源及其产能量；能量的消耗途径；能量平衡的概念及意义；六大营养素的分类和主要功能；各类营养素的食物来源；营养素缺乏和过量的症状与危害；营养素之间的相互关系。

难点：准确计算个体能量需求；理解多种因素影响及其在能量消耗中的关键作用；微量营养素的功能机制；生物利用率的概念；新型营养素的功能和作用机制。

任务目标

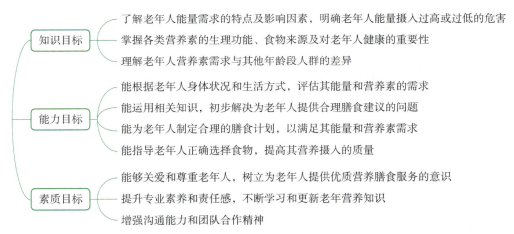

情境聚焦

刘大爷，65岁，身高180 cm，体重85 kg。既往有高血压15年、骨质疏松症10年。近半年来，刘大爷自觉身体状况呈逐渐恶化趋势，日常频繁感到疲倦与虚弱，全身乏力感明显，活动耐力严重下降，行走仅几百米距离便需停歇。曾发生右侧手腕骨折，经医院X光及相关检查确诊为骨质疏松症所致病理性骨折，进行了石膏固定等保守治疗，骨折愈合过程较为缓慢，且在康复期间肢体功能恢复程度有限，进一步影响了其整体活动能力与生活质量。刘大爷长期偏好食用油炸类食物，对甜食有特殊喜好，经常食用各类糕点、糖果等，有饮浓茶的习惯。

学习准备

从知识（能力）、资料收集、思考问题、学习工具等方面准备。详情请扫二维码。

学习准备单

知识储备

知识点一　认识能量

引导问题：情境聚焦中的刘大爷的身体活动水平是哪一种？其BMI是多少？刘大爷每日膳食能量需要量是多少？

能量是维持人体生命活动与新陈代谢的关键要素。它主要由食物中的碳水化合物、脂类和蛋白质，经体内一系列复杂生化反应释放。人体的基础代谢、身体活动、食物热效应等均需消耗能量。适宜的能量摄入能保障机体正常运转，支持生长发育，并维持体温和各器官功能的稳定。

一、能量及其换算

体内的能量，一方面，维持体温的恒定并不断向环境中散发，另一方面，可维持各种生理和体力活动的正常进行。常用的能量单位有焦耳（J）、千焦（kJ）和兆焦（MJ）等。卡路里（cal）和千卡（kcal）为营养学中表示能量的单位。

$$1\,J = 0.239\,cal \quad 1\,kJ = 1\,000\,J = 0.239\,kcal \quad 1\,MJ = 1\,000\,kJ = 239\,kcal$$
$$1\,cal = 4.184\,J \quad 1\,kcal = 4.184\,kJ \quad 1\,000\,kcal = 4.184\,MJ$$

人体所需要的能量主要来源于食物中的宏量营养素，即碳水化合物、脂肪、蛋白质，这三大营养素统称为能源物质，或产能营养素。能源物质在体内，经过各种酶的催化分解和转化，释放出能量。单位数量下，三大营养素产能的多少不同，它们与能量的换算关系如表 2-1-1 所示。

表 2-1-1　三大产能营养素的能量系数及与乙醇等物质的比较

营养素种类	糖	蛋白质	脂肪	乙醇	膳食纤维	有机酸
能量系数[kJ/g(kcal/g)]	16.7(4.0)	16.7(4.0)	37.7(9.0)	29.3(7.0)	8.4(2.0)	13(3.0)

二、能量的消耗

一般情况下，成年人的能量消耗主要包括基础代谢、身体活动和食物热效应三方面。

1. 基础代谢

基础代谢是维持人体最基本生命活动所必需的能量消耗，即经过 10～12 小时空腹和良好睡眠、清醒仰卧、恒温条件（一般为 22～26℃）下，无任何身体活动和紧张的思维活动，全身肌肉放松时所需的能量消耗。以每小时每平方米体表面积（或公斤体重）消耗的热量来表示能量的消耗比率（焦耳），即基础代谢率。

影响人基础代谢的因素包括四个方面。一是体格方面，体表面积大，散发能量多；二是不同的生理、病理状况；三是环境条件的影响；四是其他外来化合物，如香烟中的尼古丁、咖啡因可以刺激基础代谢水平增高。此外，睡眠、情绪和身体活动水平也会对基础代谢产生影响。

2. 身体活动

身体活动所消耗的能量，约占人体总能量消耗的 25%～50%。身体活动水平（PAL）是将人的日常身体活动进行量化的一种表达方式,是对个体身体活动评价的指标。身体活动水平是指成人24小时总能量消耗与基础代谢能量消耗的比值,即身体活动水平(PAL)=总能量消耗/基础代谢能量消耗,比值越大,说明身体活动水平越高。成年人可长期维持的身体活动水平(PAL)在1.40~2.40间,身体活动水平(PAL)达到1.40才能维持基本的自由生活,包括吃饭、个人护理、短距离的行走等,而身体活动水平(PAL)>2.40的高身体活动水平,实际上是不可能长期维持的。各种不同生活方式或职业的身体活动水平(PAL)数值见表2-1-2。

表2-1-2 不同生活方式或职业个体PAL值

生活方式	从事的职业或人群	PAL
1. 休息,主要是坐位或卧位	不能自理的老年人或残疾人	1.2
2. 静态生活方式/坐位工作,很少或没有高强度的休闲活动	办公室职员或精密仪器机械师	1.4~1.5
3. 静态生活方式/坐位工作,有时需走动或站立,但很少有高强度的休闲活动	实验室助理、司机、学生、装配线工人	1.6~1.7
4. 主要是站着或走着工作	家庭主妇、销售人员、侍应生、机械师,交易员	1.8~1.9
5. 高强度职业工作或高强度休闲活动方式	建筑工人、农民、林业工人、矿工、运动员	2.0~2.4
6. 每周增加1小时的中等强度身体活动	—	+0.025(增加量)
7. 每周增加1小时的高强度身体活动	—	+0.05(增加量)

中国人群成人的身体活动水平(PAL)划定为低强度身体活动水平(PAL:1.40)、中等强度身体活动水平(PAL:1.70)及高强度身体活动水平(PAL:2.00)三个等级,65岁以上人群无高强度身体活动水平。为了保持健康体重,建议个体的身体活动水平(PAL)值维持在1.70及以上。低强度身体活动水平的人,每日进行50~100分钟中等强度到高强度身体活动,即可达到1.70的PAL。

3. 食物热效应

人体在摄食过程中,由于要对食物中营养素进行消化、吸收、代谢转化等,需要额外消耗能量,同时引起体温升高和热量散发,这种因为摄食而引起的能量的额外消耗称为食物热效应,又称食物特殊动力作用。不同营养素的食物热效应也有差别,一般碳水化合物为5%~10%,脂肪为0~5%,而蛋白质为20%~30%,混合食占总能量消耗的10%。

三、人体能量需要计算

根据知识点的引导问题,为刘大爷计算一日能量所需量。具体步骤如图2-1-1所示。

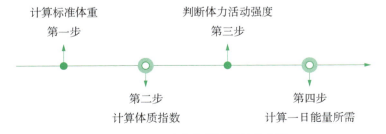

图2-1-1 人体能量需要计算步骤

1. 第一步:计算标准体重

根据成年人的身高,计算其标准体重。身高超过165 cm,不分性别都减去100,身高低于165 cm,女性减去100,男性减去105,就是理想体重的千克数。

刘大爷身高180 cm,其标准体重计算如下：

刘大爷标准体重(kg)＝180－105＝75(kg)。

2. 第二步：计算体质指数(BMI)

根据成年人的体质指数(BMI),判断其体型属于正常、肥胖还是消瘦。体质指数计算公式为：

$$体质指数(kg/m^2)＝实际体重(kg)/身高的平方(m^2)$$

刘大爷体质指数(BMI)$(kg/m^2)＝85÷(1.8)^2＝26.23(kg/m^2)$,属于超重。

3. 第三步：判断体力活动强度

根据表2-1-2体力活动分级表,刘大爷属于轻体力活动。

4. 第四步：计算一日能量所需

查成人单位标准体重能量需要量表(表2-1-3),计算全天总能量需要。

(1) 刘大爷体型超重,从事轻体力活动,则根据成人单位标准体重能量需要量表查得其标准体重能量需要量为20～25 kcal/kg。超过50岁者,每增加10岁,比规定值酌减10%左右,刘大爷为65岁,故：

刘大爷单位标准体重能量供给量＝25－1.5×(25×10%)＝21.25(kcal/kg)

(2) 刘大爷全天总能量＝标准体重×单位标准体重能量需要量＝75×21.25＝1593.75(kcal)

表2-1-3 成人单位标准体重能量需要量表

体型	体力活动量(kcal)			
	极轻体力活动	轻度体力活动	中等体力活动	重体力活动
消瘦	30	35	40	40～45
正常	20～25	30	35	40
超重或肥胖	15～20	20～25	30	35

四、食物能量供给

求食物能量可通过计算的方式,也可通过查表的方式。

1. 通过计算求得食物能量供给数量

食物成分表中所表示的食物能量及营养成分是100 g这种食物中所含有的能量及各种营养素的含有量。如表2-1-4中粳米(标一)的能量为384 kcal,是指100 g粳米(标一)中所含有的能量是384 kcal。

表2-1-4 粳米营养成分表

食物名称	能量	蛋白质	脂肪	膳食纤维	碳水化合物	视黄醇当量	硫胺素	核黄素	抗坏血酸	钙	铁	锌
单位	kcal	g	g	g	g	μg	mg	mg	mg	mg	mg	mg
粳米(标一)	384	7.7	0.6	0.6	76.8	—	0.16	0.08	—	11	1.1	1.45

假设：摄入50 g粳米(标一)做出来的米饭,那所获取的能量等于384/100×50＝192(kcal)。

2. 通过查表求得食物能量供给数量

通过查表得知食物中供应的能量供给数量,如100 g奶油中所含的能量是879 kcal,属于高能量食物,而100 g西葫芦供应的能量是18 kcal,属于低能量食物,老年人群体平时可以经常摄取能量较低的食物,以免能量摄入过多引起肥胖等问题。

五、能量的收支平衡

能量平衡与否,关系重大。如果能量摄入不足,机体就会动用自身储备甚至消耗自身的组织以满足生命活动能量的需要。人体如果长期处于饥饿状态,就会导致生长发育迟缓,消瘦,体力下降,对环境的适应能力下降,对疾病的抵抗能力也下降。长期摄入过多的能量,脂肪在体内堆积,引起肥胖以及如糖尿病、高血压等心血管疾病、癌症等。因此,能量的摄入和需要应该平衡。

知识点二　认识宏量营养素

引导问题:针对刘大爷的具体情况,怎么保证宏量营养素的均衡供给？什么是宏量营养素？它包括哪几种？

宏量营养素是人体需要量较大的营养素,包括碳水化合物、蛋白质和脂类。碳水化合物是最主要的能量来源,为大脑、神经系统等提供能量,分为简单和复杂碳水化合物。蛋白质是身体的构建基石,用于组织修复、生长和维持生理功能,其质量有优劣之分。脂肪是高能量物质,能储存能量、保护器官、提供必需脂肪酸。这三种宏量营养素相互配合,在提供能量、构建身体结构等诸多方面发挥着关键作用。如图 2-1-2 所示。

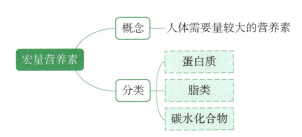

图 2-1-2　认识宏量营养素

一、蛋白质

人体蛋白质是由 20 余种氨基酸组成的大分子化合物。正常成人体内,约 16%～19% 是蛋白质,约占人体固体成分 45%。组成蛋白质分子的元素主要有碳(50%～55%)、氢(6%～7%)、氧(19%～24%)、氮(13%～19%)和硫(0%～4%)。

(一) 构成蛋白质的基本单位

氨基酸是含有氨基和羧基的一类有机化合物,是构成蛋白质的基本单位。存在于自然界中的氨基酸有 300 余种,但组成人体蛋白质的标准氨基酸仅有 20 种。氨基酸作用重大,是合成蛋白质的原料,参与身体的生长、修复和维持组织器官功能。部分氨基酸还能作为神经递质、激素等调节生理功能。同时,它们还可以提供能量。从分类来看,氨基酸根据人体能否自身合成分为必需氨基酸、非必需氨基酸,以及条件必需氨基酸。必需氨基酸有 8 种(因婴儿体内不能合成组氨酸,婴儿的必需氨基酸为 9 种),不能由人体合成或合成速度不能满足机体需要,必须从食物中获取,如赖氨酸、苯丙氨酸;非必需氨基酸可在体内由其他物质合成,如丙氨酸、天冬氨酸。条件必需氨基酸指人体在特殊状态下,一些本可自身合成的但不能满足机体需要,必须从食物中获得的氨基酸,如半胱氨酸和酪氨酸。详细内容如图 2-1-3 所示。

(二) 蛋白质消化、吸收和代谢

膳食中蛋白质的消化从胃开始。胃中的胃酸先使蛋白质变性,破坏其空间结构,使其相对分子质量变小,从而利于酶的作用发挥,同时胃酸可激活胃蛋白酶分解蛋白质。蛋白质消化吸收的主要场所在小肠,由胰腺分泌的胰蛋白酶和糜蛋白酶使蛋白质在小肠中被分解为氨基酸和部分二肽和三肽,再被小肠黏膜细胞吸收,二肽和三肽进一步分解为氨基酸单体。被吸收的这些氨基酸通过黏膜细胞进入肝门静脉而被运送到肝脏和其他组织或器官被利用。蛋白质消化后,分解为单个氨基酸,被细胞吸收后,释放进入血液,然后被身体的任何一个细胞吸收,蛋白质不断在体内分解成为含氮废物,并随尿排出体外,如图 2-1-4 所示。

(三) 蛋白质的生理功能

蛋白质具有多种生理功能,它是构成身体细胞和组织的基本成分,还可作为激素调节生理过程;蛋白

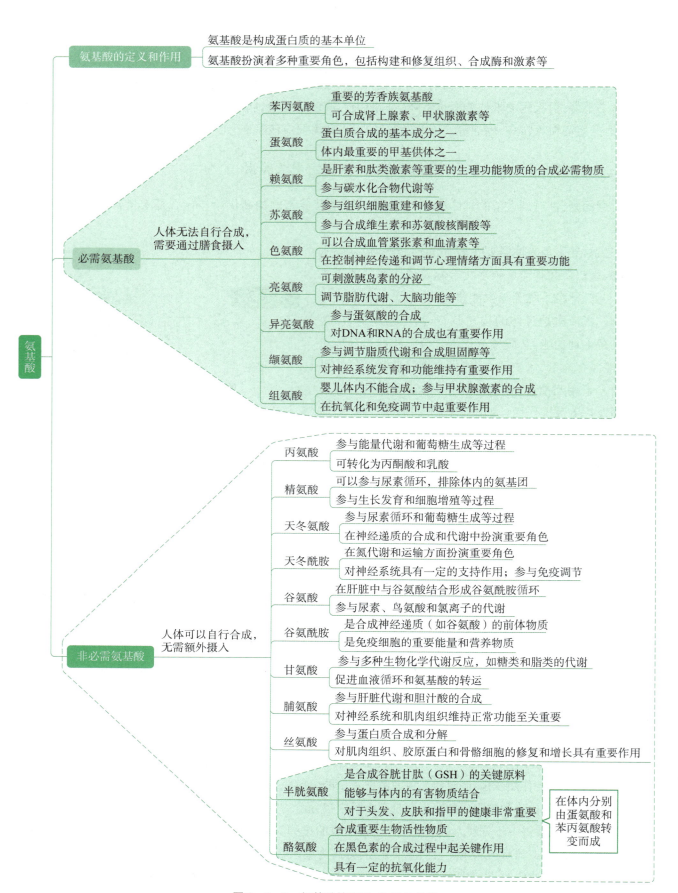

图 2-1-3　氨基酸的定义、作用与分类

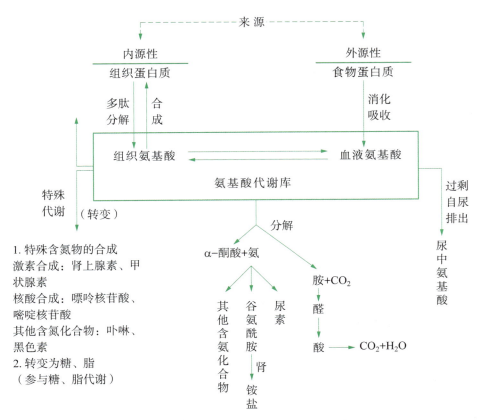

图 2-1-4 蛋白质的消化、吸收与代谢示意图

质是运输载体；同时，它参与免疫防御，并且在供能和维持渗透压方面也发挥作用。如图 2-1-5 所示。

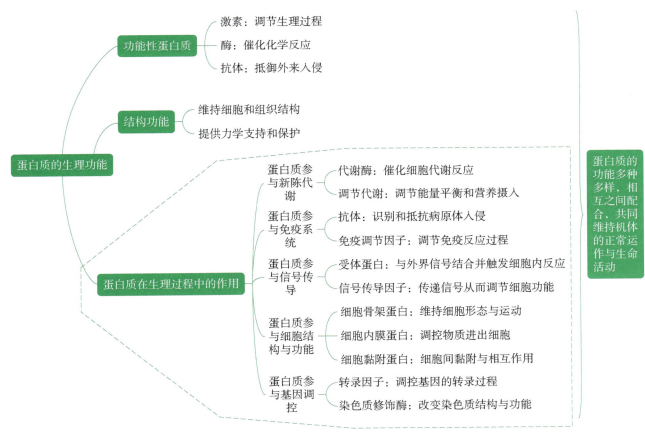

图 2-1-5 蛋白质的生理功能

(四) 食物蛋白质的质量

1. 蛋白质的含量

虽然蛋白质的含量不等于其质量,但是没有一定数量,再好的蛋白质其营养价值也有限。所以,蛋白质含量是食物蛋白质营养价值的基础。对同类食物而言,蛋白质含量越高,其营养价值也越高。

2. 氨基酸模式

氨基酸模式就是指某种蛋白质中各种必需氨基酸的构成比例。其计算方法是将该种蛋白质中的色氨酸含量定为1,分别计算出其他必需氨基酸的相应比值,这一系列的比值就是该种蛋白质的氨基酸模式。这里有几个与之相关的概念,详细内容见表2-1-5。

表2-1-5 与氨基酸模式相关的几个概念

相关名词	含 义
优质蛋白质	食物蛋白质氨基酸模式与人体蛋白质越接近,必需氨基酸被机体利用的程度也越高,食物蛋白质的营养价值也相对越高,如动物性蛋白质中蛋、奶、肉等,以及大豆蛋白
参考蛋白	鸡蛋蛋白质与人体蛋白质氨基酸模式最为接近,在实验中常以它作为参考蛋白。参考蛋白是指可用来测定其他蛋白质质量的标准蛋白
限制氨基酸	食物蛋白质中一种或几种必需氨基酸相对含量较低,导致该食物蛋白质合成为机体蛋白质的过程受到限制,造成其蛋白质营养价值降低,这些含量相对较低的必需氨基酸被称为限制氨基酸,其中含量最低的被称为第一限制氨基酸,余者以此类推
蛋白质互补作用	植物性蛋白质相对缺少赖氨酸、蛋氨酸、苏氨酸和色氨酸,营养价值相对较低。为提高植物性蛋白质营养价值,往往将两种或两种以上的食物混合食用,达到以多补少、提高蛋白质的营养价值的目的。不同食物相互补充必需氨基酸不足的作用叫蛋白质互补作用

3. 蛋白质消化率

不仅反映了蛋白质在消化道内被分解的程度,同时还反映消化后的氨基酸和肽被吸收的程度。

蛋白质消化率测定,无论以人还是动物为实验对象,都必须检测实验期内摄入的食物氮、排出体外的粪氮和粪代谢氮,再用下列公式计算:

$$蛋白质消化率(\%) = \frac{食物氮 - (粪氮 - 粪代谢氮)}{食物氮} \times 100$$

4. 蛋白质利用率

生物价(Biological Value,BV)是反映食物蛋白质经消化吸收后,被机体利用程度的指标。生物价的值越高,表明其被机体利用程度越高,最大值为100。计算公式如下:

$$生物价 = \frac{储留氮}{吸收氮} \times 100 = \frac{食物氮 - (粪氮 - 粪代谢氮) - (尿氮 - 内源尿氮)}{食物氮 - (粪氮 - 粪代谢氮)} \times 100$$

(五) 蛋白质供给量

1. 氮平衡

氮平衡反应机体摄入氮(食物蛋白质含氮量约为16%)和排出氮的关系。其关系式如下:

$$B = I - (U + F + S)$$

其中,B:氮平衡;I:摄入氮;U:尿氮;F:粪氮;S:皮肤等氮损失。

当B=0,即摄入氮和排出氮相等时,为零氮平衡,健康的成人应维持零氮平衡下富裕5%。如B>0,

即摄入氮多于排出氮,则为正氮平衡,表示体内蛋白质合成大于分解。疾病恢复时,以及运动和劳动以增加肌肉时等,应保证适当的正氮平衡,满足机体对蛋白质额外的需要。而 B<0,即摄入氮少于排出氮时,为负氮平衡,表示体内蛋白质分解大于合成。人在饥饿、疾病及老年时等,一般处于这种状况下,应注意尽可能减轻或改变这种情况。

2. 蛋白质摄入参考标准

蛋白质摄入参考标准就是基于对氮平衡的研究,即排出的氮和食物中摄入的氮进行比较。健康的成年人摄入氮应该等于排出的氮,也就是零氮平衡。我国成人蛋白质推荐摄入量为 $0.98\,\text{g}/(\text{kg}\cdot\text{d})$,结合成年人体重代表值,18~64 岁男性推荐摄入量为 65 g/d,女性推荐摄入量为 55 g/d。65 岁及以上老年人蛋白质推荐摄入量为 $1.17\,\text{g}/(\text{kg}\cdot\text{d})$,优质蛋白应至少占总蛋白摄入量的 50%,结合老年人体重代表值,65 岁及以上男性推荐摄入量为 72 g/d,女性推荐摄入量为 62 g/d。综合考虑我国居民的膳食结构蛋白质摄入状况,我国 18~64 岁成年人蛋白质摄入量占总热能的 10%~20%,65 岁及以上老年人蛋白质摄入量占总热能的 15%~20%。每日摄入蛋白质以不超过推荐供给量的两倍为宜。

(六) 蛋白质-能量营养不良

蛋白质-能量营养不良(Protein-Energy Malnutrition,PEM)是因食物供应不足或疾病因素引起的一种营养缺乏病。蛋白质-能量营养不良的临床表现因个体差异、严重程度、发病时间等因素而不同,主要包括体重不增和减轻,皮下脂肪减少和消失,以及全身各器官系统不同程度的功能紊乱,一般分消瘦型、水肿型和混合型三型。详细内容见表 2-1-6。

表 2-1-6 蛋白质-能量营养不良的分型

类型	主要原因	特点
消瘦型	由于能量严重不足所致	其特点为消瘦,皮下脂肪消失,皮肤干燥松弛及失去弹性和光泽,消瘦严重者呈"皮包骨头"样
水肿型	由于严重蛋白质缺乏所致	以全身水肿为其特点。水肿先见于下肢、足背,渐及全身,体软无力,表情淡漠,食欲减退,常伴腹泻,肝脾肿大,有腹水。严重者可并发支气管肺炎、肺水肿、败血症、胃肠道感染及电解质紊乱等
混合型	蛋白质和能量同时缺乏	上述二型之混合

(七) 蛋白质的食物来源

蛋白质广泛存在于动植物性食物之中。动物性蛋白质质量好,利用率较高,植物性蛋白利用率较低。蛋白质的主要食物来源见表 2-1-7。

表 2-1-7 蛋白质的主要食物来源

食物类别		含量及特点
动物性食物来源		
畜肉类	牛肉	牛肉是优质蛋白质的良好来源。每 100 g 牛肉(瘦)含蛋白质 20 g 左右。它含有人体所需的各种必需氨基酸,且比例合适,接近人体的蛋白质组成模式
	猪肉	瘦猪肉富含蛋白质。每 100 g 瘦猪肉含蛋白质 20~21 g
	羊肉	羊肉的蛋白质含量较高,每 100 g 羊肉(瘦)含 19~20 g 蛋白质。其蛋白质中的氨基酸种类丰富
禽肉类	鸡肉	鸡肉是蛋白质的重要来源,尤其是鸡胸肉。每 100 g 鸡胸肉含蛋白质 24 g 左右,且脂肪含量相对较低。鸡肉蛋白质消化率可达 94% 左右
	鸭肉	每 100 g 鸭肉的蛋白质含量为 15~16 g。鸭肉中的蛋白质含有丰富的支链氨基酸,对于维持人体的氮平衡和增强免疫力有一定的作用

续　表

食物类别		含量及特点
鱼类	三文鱼	三文鱼是一种富含优质蛋白质的鱼类。每 100 g 三文鱼含蛋白质 20~22 g。它还含有丰富的不饱和脂肪酸,对人体的心脑血管健康有益
	鳕鱼	鳕鱼的蛋白质含量也很高,每 100 g 鳕鱼含蛋白质 18~20 g。鳕鱼肉质鲜嫩,其蛋白质中的必需氨基酸含量丰富,特别是赖氨酸含量较高
	金枪鱼	每 100 g 金枪鱼含蛋白质 26~27 g,是蛋白质含量较高的鱼类之一。其蛋白质中含有丰富的精氨酸,对人体的免疫系统调节和伤口愈合等有重要作用
乳类及其制品	牛奶	牛奶是最常见的蛋白质来源之一。每 100 mL 牛奶含 3~3.5 g 蛋白质。牛奶中的蛋白质主要包括酪蛋白和乳清蛋白,二者的比例约为 80∶20
	酸奶	酸奶的蛋白质含量与牛奶相近,每 100 g 酸奶含 2.5~3 g 蛋白质。酸奶含有益生菌,对于肠道健康和营养物质的吸收有额外的益处
	奶酪	奶酪是牛奶浓缩后的产物,蛋白质含量很高。每 100 g 奶酪含 20~30 g 蛋白质
蛋类	鸡蛋	鸡蛋是优质蛋白质的典型代表。每 100 g 鸡蛋含 13~14 g 蛋白质。鸡蛋的蛋白质几乎能被人体完全吸收利用,其生物价高达 94 左右
	鸭蛋	鸭蛋的蛋白质含量与鸡蛋相近,每 100 g 鸭蛋含 12~13 g 蛋白质。鸭蛋中的蛋白质同样质量较高,含有多种人体必需氨基酸
植物性食物来源		
豆类	大豆	大豆是植物性蛋白质的重要来源。每 100 g 大豆含蛋白质 36~38 g。大豆蛋白是一种完全蛋白质,含有 8 种人体必需氨基酸,只是蛋氨酸含量稍低
	绿豆	每 100 g 绿豆含蛋白质 20~22 g。绿豆蛋白是一种良好的植物蛋白,其氨基酸组成比较合理,含有一定量的赖氨酸等必需氨基酸
	红豆	每 100 g 红豆含蛋白质 20~21 g。红豆中的蛋白质对于人体的营养补充有一定的作用,与其他豆类一样,在与谷类食物搭配时,可弥补谷类食物中赖氨酸的不足
谷类	小麦	小麦是人们主食之一,每 100 g 小麦粉(精制)含蛋白质 7~10 g。小麦蛋白主要是面筋蛋白,其中谷蛋白和醇溶蛋白的含量较高
	大米	每 100 g 大米(精制)含蛋白质 7~8 g。大米蛋白的营养价值相对较低
	玉米	每 100 g 玉米含蛋白质 4~6 g。玉米蛋白主要是玉米醇溶蛋白,其氨基酸组成不平衡,缺乏色氨酸和赖氨酸等必需氨基酸
坚果类	杏仁	每 100 g 杏仁含蛋白质 21~22 g。杏仁蛋白中含有多种必需氨基酸
	腰果	每 100 g 腰果含蛋白质 17~18 g。腰果蛋白的营养价值较高,氨基酸组成比较合理,在人体中能够发挥一定的生理功能
	核桃	每 100 g 核桃含蛋白质 14~15 g。核桃中的蛋白质与其他营养成分,如不饱和脂肪酸相互配合,对人体健康有益
蔬菜类	西兰花	每 100 g 西兰花含蛋白质 3~4 g。西兰花是蔬菜中蛋白质含量相对较高的一种
	菠菜	每 100 g 菠菜含蛋白质 2~3 g。菠菜中的蛋白质虽然含量不是很高,但在以蔬菜为主的饮食中也能提供一定的蛋白质补充

二、脂类

脂类是一大类化合物的总称。脂类大约占人体重量的 13%~24%,食物中的脂类 95% 是甘油三酯(即脂肪),5% 是其他脂类。人体内贮存的脂类中,甘油三酯高达 99%。

(一)构成脂类的成分

脂肪酸是由碳、氢、氧三种元素组成的一类化合物,是一种具有长烃链的羧酸,它是构成脂肪的主要成分,约有 40 种,如图 2-1-6 所示。

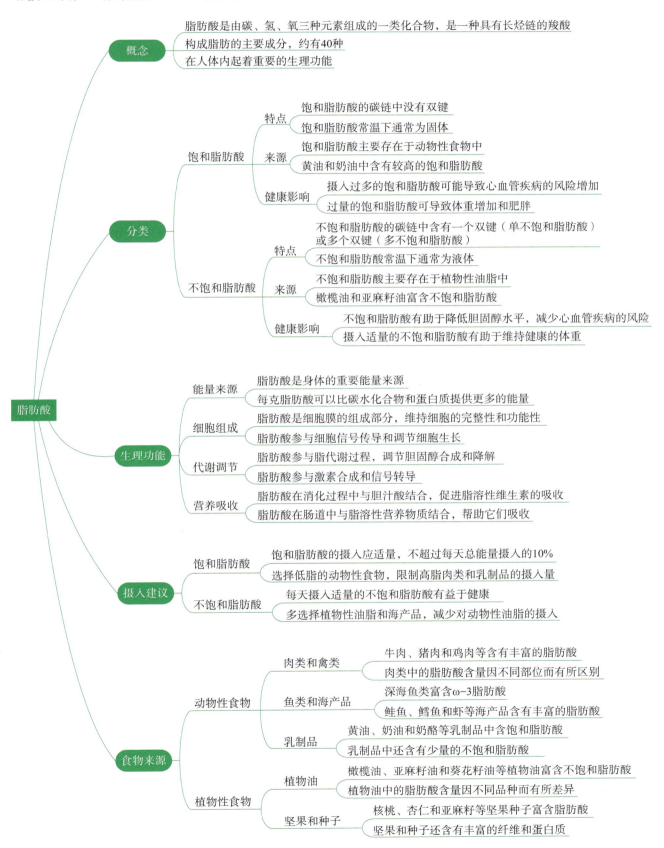

图 2-1-6　脂肪酸

脂肪酸中,有一类是人体不可缺少而自身又不能合成,必须通过食物供给的脂肪酸,被称为必需脂肪酸。详细内容见表2-1-8。

表2-1-8 必需脂肪酸

种类	亚油酸(ω-6系列脂肪酸)	α-亚麻酸(ω-3系列脂肪酸)
含义	亚油酸是维持人体健康所必需的脂肪酸,能够帮助人体调节新陈代谢,在降低血液胆固醇、预防动脉粥样硬化方面发挥积极作用。在人体内,亚油酸可以转化为花生四烯酸,花生四烯酸是合成前列腺素的前体物质,而前列腺素对于人体的生理功能调节非常重要	是一种多不饱和脂肪酸。它在人体内可以转化为二十碳五烯酸(EPA)和二十二碳六烯酸(DHA)。DHA对大脑和视网膜的发育十分关键,是神经细胞和视网膜细胞的重要组成成分。EPA则具有抗炎、降低甘油三酯等作用,有助于预防心血管疾病
食物来源	植物油是亚油酸的主要来源,如玉米油、葵花籽油、大豆油等,这些植物油中亚油酸的含量较为丰富。此外,坚果类食物,如花生、核桃等,也含有一定亚油酸	亚麻籽油、紫苏籽油中α-亚麻酸的含量很高。另外,一些深海鱼类,如三文鱼、鳕鱼等也富含α-亚麻酸
缺乏的后果	皮肤问题:人体缺乏必需脂肪酸会导致皮肤出现干燥、脱屑等情况。这是因为必需脂肪酸对于维持皮肤的屏障功能很重要,缺乏它们会使皮肤的保水能力下降 心血管系统问题:缺乏必需脂肪酸可能会导致血液中胆固醇和甘油三酯的代谢异常,增加动脉粥样硬化等心血管疾病的发生风险。例如,亚油酸缺乏可能会使血液中低密度脂蛋白胆固醇("坏胆固醇")升高,而α-亚麻酸缺乏则可能影响血管内皮细胞的正常功能	
摄入建议	不同人群对必需脂肪酸的需求量有所不同。一般而言,成年人每天摄入亚油酸和α-亚麻酸的量应占总能量的3%~5%。在日常饮食中,应注意保持食物的多样性,合理搭配植物油和富含脂肪的鱼类等食物,以确保摄入足够的必需脂肪酸。同时,也要注意避免过量摄入,过量摄入不饱和脂肪酸可能会导致脂肪氧化,产生自由基,对身体造成氧化损伤	

(二) 脂类的分类

营养学上重要的脂类主要有甘油三酯、磷脂和固醇类。详细内容如图2-1-7所示。

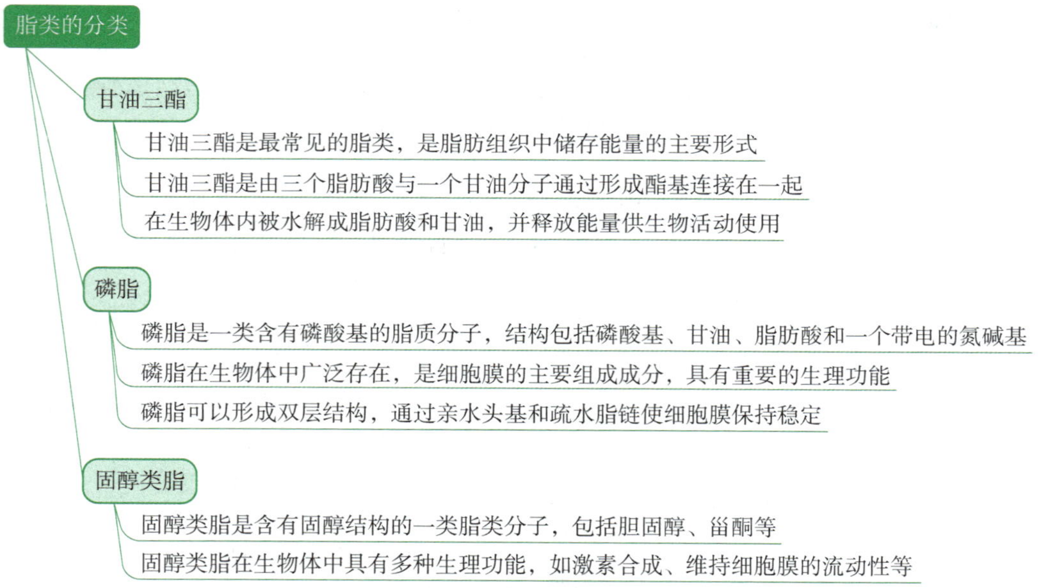

- 脂类的分类
  - 甘油三酯
    - 甘油三酯是最常见的脂类,是脂肪组织中储存能量的主要形式
    - 甘油三酯是由三个脂肪酸与一个甘油分子通过形成酯基连接在一起
    - 在生物体内被水解成脂肪酸和甘油,并释放能量供生物活动使用
  - 磷脂
    - 磷脂是一类含有磷酸基的脂质分子,结构包括磷酸基、甘油、脂肪酸和一个带电的氮碱基
    - 磷脂在生物体中广泛存在,是细胞膜的主要组成成分,具有重要的生理功能
    - 磷脂可以形成双层结构,通过亲水头基和疏水脂链使细胞膜保持稳定
  - 固醇类脂
    - 固醇类脂是含有固醇结构的一类脂类分子,包括胆固醇、甾酮等
    - 固醇类脂在生物体中具有多种生理功能,如激素合成、维持细胞膜的流动性等

图2-1-7 脂类的分类

(三) 脂肪的消化、吸收和转运

食物进入口腔后,脂肪的消化就已开始。唾液腺分泌的脂肪酶可水解部分食物脂肪,脂肪的消化在胃里也极有限,主要消化场所是小肠。来自胆囊中的胆汁首先将脂肪乳化,胰腺和小肠内分泌的脂肪酶

将甘油三酯中的脂肪酸水解生成游离脂肪酸和甘油单酯(偶尔也有完全水溶成为甘油和脂肪酸)。其消化示意图如2-1-8所示。

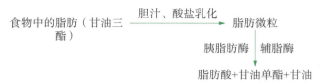

图2-1-8　脂肪的消化示意图

脂肪水溶后的小分子,如甘油、短链和中链脂肪酸,很容易被小肠细胞吸收直接进入血液。甘油单酯和长链脂肪酸被吸收后,先在小肠细胞中重新合成甘油三酯,并和磷脂、胆固醇和蛋白质形成乳糜微粒,进入血液循环。其吸收示意图如2-1-9所示。

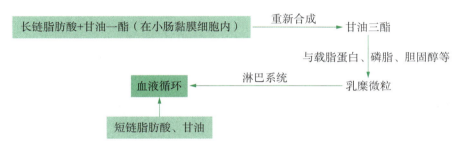

图2-1-9　脂肪的吸收示意图

脂肪被吸收进入血液循环后,在血管内皮细胞表面的脂蛋白脂肪酶作用下,乳糜微粒中的甘油三酯被水解为脂肪酸和甘油。脂肪酸被脂肪组织、肌肉组织等摄取利用,用于能量供应或储存。乳糜微粒逐渐脱去甘油三酯后,剩余的部分称为乳糜微粒残粒,它们主要被肝脏摄取代谢,如图2-1-10所示。

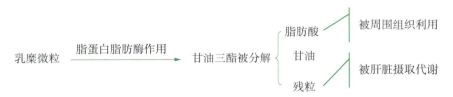

图2-1-10　外源性脂肪转运(以乳糜微粒为例)

肝脏利用脂肪酸、甘油等原料合成甘油三酯,并与载脂蛋白等组装成极低密度脂蛋白(VLDL);极低密度脂蛋白被分泌到血液中,在脂蛋白脂肪酶的作用下,甘油三酯被水解,释放出的脂肪酸被周围组织利用。随着甘油三酯的不断释放,极低密度脂蛋白逐渐转变为中间密度脂蛋白(IDL),部分中间密度脂蛋白被肝脏摄取代谢,另一部分中间密度脂蛋白在血液中进一步代谢转化为低密度脂蛋白(LDL)。低密度脂蛋白主要负责将胆固醇运输到外周组织。当血液中低密度脂蛋白水平过高时,它容易被氧化修饰,然后被单核-巨噬细胞摄取,形成泡沫细胞,堆积在血管壁内,这是动脉粥样硬化形成的重要机制之一。与此同时,还有高密度脂蛋白(HDL)参与脂肪转运。高密度脂蛋白主要在肝脏和小肠合成,它可以摄取外周组织中的胆固醇,将其运输回肝脏进行代谢,这一过程称为胆固醇的逆向转运,有助于清除血管壁中的胆固醇,对心血管健康有保护作用。

(四) 脂类的生理功能

1. 食物中脂肪的作用

食物中的脂肪可以为人体提供必需脂肪酸,提供制造人体必要物质的材料;同时,能改善食物的感官性状,并具有饱腹感。

2. 体内脂肪的作用

体内脂肪具有能量储存的作用,当人体摄入热能不能及时被利用或过多时,就转变为脂肪而贮存起来。体内脂肪也具有供给能量的功能,当机体需要时,脂肪细胞中的酯酶立即分解甘油三酯,释放出甘油和脂肪酸进入血液循环,和食物中被吸收的脂肪一起,分解释放出能量以满足机体的需要。同时,体内脂肪是机体重要的构成成分,能够维持体温正常,保护脏器,还能够帮助机体更有效地利用碳水化合物,具有节约蛋白质的作用。脂肪在体内代谢分解的产物,可以促进碳水化合物的能量代谢,使其更有效地释放能量。充足的脂肪还可以保护体内的蛋白质(包括食物蛋白质)不被用来作为能源物质,而使其有效地发挥其他重要的生理功能。具体如图2-1-11所示。

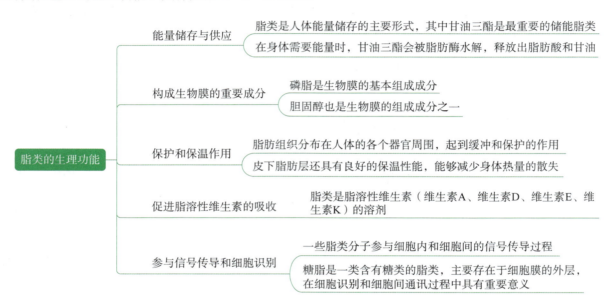

图2-1-11 脂类的生理功能

(五) 脂类的食物来源

人类膳食脂肪主要来源于动物的脂肪组织和肉类,以及植物的种子。脂类的常见食物来源见表2-1-9。

表2-1-9 脂类的常见食物来源

食物类别		含量及特点
脂肪的食物来源		
动物性食物	畜肉类	对没有猪肉禁忌的人而言,猪肉是常见的脂肪来源之一,如五花肉含较多脂肪,其脂肪含量可高达37% 牛肉的脂肪含量相对较低,但不同部位差异较大。牛腩部位的脂肪含量约为13% 羊肉的脂肪含量因品种和部位而异。例如,羊尾部分脂肪含量很高,可达50%以上
	禽肉类	鸡肉脂肪含量通常在5%～20%之间,去皮鸡肉脂肪含量较低,而鸡皮部分脂肪含量较高 鸭肉脂肪含量一般比鸡肉高,为7%～25%
	乳类及其制品	全脂牛奶含有3%～4%的脂肪;奶油是从牛奶中分离出来的脂肪部分,脂肪含量可高达80%以上;黄油也是从牛奶或羊奶中提取的脂肪,脂肪含量在80%～82%之间
	蛋类	鸡蛋的脂肪主要集中在蛋黄部分,占蛋黄重量的30%左右

续　表

食物类别		含量及特点
植物性食物	油料作物	大豆是重要的油料作物之一,其脂肪含量为18%～20% 花生的脂肪含量很高,为40%～50% 油菜籽的脂肪含量为30%～40%
	坚果类	杏仁的脂肪含量为45%～50%。腰果的脂肪含量为47%左右。核桃的脂肪含量为60%～70%
	其他植物种子	芝麻的脂肪含量为45%～55%。南瓜子的脂肪含量约为46%
磷脂的食物来源		
蛋黄		卵磷脂的含量占蛋黄总重量的10%左右
大豆		在大豆中的含量为1.2%～3.2%
固醇类的食物来源		
动物性食物		动物肝脏是胆固醇的重要来源之一。每100 g猪肝中约含有288 mg胆固醇。一个鸡蛋黄含有200～300 mg胆固醇
植物性食物		植物固醇主要来源于植物油、坚果等。例如,玉米油中含有植物固醇,其含量为0.58%～1.0%

（六）脂类的供给量

脂肪摄入过多,可导致肥胖、心血管疾病、高血压和某些癌症发病率的升高。限制和降低脂肪的摄入,已成为预防此类疾病发生的重要措施。中国营养学会对各类人群脂肪摄入量有较为详细的推荐,成年人膳食脂肪占总能量的20%～30%,膳食饱和脂肪酸上限为总能量的10%,ω-6系列不饱和脂肪酸占总能量的2.5%～9%,ω-3系列不饱和脂肪酸占总能量的0.5%～2.0%,α-亚麻酸的适宜摄入量为总能量的0.60%。EPA+DHA为250～2000 mg/d,反式脂肪酸不超过总能量的1%。老年人可根据活动量、身体状况等进行合理调节。

三、碳水化合物

（一）分类

碳水化合物(carbohydrate),俗称为糖类,是由碳、氢、氧三种元素组成的一类化合物,分子中的氢和氧原子数之比为2∶1,可用通式$C_m(H_2O)_n$来表示(m和n可以相同,也可以不同),很像碳与水的化合物,因此常称为碳水化合物。

根据分子所含碳原子的数目,营养学上一般将其分为四类:单糖、双糖、寡糖和多糖。单糖和双糖一般是有甜味的。

1. 单糖

不能被水解为更小分子的糖,一般每分子含有3～7个碳原子。单糖的类型如表2-1-10所示。

表2-1-10　单糖的类型

类型	特点
葡萄糖	构成食物中各种糖类的最基本单位,是人体在空腹时唯一存在的六碳糖
果糖	果糖主要存在于水果和蜂蜜中,具有和蔗糖相类似的甜味,其甜度是蔗糖的1.2～1.8倍(平均1.75倍)。葡萄糖和果糖是自然界最常见的单糖
半乳糖	半乳糖很少以单糖形式存在于食品之中,而是乳糖的重要组成成分。半乳糖在人体中也是先转变成葡萄糖后才被利用
其他单糖	除了上述三种重要的己糖(含6个碳原子)外,食物中还有少量的戊糖(含5个碳原子),如核糖、脱氧核糖、阿拉伯糖和木糖

2. 双糖

双糖是由两分子单糖缩合而成,天然存在于食品中的双糖是蔗糖、乳糖和麦芽糖等。双糖的类型如表 2-1-11 所示。

表 2-1-11 双糖的类型

类型	特点
蔗糖	蔗糖是由一分子葡萄糖和一分子果糖以 α 键连接而成。甘蔗、甜菜和蜂蜜中含量较多,日常食用的白糖即蔗糖,是由甘蔗或甜菜中提取的
麦芽糖	麦芽糖是由两分子葡萄糖以 α 键连接而成
乳糖	乳糖是由一分子葡萄糖和一分子半乳糖以 β 键连结而成,主要存在于奶及奶制品中,是哺乳动物乳中主要的糖
海藻糖	海藻糖是由两分子葡萄糖组成,存在于真菌及细菌之中,如食用蘑菇中含量较多,仅为人体吸收一小部分

3. 寡糖

寡糖是指由 3~9 个单糖构成的一类小分子多糖。比较重要的寡糖是存在于豆类食品中的棉籽糖和水苏糖。棉籽糖又叫蜜三糖,由葡萄糖、果糖和半乳糖构成的三糖,存在于糖蜜。水苏四糖,存在于豆类的四糖,是在棉籽糖的基础上再加上一个半乳糖的四糖。

4. 多糖

由 10 个以上单糖组成的大分子糖为多糖,化学式为 $(C_6H_{10}O_5)_n$。多糖主要有淀粉和纤维。多糖的类型如表 2-1-12 所示。

表 2-1-12 多糖的类型

类型	特点
淀粉	淀粉是由许多葡萄糖组成的、能被人体消化吸收的植物多糖,是植物储存葡萄糖的形式
纤维	纤维在植物体内形成叶、茎和种子,它们不能被人体消化吸收。分为不溶性纤维与可溶性纤维。不溶性纤维主要包括纤维素、某些半纤维素和木质素。可溶性纤维指既可溶解于水、又可以吸水膨胀、并能被大肠中微生物酵解的一类纤维,包括果胶、树胶、黏胶

5. 糖原

糖原也称动物淀粉,由肝脏和肌肉合成和贮存,是一种含有许多(3 000~60 000 个)葡萄糖分子和支链的动物多糖,是糖在动物体内的贮存形式。

(二) 碳水化合物的消化和吸收

膳食中的碳水化合物,在消化道经酶水解,由长链变成短链,由短链变成双糖,最后分解成单糖而被吸收。消化过程从口腔开始。食物进入口腔后,咀嚼等促进唾液的分泌,唾液中的淀粉酶可将淀粉水解为短链多糖和麦芽糖。由于食物在口腔停留时间很短,这种水解程度有限。食物进入胃中,由于胃酸的作用,淀粉酶失活,但胃酸本身有一定的降解淀粉的作用。小肠才是碳水化合物分解和吸收的主要场所。胰腺分泌的胰淀粉酶进入小肠,将淀粉等分解为双糖,在小肠黏膜细胞上,分别由麦芽糖酶、蔗糖酶和乳糖酶将相应的双糖分解为单糖,并通过主动运输进入小肠细胞,被吸收进血液运送到肝脏进行相应的代谢,或运送到其他器官被直接利用。

有些成年人由于乳糖酶缺乏,在食用牛奶后乳糖不能在小肠内完全消化吸收,进入大肠后由细菌发酵,引起腹胀、腹泻等症状,称为乳糖不耐受。

(三)碳水化合物的生理功能

碳水化合物是人体所需的重要营养素之一,具有多种生理功能,如图 2-1-12 所示。

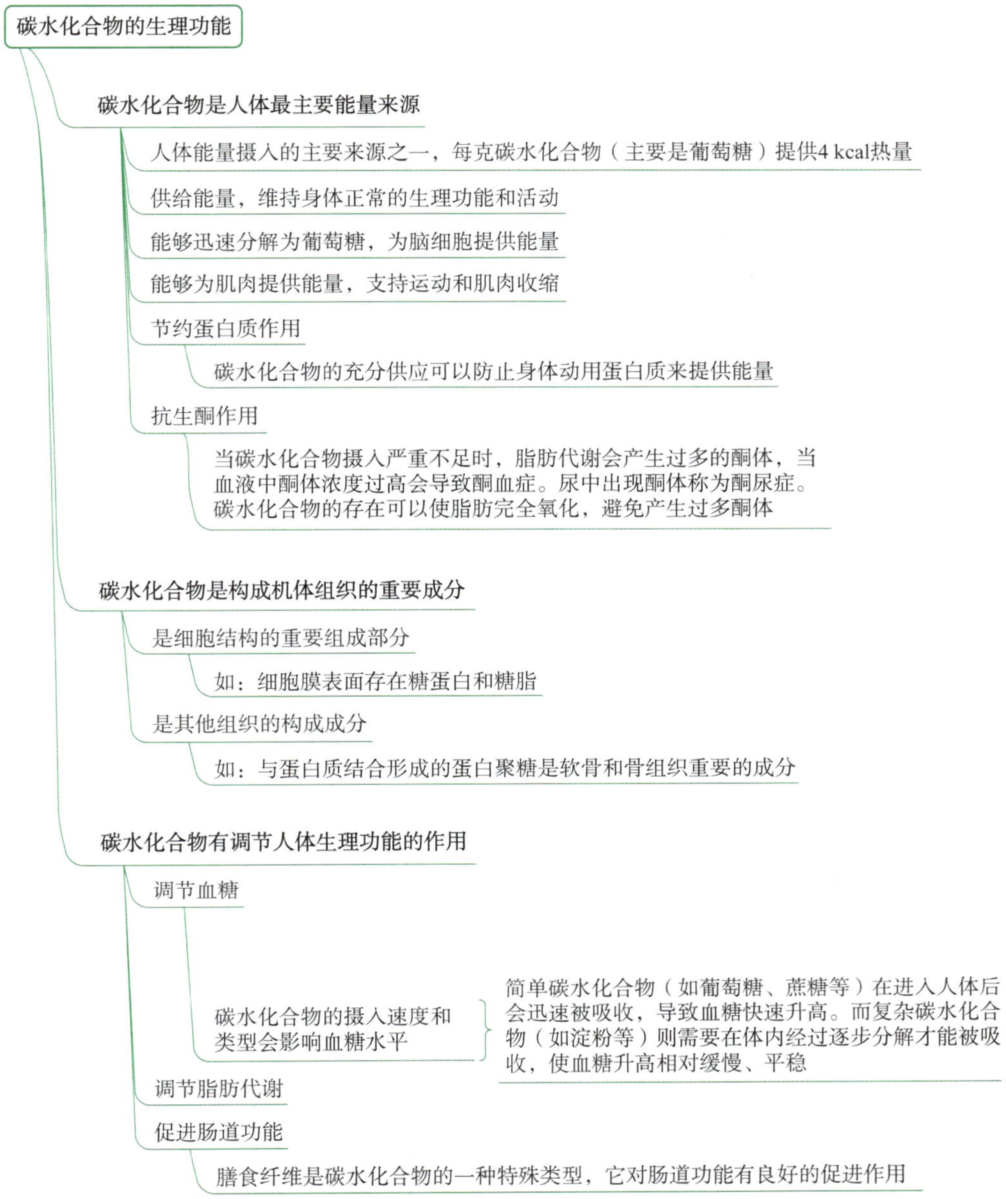

```
碳水化合物的生理功能
├─ 碳水化合物是人体最主要能量来源
│   ├─ 人体能量摄入的主要来源之一,每克碳水化合物(主要是葡萄糖)提供4 kcal热量
│   ├─ 供给能量,维持身体正常的生理功能和活动
│   ├─ 能够迅速分解为葡萄糖,为脑细胞提供能量
│   ├─ 能够为肌肉提供能量,支持运动和肌肉收缩
│   ├─ 节约蛋白质作用
│   │   └─ 碳水化合物的充分供应可以防止身体动用蛋白质来提供能量
│   └─ 抗生酮作用
│       └─ 当碳水化合物摄入严重不足时,脂肪代谢会产生过多的酮体,当血液中酮体浓度过高会导致酮血症。尿中出现酮体称为酮尿症。碳水化合物的存在可以使脂肪完全氧化,避免产生过多酮体
├─ 碳水化合物是构成机体组织的重要成分
│   ├─ 是细胞结构的重要组成部分
│   │   └─ 如:细胞膜表面存在糖蛋白和糖脂
│   └─ 是其他组织的构成成分
│       └─ 如:与蛋白质结合形成的蛋白聚糖是软骨和骨组织重要的成分
└─ 碳水化合物有调节人体生理功能的作用
    ├─ 调节血糖
    ├─ 碳水化合物的摄入速度和类型会影响血糖水平
    │   └─ 简单碳水化合物(如葡萄糖、蔗糖等)在进入人体后会迅速被吸收,导致血糖快速升高。而复杂碳水化合物(如淀粉等)则需要在体内经过逐步分解才能被吸收,使血糖升高相对缓慢、平稳
    ├─ 调节脂肪代谢
    └─ 促进肠道功能
        └─ 膳食纤维是碳水化合物的一种特殊类型,它对肠道功能有良好的促进作用
```

图 2-1-12 碳水化合物的生理功能

1. 提供能量

(1)人体最主要的能量来源:在人体细胞内,碳水化合物(主要是葡萄糖)经过一系列复杂的生物氧化过程,每克葡萄糖在体内完全氧化可产生约 4 kcal 的能量。

(2)节约蛋白质作用:碳水化合物的充分供应可以防止身体动用蛋白质来提供能量。当碳水化合物摄入不足时,身体为了满足能量需求,会分解蛋白质通过糖异生途径产生葡萄糖。而蛋白质的主要功能是构成和修复人体组织、调节生理功能等。

(3)抗生酮作用:当碳水化合物摄入严重不足时,脂肪代谢会产生过多的酮体。酮体包括乙酰乙酸、β-羟丁酸和丙酮。血液中酮体浓度过高会导致酮血症;尿中出现酮体称为酮尿症。碳水化合物的存在可以使脂肪完全氧化,避免酮体的过多产生。

2. 构成机体组织成分

碳水化合物是细胞结构的重要组成成分。例如，细胞膜表面存在糖蛋白和糖脂，核糖和脱氧核糖是核酸（RNA 和 DNA）的组成成分。碳水化合物也是其他组织的构成成分，如碳水化合物与蛋白质结合形成的蛋白聚糖是软骨和骨组织的重要成分，蛋白聚糖可以缓冲关节运动时产生的压力，减少关节面之间的摩擦，保护关节的正常功能。

3. 调节人体的生理功能

（1）调节血糖：碳水化合物的摄入速度和类型会影响血糖水平。简单碳水化合物（葡萄糖、蔗糖等）在进入人体后，如食用白面包（主要含简单碳水化合物），会迅速被吸收，导致血糖快速升高。而复杂碳水化合物（淀粉、膳食纤维等），如食用全麦面包后，则需要在体内经过逐步分解才能被吸收，使血糖升高相对缓慢、平稳。同时，一些碳水化合物可以调节血糖的代谢过程，如膳食纤维可以延缓碳水化合物的吸收，有助于维持血糖的稳定。

（2）调节脂肪代谢：碳水化合物的摄入量和种类对脂肪代谢也有影响。适量的碳水化合物摄入可以促进脂肪的正常代谢。例如，当碳水化合物摄入充足时，脂肪可以被完全氧化分解为二氧化碳和水。而当碳水化合物摄入不足或摄入过多简单碳水化合物时，可能会导致脂肪代谢异常。

（3）促进肠道功能：膳食纤维是碳水化合物的一种特殊类型，它对肠道功能有良好的促进作用。膳食纤维不能被人体消化吸收，但可以在肠道内被吸收水分，增加粪便体积，促进肠道蠕动，预防和缓解便秘。

（四）碳水化合物的膳食参考摄入量及食物来源

碳水化合物是机体最经济的能量来源。中国营养学会推荐我国居民的碳水化合物的膳食供给量占总热能的 50%～65%。例如，一个每天需要 2 000 kcal 能量的成年人，碳水化合物的摄入量应该在 250～325 g 之间。不过，这个比例可以根据个人的身体状况、活动水平等因素适当调整。比如，对于从事重体力劳动的人群，碳水化合物的摄入量可能需要适当增加，以满足能量需求，而对于一些患有糖尿病等代谢疾病的人群，可能需要在医生或营养师的指导下，对碳水化合物的摄入量和种类进行更精细的控制。此外，膳食纤维的适宜摄入量为 25～30 g/d，添加糖每天不超过 50 g，最好低于 25 g。在日常生活中，碳水化合物的主要食物来源如表 2-1-13 所示。

表 2-1-13 碳水化合物的常见食物来源

食物类别		含量及特点
谷类及其制品	大米	世界上许多地区人们的主食之一。每 100 g 煮熟的大米含有 28～30 g 碳水化合物，主要是淀粉。它可以煮成米饭，制作方便，是人们日常能量的重要来源
	小麦	小麦磨成面粉后，可制作多种食品。例如，每 100 g 精制面粉制成的馒头含有 47～50 g 碳水化合物。面包也是常见的小麦制品，其碳水化合物含量因种类而异，一般每 100 g 面包含有 50～60 g 碳水化合物
	玉米	每 100 g 鲜玉米含有 20 g 左右的碳水化合物，主要是淀粉和少量的糖。玉米可以煮食、烤食，还能加工成玉米粉制作玉米饼、玉米糊等食品
薯类	马铃薯	俗称土豆，每 100 g 可食部分含有 17～20 g 碳水化合物。它可以制作成土豆泥、薯条、薯片等多种食品
	红薯	每 100 g 红薯含有 20～25 g 碳水化合物。红薯含有丰富的膳食纤维，其碳水化合物消化吸收相对较慢，能够提供较持久的饱腹感
豆类及其制品	大豆	每 100 g 大豆含有 30～34 g 碳水化合物，其中一部分是膳食纤维。大豆可以加工成豆腐、豆浆等制品。例如，每 100 g 豆腐含有 4～6 g 碳水化合物，每 100 g 豆浆含有 1～2 g 碳水化合物
	绿豆	每 100 g 绿豆含有 60～62 g 碳水化合物，主要用于制作绿豆汤、绿豆糕等食品。绿豆糕中的碳水化合物含量较高，每 100 g 绿豆糕含有 70～80 g 碳水化合物

续 表

食物类别		含量及特点
蔬菜	南瓜	每 100 g 南瓜含有 5~7 g 碳水化合物,其碳水化合物以多糖和少量单糖为主
	西兰花	每 100 g 西兰花含有 7~8 g 碳水化合物,除了碳水化合物外,还含有丰富的维生素和矿物质
水果	苹果	每 100 g 苹果含有 13~15 g 碳水化合物,主要是果糖、葡萄糖和蔗糖等
	香蕉	每 100 g 香蕉含有 20~23 g 碳水化合物,是一种高碳水化合物的水果,能快速提供能量
糖类	蔗糖	常见于白砂糖、红糖等。它是食品工业中常用的甜味剂,在烹饪和食品制作中广泛应用,如制作甜点、饮料等
	葡萄糖	是一种单糖,能够被人体直接吸收利用。在医疗领域,葡萄糖溶液常用于补充能量和纠正低血糖。在食品工业中,葡萄糖也用于制作一些特殊的食品和饮料

知识点三 认识微量营养素

引导问题:针对刘大爷的情况,医养个案管理团队鼓励刘大爷每周食用 2~3 次富含维生素 D 的食物,每次 100~150 g;强化维生素 D 的奶制品,每日饮用 250~500 mL;每日补充钙剂,元素钙含量为 500~600 mg;等。请思考:为什么给刘大爷关于营养素补充剂的建议?这些微量元素的补充发挥什么作用?

一、维生素

维生素(Vitamin)是维持机体生命活动过程所必需一类微量的低分子有机化合物。尽管其化学结构与生理功能各不相同。但其共同点表现在:

(1) 大部分维生素在机体内不能合成,也不能大量储存于机体组织中,其本体形式或能被机体利用的前体形式存在于天然食物中,必须通过摄食获取。

(2) 不能作为构成机体组分,也不提供能量,但通常作为辅酶或辅基形式参与代谢功能。

(3) 机体需要量很少但不可缺乏,否则会导致相应缺乏症的发生。

目前已发现的维生素种类有 30 余种,根据其溶解性可以分为两大类:一类是脂溶性维生素,包括维生素 A、维生素 D、维生素 E、维生素 K。另一类是水溶性维生素,包括 B 族维生素和维生素 C。脂溶性维生素和水溶性维生素的特点如表 2-1-14 所示。

表 2-1-14 脂溶性维生素和水溶性维生素的特点

脂溶性维生素	水溶性维生素
分子中含有碳、氢、氧元素	分子中含有碳、氢、氧、钴、硫等元素
易溶于脂肪,不溶于水	易溶于水,不溶于脂肪
有维生素前体	一般无前体
与脂类物质一同吸收	易吸收
可在体内储存,过量会引起中毒	不在体内储存,多余排出体外

(一) 脂溶性维生素

1. 维生素 A

维生素 A 是指含有视黄醇结构的、具有生理活性的物质,包括已形成的维生素 A(动物性食物中居多)和维生素 A 原(植物性食物中的胡萝卜素)。机体内的维生素 A 的活性形式有三种:视黄醇、视黄醛、视黄酸。植物性食物中不含已形成的维生素 A。黄、橙和红色植物中含有类胡萝卜素,通常食物中的色泽越深,类胡萝卜素的含量就越高,其中的α-胡萝卜素、β-胡萝卜素、β-隐黄素、γ-胡萝卜素可在小肠和肝细胞内转变成视黄醇和视黄醛,这一类胡萝卜素称为维生素A原。在动物体内,维生素A可被氧化成视黄醛,并进一步氧化成视黄酸,视黄醛和视黄酸同样具有视黄醇的生物活性。

维生素A为淡黄色结晶,不溶于水,耐热、酸、碱,但易被空气中的氧所氧化破坏,尤其在高温条件下,紫外线可以促进这种氧化反应的进行。食物发生脂肪酸败时,其中所含维生素A和胡萝卜素也将被严重破坏。而食物中有维生素C、维生素E、磷脂等抗氧化剂存在时,可以保护脂肪及脂溶性维生素免遭破坏。

（1）营养学意义：维生素A的营养学意义如表2-1-15所示。

表2-1-15 维生素A的营养学意义

营养学意义	表现及作用机制
维持正常视觉	维生素A在体内参与眼球视网膜内视紫红质的合成与再生,以维持正常视力。眼的光感受器是视网膜上的视杆细胞和视锥细胞,视杆细胞存在着对光敏感的色素视紫红质,视紫红质的形成需要维生素A的参加
促进生长发育	维生素A在细胞分化中具有重要作用,对生长发育有促进作用,维生素A缺乏可使蛋白质的生物合成及体细胞分化受阻,进而影响正常的生长发育
维护上皮细胞组织细胞的健康	维生素A能参与糖蛋白合成,对糖基起到运载作用,以保持黏膜上皮细胞中糖蛋白的正常合成。维生素A充足时,皮肤和机体保护层才能维持正常的抗感染和抵御外来侵袭的天然屏障作用;维生素A不足或缺乏时,可导致糖蛋白合成异常,上皮基底层增生、变厚,表层角化干燥,削弱了机体屏障作用,易感染
维持和促进免疫功能	维生素A通过调节细胞和体液免疫,提高免疫功能,该作用可能与增强巨噬细胞和自然杀伤细胞的活力以及改变淋巴细胞的生长或分化有关,因此维生素A又被称为"抗感染维生素"
抗氧化作用与抑制肿瘤生长	胡萝卜素具有比较好的抗氧化作用,能捕捉自由基、淬灭单线态氧、提高抗氧化防御能力,此作用可以应用于人类延缓衰老方面。此外,胡萝卜素和维生素A可以抑制肿瘤的生长,其作用机制可能与其调节细胞的分化、增殖和凋亡有关

（2）推荐摄入量：维生素A的供给量以视黄醇活性当量（RAE）,即包括维生素A和β-胡萝卜素在内的具有维生素A活性的物质相当于视黄醇的量来表示。根据《中国居民膳食营养素参考摄入量》推荐摄入量,18～49岁男性为770 μgRAE/d,女性为660 μgRAE/d；50～64岁男性为750 μgRAE/d,女性为660 μgRAE/d；65～74岁男性为730 μgRAE/d,女性为640 μgRAE/d；75岁及以上男性为710 μgRAE/d,女性为600 μgRAE/d。可耐受最高摄入量为3 000 μg/d。维生素A的安全摄入范围较小,大量摄入有明显的毒性作用,维生素A的毒副作用主要取决于视黄醇的摄入量,也与机体的生理及营养状况有关,β-胡萝卜素是维生素A的安全来源。

（3）食物来源：维生素A良好的来源是各种动物肝、鱼肝油、鱼卵、全奶、奶油、禽蛋等；植物性食物中的深绿色或红黄橙色的蔬菜、水果可以提供大量的类胡萝卜素,作为合成维生素A的有效原料,如西兰花、菠菜、草头、空心菜、莴笋叶、芹菜叶、胡萝卜、豌豆苗、红心红薯、辣椒、杧果、杏及柿子等。除膳食来源之外,也可使用维生素A补充剂,应注意用量。

（4）缺乏与过量的危害：维生素A缺乏与过量的危害如表2-1-16所示。

表2-1-16 维生素A缺乏与过量的危害

类型	表现
维生素A缺乏	最早的症状是暗适应能力下降,进一步发展为夜盲症,严重者可致眼干燥症,甚至失明 还可表现出指甲出现凹陷、线纹,皮肤瘙痒、脱皮、粗糙,发干、脱发,血红蛋白合成代谢障碍,免疫功能低下等

续　表

类型	表　现
维生素A摄入过量	急性毒性：一次或多次连续摄入大量的维生素A（如成人大于推荐摄入量约100倍），其早期症状为恶心、呕吐、头痛、眩晕、视觉模糊、肌肉失调。当剂量更大时，可出现嗜睡、厌食、少动、反复呕吐。一旦停止服用，症状会消失。大剂量（12 g，约成人RNI的15 000倍）的维生素A可以致命 慢性毒性：使用剂量为推荐摄入量10倍以上时可发生，常见症状是头痛、食欲降低、脱发、肝大、长骨末端外周部分疼痛、肌肉疼痛和僵硬、皮肤干燥瘙痒、复视、出血、呕吐和昏迷等。过量的维生素A可引起细胞膜的不稳定和某些基因表达改变

备注：大量摄入类胡萝卜素一般不会引起毒性作用，其原因是类胡萝卜素在体内转化为视黄醇速率较慢。需要注意的是，大剂量类胡萝卜素摄入可导致高胡萝卜素血症，出现类似黄疸的皮肤症状，但停止食用类胡萝卜素后，症状会慢慢消失。

2. 维生素D

维生素D属于固醇类，主要包括维生素D_2和维生素D_3。人体皮下组织中的7-脱氢胆固醇，经紫外线照射可形成维生素D_3；存在于藻类植物及酵母中的麦角固醇，经紫外线照射可形成维生素D_2。

维生素D化学性质比较稳定，在中性和碱性环境中耐热，不易被氧化破坏（如在130 ℃下加热90 min仍能保持其活性），但在酸性环境中则逐渐分解，当脂肪酸败时，其中的维生素D可被破坏。

（1）营养学意义：维生素D最主要的作用在于调节体内钙、磷代谢，促进钙、磷的吸收和利用，以构成健全的骨骼和健康的牙齿，同时参与多种机能的调节，如图2-1-13所示。

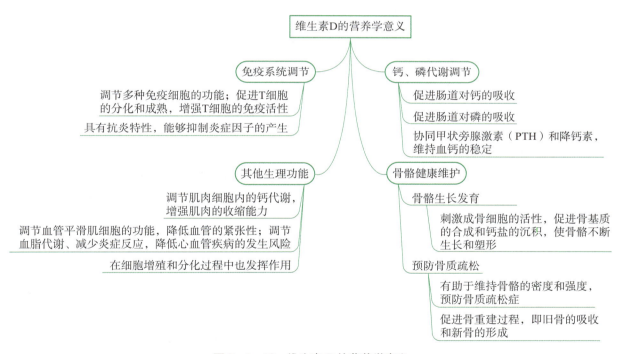

图2-1-13　维生素D的营养学意义

（2）推荐摄入量：现实中维生素D既可来源于膳食，又可由皮肤合成，因而较难估计膳食维生素D的供给量。目前我国制定的膳食营养素参考摄入量是在钙、磷供给量充足的条件下，儿童、青少年与成人的维生素D的推荐摄入量均为10 μg/d，65岁以上老年人为15 μg/d。成年人可耐受最高摄入量为50 μg/d（2 000 IU/d）。

（3）膳食来源：维生素D主要存在于海水鱼（如沙丁鱼）、肝脏、蛋黄等动物性食品及鱼肝油制剂中。人奶和牛奶是维生素D较差的来源，蔬菜、谷类及其制品和水果只含有少量的维生素D或几乎没有活性的维生素 D。我国不少地区食用维生素 A、维生素 D 强化牛奶，使维生素 D 缺乏症得到了有效的控制。此外，经常晒太阳是人体廉价获得充足有效的维生素 D 的最好来源。成年人只要经常接触阳光，一般不会发生维生素 D 缺乏症。现代生活方式（室内办公、防晒意识）可能会增加缺乏风险，必要时建议通过膳食或补充剂弥补。此外，老年人皮肤合成能力下降，也需警惕缺乏风险。

(4) 缺乏与过量的危害：缺乏维生素 D 导致肠道对钙和磷吸收减少，肾小管对钙和磷的重吸收减少，影响骨钙化，使骨骼和牙齿矿化异常。维生素 D 缺乏与过量症状见表 2-1-17。

表 2-1-17 维生素 D 缺乏与过量的症状

类型		表现
缺乏维生素 D	骨质软化症	成年人尤其是妊娠和哺乳妇女及老年人容易发生骨质软化。初期表现为腰背部和腿部不定时疼痛，活动时加剧。严重时，骨骼脱钙，发生骨质疏松、自发性或多发性骨折
	骨质疏松症	表现为骨矿物质密度减少，骨小梁变细减少，骨质变松变薄，常导致脊椎骨压缩变形、股骨颈和前臂腕骨部骨折。骨质疏松的变化随年龄的增加而加重
	手足痉挛症	维生素 D 缺乏，钙吸收不足、甲状腺功能失调或其他原因造成血清钙水平降低时可引起手足痉挛症，表现为肌肉痉挛、小腿抽筋、惊厥等
过量服用维生素 D		其症状为高血钙症、高尿钙症、厌食、腹泻、恶心、呕吐、口渴、多尿、皮肤瘙痒、肌肉乏力、关节疼痛等

3. 维生素 E

维生素 E 又名生育酚，为黄色油状液体，溶于脂肪，对热、酸稳定，遇碱易被氧化，在酸败的油脂中维生素 E 多被破坏，一般的食物烹调方法对其影响不大。

(1) 营养学意义：具有抗氧化作用，能促进蛋白质更新合成、预防衰老，与精子生成有关，还具有调节血小板黏附力和聚集作用。

(2) 适宜摄入量：中国营养学会推荐适宜摄入量：成人 14 mg α-TE/d。

(3) 食物来源：维生素 E 在自然界中广泛存在，主要来源于植物油、麦胚、坚果、豆类、蛋黄等；绿叶植物中的维生素 E 含量高于黄色植物；肉类、鱼类等动物性食品及水果维生素 E 含量很少。

(4) 缺乏与过量的危害：维生素 E 缺乏导致红细胞膜受损，出现溶血性贫血。维生素 E 过量可出现视物模糊、头痛、疲乏无力等中毒症状。

4. 维生素 K

维生素 K 是含有 2-甲基-1,4 萘醌的一组化合物，包括维生素 K_1、维生素 K_2、维生素 K_3、维生素 K_4。天然维生素 K（维生素 K_1、维生素 K_2）为脂溶性，人工合成维生素 K（维生素 K_3、维生素 K_4）为水溶性。维生素 K 易被碱、光破坏。

(1) 营养学意义：维生素 K 在医学上作为止血药应用，维持凝血酶原、凝血因子功能，有"止血功臣"之称。维生素 K 不仅是凝血酶原的主要成分，而且还能促使肝脏凝血酶的合成。

(2) 参考摄入量：成年人每日维生素 K 的适宜摄入量为 80 μg。

(3) 食物来源：人体维生素 K 的来源有两方面：一是从肠道细菌中合成，通常占维生素 K 总量的 50%～60%；二是从食物中来，通常占总量的 40%～50%。绿叶蔬菜维生素 K 含量最高，其次是内脏、肉类、乳类和发酵食品。

(4) 维生素 K 的缺乏与过量：当人体缺乏维生素 K 时，肝脏产生的凝血酶原减少，从而导致出血后血液凝固机制出现障碍，较轻者凝血时间延长，而严重者可能会有显著出血情况，如皮下可出现紫癜或瘀斑、鼻出血、齿龈出血、创伤后流血不止等情况。有时还会出现肾脏及胃肠道出血。

(二) 水溶性维生素

1. 维生素 B_1

维生素 B_1 又称硫胺素,也称抗神经炎因子,维生素 B_1 为白色针状结晶,易溶于水,在酸性环境中稳定,比较耐热,在中性环境中稳定性降低,而在碱性溶液中对热极不稳定,一般煮沸加温可使大部分维生素 B_1 被破坏。

(1) 营养学意义:维生素 B_1 的活性形式焦磷硫酸素(TPP)是多种脱羧酶的辅酶,参与碳水化合物代谢,即与能量代谢有关;维持神经、肌肉(特别是心肌)正常功能;维持正常食欲和胃肠蠕动等。

(2) 推荐摄入量:中国营养学会推荐摄入量是,成年男性 1.4 mg/d,女性 1.2 mg/d。

(3) 食物来源:维生素 B_1 广泛存在于各类食物中,动物内脏、瘦肉、全谷类、豆类、坚果及未加工的粮谷类含量丰富。谷类是我国传统饮食维生素 B_1 的主要来源。维生素 B_1 主要存在于谷物糊粉层和胚芽中,过度碾磨的精白米、精白面会造成维生素 B_1 大量丢失。

(4) 缺乏与过量的危害,具体如下。

① 维生素 B_1 缺乏的危害:维生素 B_1 缺乏症又称脚气病,主要表现为神经-血管系统损伤。其早期症状为食欲缺乏、便秘、恶心、抑郁、周围神经障碍、易兴奋及疲劳等。临床上根据年龄差异将脚气病分为成人脚气病和婴儿脚气病,成人脚气病又可分为干性脚气病、湿性脚气病、混合型脚气病,不同类型的表现见表 2-1-18。

表 2-1-18 维生素 B_1 缺乏症临床分类及表现

类型	临床表现
干性脚气病	以多发性周围神经炎为主,出现上行性周围神经炎,表现为踝部、足部麻木、肌肉酸痛、压痛,尤以腓肠肌为甚,跟腱及膝反射异常
湿性脚气病	以水肿和心脏症状为主。表现为心脏扩大,周围血管扩张,静息时心动过速、气促、胸痛、水肿、肝大、全身水肿、少尿;心电图可见低电压、右心室肥大
混合型脚气病	兼有干性脚气病与湿性脚气病的症状,既有神经炎又有心力衰竭和水肿

② 维生素 B_1 摄入过多的危害:摄入过多的维生素 B_1,可以经尿液排出体外,因此维生素 B_1 过量中毒少见。但超过推荐摄入量的 100 倍,可能出现头痛、惊厥和心律失常等。

2. 维生素 B_2

维生素 B_2 又称核黄素,为橙黄色针状结晶,苦味,熔点高,水溶性较低,在酸性溶液中对热稳定,在碱性环境中易被热和紫外线破坏。

(1) 营养学意义:维生素 B_2 以黄素腺嘌呤二核苷酸(FAD)和黄素单核苷酸(FMN)形式参与许多代谢的氧化还原反应——参与体内生物氧化与能量代谢;参与烟酸和维生素 B_6 代谢;参与体内抗氧化防御系统,维持还原型谷胱甘肽的浓度;参与药物代谢;提高机体对环境应急适应能力等。

(2) 推荐摄入量:中国营养学会推荐适宜摄入量:成年男性 1.4 mg/d,女性 1.2 mg/d。

(3) 食物来源:维生素 B_2 广泛存在于动植物食品中,动物性食品较植物性食品高,其中动物肝、肾、心、蛋黄、乳类尤为丰富。植物性食品以绿色蔬菜、豆类含量较高,而研磨过于精细的粮谷类食品较少。

(4) 缺乏与过量的危害:维生素 B_2 是我国饮食模式下最容易缺乏的营养素之一。维生素 B_2 缺乏症病变主要表现有口角炎、口唇炎、舌炎、阴囊炎、脂溢性皮炎、眼部的睑缘炎,临床上称为口腔生殖综合征。维生素 B_2 过量一般不会引起中毒症状,大量服用可使尿液呈黄色。

3. 维生素 PP

维生素 PP 又名烟酸、尼克酸,是一种白色结晶,溶于水,性质稳定,在酸、碱、光、氧环境中加热也不易破坏,通常食物加工烹调对其损失极少。

(1) 营养学意义:参与能量与氨基酸代谢,参与蛋白质等物质的转化,调节葡萄糖代谢。

(2) 推荐摄入量:中国营养学会推荐摄入量成年男性 15 mgNE/d,女性 12 mgNE/d。

(3) 食物来源:维生素 PP 广泛存在于动植物食物中,良好的来源为肝、肾、瘦肉、全谷、豆类等,乳类、绿叶蔬菜也含量丰富。玉米中所含的维生素 PP 是结合型的,不能被人体直接吸收,长期以玉米为主食的地区,易患癞皮病。

(4) 缺乏与过量的危害:维生素 PP 缺乏症又称癞皮病,主要损害皮肤、口、舌、胃肠黏膜及神经系统。其典型病例可出现皮炎、腹泻和痴呆。尚未见食物中摄入维生素 PP 过量引起中毒的报道。

4. 叶酸

叶酸因最初是从菠菜叶中分离出来的,为淡黄色结晶性粉末,不溶于冷水,稍溶于热水,其钠盐易溶于水,不溶于乙醇、乙醚及其他有机溶剂;在水中易被光解破坏,在酸性溶液中对热不稳定,在中性和碱性溶液中对热稳定。

(1) 营养学意义:参与核酸和蛋白质合成,参与 DNA 甲基化,参与同型半胱氨酸代谢。

(2) 推荐摄入量:叶酸摄入量通常以膳食叶酸当量(DFE)表示,DFE(μg)=膳食叶酸(μg)+1.7×叶酸补充剂(pg)。中国营养学会推荐摄入量(RNI):14 岁以上者为 400 μg DFE/d。

(3) 食物来源:叶酸广泛存在于动植物食物中,其良好来源为动物的肝、肾、鸡蛋、豆类、酵母、绿叶蔬菜、水果及坚果等食物。

(4) 缺乏与过量的危害:正常情况下,人体所需要的叶酸除由膳食提供外,肠道细菌能合成一部分,一般不易发生缺乏。但在吸收不良、需要量增多或长期服用抗生素等情况下,也会造成叶酸缺乏。叶酸缺乏可导致巨幼细胞贫血;叶酸缺乏可使同型半胱氨酸向蛋氨酸转化出现障碍,引起同型半胱氨酸血症。已经证实,高浓度同型半胱氨酸可能是动脉粥样硬化及心血管疾病的重要致病因素之一。

长期摄入大剂量合成叶酸,可能产生干扰抗惊药物的作用而诱发病人惊厥;干扰锌的吸收而导致锌缺乏;掩盖维生素 B_{12} 缺乏的症状,干扰其诊断等。

5. 其他 B 族维生素

其他 B 族维生素的主要功能、参考摄入量、食物来源及缺乏症状见表 2-1-19。

表 2-1-19 其他 B 维生素的主要功能、参考摄入量、食物来源及缺乏症状

名称	主要功能	营养素参考摄入量	食物来源	缺乏症状
维生素 B_6	产生抗体、构成辅酶、保护神经	50 岁以下为 1.4 mg/d,50 岁以上为 1.6 mg/d	坚果类、蔬菜、肉类	贫血、体重下降、神经质、四肢麻木
维生素 B_{12}	促进红细胞成熟、保护神经系统	成人 2.4 μg/d	动物内脏、水产品、肉类	恶性贫血、神经退化、消化道炎

6. 维生素 C

维生素 C 又称为抗坏血酸,是人体内重要的水溶性抗氧化营养素之一,是具有预防坏血病功能的有机酸。溶于水,有酸味,性质不稳定,易被氧化破坏,尤其遇碱性物质、氧化酶及铜、铁等金属离子更易被破坏。在酸性环境中对热稳定。

(1) 营养学意义:具有抗氧化作用、羟化作用,提高机体免疫力和解毒作用。此外,还有清除自由基,改善铁、钙、叶酸的利用,参与合成神经递质等。

(2) 推荐摄入量:中国营养学会推荐摄入量成人为 100 mg/d,预防非传染性慢性病的建议摄入量为 200 mg/d。

(3) 食物来源：维生素C主要来源是新鲜的蔬菜与水果，如绿色和红黄色的辣椒、菠菜、韭菜、番茄、柑橘、山楂、猕猴桃、鲜枣、柚子、草莓和橙子等，野生的苜蓿、苋菜、刺梨、沙棘、酸枣等含量尤为丰富。

(4) 缺乏与过量的危害：维生素C严重摄入不足可致维生素C缺乏症即坏血病。临床症状早期表现为疲劳、倦怠、皮肤出现瘀点或瘀斑、毛囊过度角化，继而出现牙龈肿胀出血、球结膜出血、机体抵抗力下降、伤口愈合迟缓、关节疼痛及关节腔积液等。长期大剂量摄入也不利于健康，可引起胃肠道反应、肾和膀胱结石等。

二、矿物质

人体组织中含有60多种矿物质，其中含量大于体重0.01%的称为常量元素或宏量元素，如钙、磷、钾、钠、硫、氯、镁7种；含量小于体重0.01%的称为微量元素，如铁、碘、锌、硒、铜、铬、锰、钼、钴等。人体内不能合成矿物质，需从食物和饮水中摄取。矿物质是机体的构成成分，对维持机体正常的生理功能具有重要的作用，但不能为机体提供能量。

(一) 钙

1. 营养学意义

钙（Ca）是人体含量最多的矿物质，正常成人含钙总量为85～200 g，相当于体重的1.5%～2.0%，其主要的营养学意义主要包括构成骨骼和牙齿的主要成分、参与维持多种生理功能等，具体如图2-1-14所示。

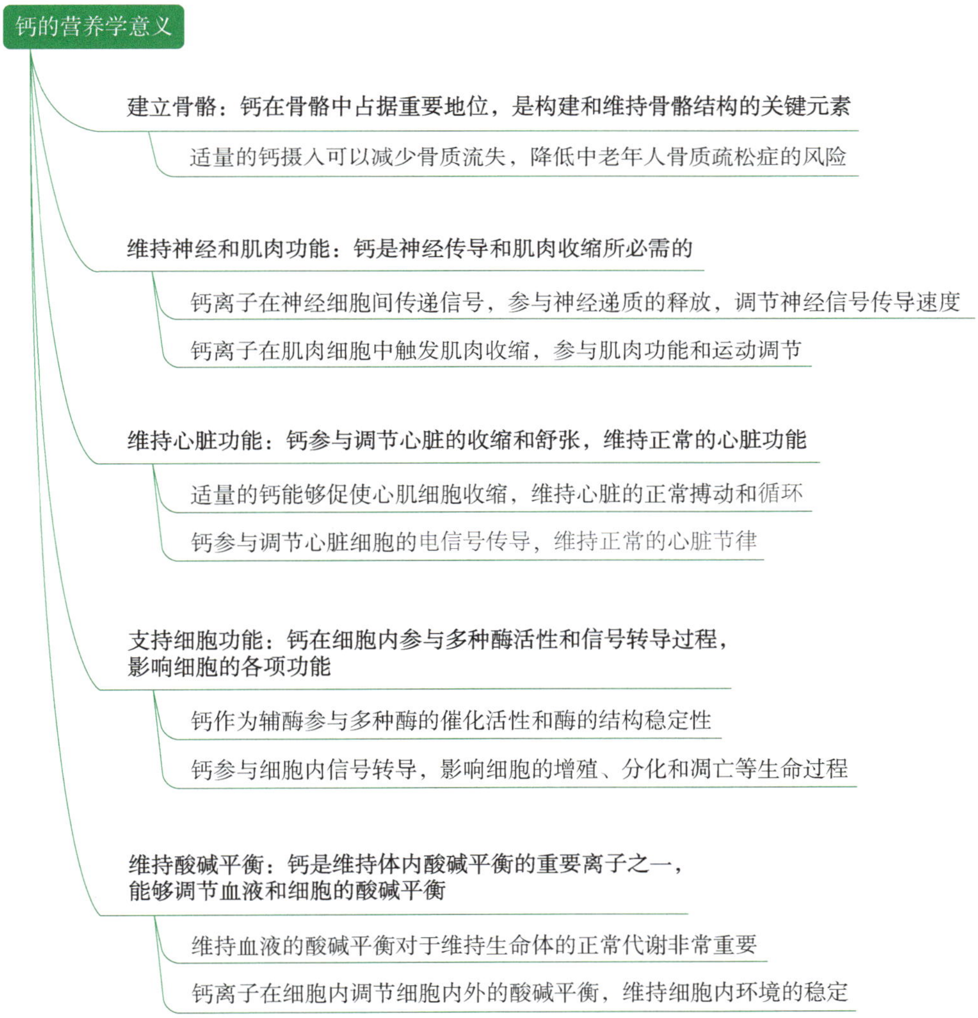

```
钙的营养学意义
├─ 建立骨骼：钙在骨骼中占据重要地位，是构建和维持骨骼结构的关键元素
│   └─ 适量的钙摄入可以减少骨质流失，降低中老年人骨质疏松症的风险
├─ 维持神经和肌肉功能：钙是神经传导和肌肉收缩所必需的
│   ├─ 钙离子在神经细胞间传递信号，参与神经递质的释放，调节神经信号传导速度
│   └─ 钙离子在肌肉细胞中触发肌肉收缩，参与肌肉功能和运动调节
├─ 维持心脏功能：钙参与调节心脏的收缩和舒张，维持正常的心脏功能
│   ├─ 适量的钙能够促使心肌细胞收缩，维持心脏的正常搏动和循环
│   └─ 钙参与调节心脏细胞的电信号传导，维持正常的心脏节律
├─ 支持细胞功能：钙在细胞内参与多种酶活性和信号转导过程，影响细胞的各项功能
│   ├─ 钙作为辅酶参与多种酶的催化活性和酶的结构稳定性
│   └─ 钙参与细胞内信号转导，影响细胞的增殖、分化和凋亡等生命过程
└─ 维持酸碱平衡：钙是维持体内酸碱平衡的重要离子之一，能够调节血液和细胞的酸碱平衡
    ├─ 维持血液的酸碱平衡对于维持生命体的正常代谢非常重要
    └─ 钙离子在细胞内调节细胞内外的酸碱平衡，维持细胞内环境的稳定
```

图2-1-14 钙的营养学意义

2. 影响钙吸收的因素

钙盐易溶解在酸性环境中,因此人体摄入的钙主要在小肠近端吸收,吸收率为20%~60%。人体对钙的吸收取决于身体对钙的需要量以及膳食钙的摄入量。人体需要量少时,吸收也少。一般来讲,食物含钙量高时,吸收率相应下降,反之,则吸收率升高。具体如图2-1-15所示。

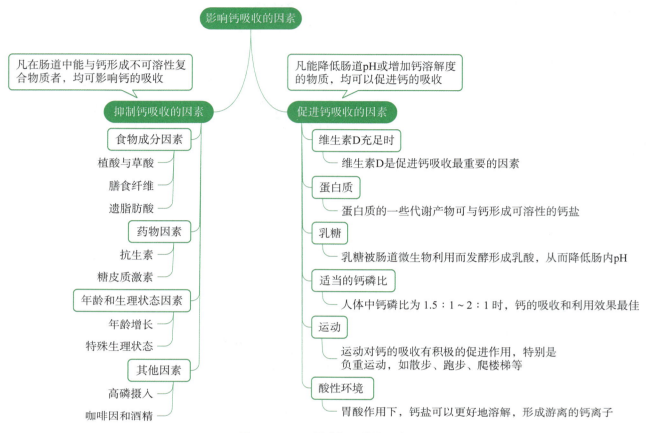

图2-1-15 影响钙吸收的因素

3. 膳食参考摄入量

成人钙的推荐摄入量为800 mg/d。成人可耐受最高摄入量为2 000 mg/d。

4. 食物来源

奶与奶制品是钙的良好食物来源,也是婴幼儿的最佳钙源。水产品中小虾皮含钙丰富,其次是海带。豆类及其制品及油料种子和蔬菜也含钙,如黄豆及其制品、黑豆、赤小豆、各种瓜子、芝麻酱、海带、发菜等。

5. 缺乏与过量的危害

(1) 钙缺乏的主要危害:引起腓肠肌和其他部位肌肉痉挛;成人钙缺乏可致骨质疏松症和骨质软化症,容易发生骨质疏松性骨折。

(2) 钙过量的危害:包括高血钙症、高尿钙症、血管及组织钙化、肾结石、乳碱综合征,干扰铁锌等金属离子的吸收和引起便秘等。

(二) 铁

铁(Fe)是人体含量最多的微量元素,成人为4~5 g。人体内铁元素分功能铁和储备铁,功能铁约占70%,存在于血红蛋白和肌红蛋白中,少部分存在于含铁的酶类和运输铁中;储备铁约占总铁含量的30%,通常以铁蛋白和含铁血黄素的形式存在于肝、脾和骨髓中。在人体器官组织中铁的含量,以肝、脾为最高,其次为肾、心、骨骼肌与脑。铁在人体内的含量随年龄、性别、营养状况和健康状况而有很大的个体差异。

1. 营养学意义

(1) 铁是活体组织的组成成分:铁是细胞的必需元素,合成血红蛋白与肌红蛋白、细胞色素,及某些呼吸酶。正常人体内65%~75%的铁存在于血红蛋白,3%在肌红蛋白,1%在含铁酶类、辅助因子及运铁载体中,此类铁称为功能性铁。剩余25%~30%为储存铁,主要以铁蛋白和含铁血黄素形式存在于肝、脾和骨髓的单核吞噬细胞系统中。

(2) 参与和维持多种生理功能:催化促进β-胡萝卜素转化为维生素A,参与神经介质的合成过程;参与体内氧的运送和组织呼吸过程,维持正常的造血功能,参与维持正常的免疫功能,铁还可调节酶活性、线粒体呼吸作用、核糖体生物合成、辅助因子生物合成、基因表达调节和核苷酸代谢,还可促进胶原合成及脂类的转运。

2. 参考摄入量

成人男性推荐摄入量为12 mg/d,育龄(有月经)女性为18 mg/d,绝经期女性为10 mg/d;成年人可耐受最高摄入量为42 mg/d。

3. 食物来源

铁广泛存在于各类食物中,包括动物性和植物性食物。动物性食品是铁的良好来源,如肝脏、瘦肉、鸡蛋、动物全血、禽类、鱼类等;海带、芝麻、豆类及红菇、蛏子、蚌肉、油菜、芹菜、藕粉含铁量也较丰富。

4. 缺乏与过量的危害

(1) 铁缺乏的危害:长期膳食铁供给不足,可引起体内铁缺乏导致缺铁性贫血。体内缺铁可分为铁减少期、红细胞生成缺铁期、缺铁性贫血期3个阶段。具体见表2-1-20。

表2-1-20 铁缺乏的3个阶段

分期	特点	检测指标变化
铁减少期	体内缺铁的初始阶段。体内储存铁减少,血清铁蛋白浓度尚未降低,未出现贫血症状。储存铁主要包括铁蛋白和含铁血黄素,它们是人体铁的"储备库"。当铁摄入不足或丢失过多时,首先消耗的就是储存铁	血清铁蛋白是最敏感的指标。血清铁蛋白水平反映体内储存铁的状况,一般男性血清铁蛋白低于15 μg/L、女性低于12 μg/L时,可认为储存铁减少。其他血常规指标如血红蛋白浓度等仍处于正常范围
红细胞生成缺铁期	储存铁进一步减少,血清铁开始下降,转铁蛋白饱和度降低,铁的供应不足影响红细胞的生成。血红蛋白的浓度还没有降低到贫血的诊断标准,临床上还没有明显的贫血症状	血清铁降低,男性血清铁低于11.6 μmol/L、女性低于9.0 μmol/L。转铁蛋白饱和度下降,正常情况下转铁蛋白饱和度为33%~35%,在红细胞生成缺铁期会低于15%。红细胞游离原卟啉(FEP)会升高。其水平可作为缺铁的早期诊断指标之一
缺铁性贫血期	缺铁的最严重阶段,血红蛋白合成严重不足,个体出现明显的贫血症状,如面色苍白、头晕、乏力、心慌、气短等	血红蛋白浓度低于正常范围,男性血红蛋白低于120 g/L、女性低于110 g/L,即可诊断为贫血。红细胞平均体积(MCV)、红细胞平均血红蛋白量(MCH)和红细胞平均血红蛋白浓度(MCHC)均降低,其中,MCV<80 fL、MCH<27 pg、MCHC<32%。血清铁、转铁蛋白饱和度进一步降低,而红细胞游离原卟啉明显升高

(2) 铁过量的危害:误服铁剂、慢性酒精中毒、门脉性高压肝硬化可致体内铁过量。铁过量可导致急性铁中毒和慢性铁中毒。急性铁中毒表现为恶心、呕吐、消化道出血,甚至死亡,并可发生严重低血压、休

克和昏迷、凝血不良、代谢性酸中毒等；继发性铁过量可出现红细胞生成增加、肝纤维化、肝硬化和胰腺功能不足等。

(三) 锌

锌(Zn)是人体重要的必需微量元素之一，正常成人男性体内的锌总量约为2.5g，成年女性总量约为1.5g。锌分布于大部分组织、器官、体液中，约60%存在于肌肉，30%存在于骨骼中。

1. 营养学意义

(1) 锌是体内多种酶的重要成分或酶的激活剂：体内有超氧化物歧化酶、苹果酸脱氢酶、碱性磷酸酶、乳酸脱氢酶等多种含锌酶，在组织呼吸、能量代谢及抗氧化过程中发挥重要作用。锌是维持RNA聚合酶、DNA聚合酶及反转录酶等活性所必需的微量元素。

(2) 参与维持多种生理功能：锌具有催化、结构和调节力能，对免疫功能、物质代谢和生殖功能等均有重要的作用。此外，锌对味觉、食欲、视力和皮肤创伤愈合等方面有着重要的影响。

2. 推荐摄入量

成年男性推荐摄入量为12mg/d，女性为8.5mg/g；成年人可耐受最高摄入量为40mg/d。

3. 食物来源

贝壳类海产品（如牡蛎、扇贝），红色肉类，动物内脏是矿物质锌的极好来源，干酪、虾、燕麦、花生酱、花生等为良好来源，干果类、谷类胚芽和麦麸也富含锌。一般植物性食物中含锌较低，过细的加工可导致大量的锌丢失，如小麦加工成精面粉大约丢失80%锌。

4. 缺乏与过量的危害

(1) 锌缺乏的危害：成人长期缺锌可导致性功能减退、精子数减少、胎儿畸形、皮肤粗糙、免疫力降低等症状。

(2) 锌过量的危害：盲目补锌或食用过量可引起锌中毒，过量的锌可干扰铜、铁和其他微量元素的吸收、利用，损害免疫功能；成人摄入4~8g锌后可观察到恶心、呕吐、腹泻、发热和嗜睡等中毒症状。

(四) 硒

硒(Se)是人体必需的微量元素，体内总量为14~21mg，存在于所有细胞与组织器官中，在肝、胰、肾、心、脾、牙釉质及指甲中硒浓度较高，脂肪组织最低。

1. 营养学意义

硒是体内硒蛋白、谷胱甘肽过氧化物酶的组成成分；具有抗氧化功能，保护心血管和心肌的健康，增强免疫功能，对有毒重金属具有解毒作用；还具有促进生长、抗肿瘤的作用。

2. 推荐摄入量

成年人硒的推荐摄入量为60μg/d，可耐受最高摄入量为400μg/d。

3. 食物来源

海产品和动物内胜都是硒的良好食物来源。动物食品如猪肾、蛋类、禽肉，水产品如小虾、鳝鱼、鳅鱼等，海产动物食品中含硒量较高。

4. 缺乏与过量的危害

(1) 硒缺乏的危害：长期缺硒易导致克山病和大骨节病的发生。克山病主要表现为急性或慢性心功能不全和各种类型的心律失常。临床表现多样，有急性、亚急性、慢性和潜在性4种类型。大骨节病是一种地方性变形性骨关节病，成人下肢发病多，踝、膝肿胀疼痛，行走十分不便。硒缺乏的膳食防治为选用硒盐或选择富含硒的食物。

(2) 硒过量的危害：大剂量摄入硒可引起中毒，主要表现为毛发干燥、变脆、易断裂及脱落，指甲变形、肢端麻木、抽搐，甚至偏瘫，严重者可致死亡。

(五) 碘

人体内含碘(I)量为 20～50 mg，其中 8～15 mg 主要集中在甲状腺组织内，其余分布在骨骼肌、肺、肝、肾、卵巢、睾丸和脑组织中等。

1. 营养学意义

参与合成甲状腺激素，促进和调节代谢及生长发育。

2. 推荐摄入量

成人推荐摄入量为 120 μg/d；成人可耐受最高摄入量为 600 μg/d。

3. 食物来源

人体所摄入的碘主要来自食物，占每日总摄入量的 80%～90%；其次来自饮水与含碘食盐。海产品碘含量高于陆地食物，其中含碘丰富的食物有海带、紫菜、发菜、鲜鱼、蛤干、干贝、虾、海参及海蜇等。

4. 缺乏与过量的危害

(1) 碘缺乏的危害：成人缺碘可引起甲状腺肿。最经济、简单有效的方法就是采用碘盐。但应注意碘盐应随吃随买，置于避光、热、潮的地方保存，菜炒熟时再放盐，以避免碘的丢失。也可采用碘油，碘油有口服和注射两种剂型。注射一次可维持 2～3 年，口服一次维持 1 年。碘化饮水、碘化面包、碘茶及含碘药物对特定地区的人群也是补碘的好措施。

(2) 碘过量的危害：较长时间高碘摄入可导致高碘甲状腺肿。

(六) 钠

钠(Na)是人体不可缺少的常量元素，是细胞外液的主要阳离子。钠约占体重的 0.15%，氯化钠是人体获得钠的主要来源。

1. 营养学意义

调节机体水分与渗透压，维持酸碱平衡，增强神经肌肉的兴奋性，维持血压正常。

2. 适宜摄入量

中国营养学会推荐适宜摄入量不同年龄段标准不同，65 岁以下成年人为 1500 mg/d，65 岁以上老年人为 1400 mg/d。研究发现，膳食钠摄入与血压有关，为防止高血压，建议每日钠的摄入量小于 2.0 g，约相当于食盐 5 g[食盐(g)=钠(g)×2.54]。

3. 食物来源

钠普遍存在于各种食物中，但天然食物中钠的含量不高。人体钠的主要来源是食盐，其次是含盐的加工食物如酱油、腌制品、发酵豆制品或咸味膨胀食品等。

4. 缺乏与过量的危害

一般情况下，机体缺钠的情况较少，但在禁食、膳食限盐、过量出汗和某些疾病状态下可引起机体缺钠，出现低钠血症；缺钠还会影响细胞对氨基酸和葡萄糖的吸收，减少胃液的分泌。长期摄入较高的食盐，可增加高血压、心血管疾病和肿瘤发生的危险性，还可导致水肿、血清胆固醇升高等。

(七) 钾

钾(K)是人体必需的一种营养素，主要以离子状态存在于细胞内，正常人血浆中钾的浓度为 3.5～5.5 mmol/L。

1. 营养学意义

钾可参与糖和蛋白质的代谢，维持细胞正常的渗透压和酸碱平衡，维持神经肌肉的应激性，维持心肌的正常功能。

2. 参考摄入量

膳食钾适宜摄入量与年龄段有关，14 岁以上为 2 000 mg/d。鉴于钾对降低高血压等慢性病风险具有重要作用,成年人膳食钾预防非传染性慢性病的建议摄入量为3 600 mg/d。

3. 食物来源

大部分食物都含有钾,但蔬菜和水果是钾最好的来源。

4. 缺乏与过量的危害

体内钾总量减少可引起钾缺乏症,可出现肌肉无力、瘫痪、心律失常及肾功能障碍等。当摄入过多或排出困难时,体钾浓度增高,血钾浓度达到5.5 mmol/L,可出现高钾血症。神经肌肉表现为极度疲乏软弱、四肢无力、心率缓慢、心音减弱。

知识点四　认识其他营养物质

引导问题:除了给刘大爷进行宏量营养素、微量营养素的支持外,还需不需要补充其他的营养物质?补充途径是什么? 起到什么作用?

一、水

水是人体中含量最多的成分,占健康成年人体重的60%～70%。机体水含量随着年龄的增长而下降,男性大于女性。体内的水2/3分布于细胞内,1/3的分布在组织液、血浆、淋巴等细胞外。

1. 水的平衡

在正常情况下,机体水的摄入量和水的排出量大约相等。如成年人每日水摄入量约为2 500 mL,排出量约为2 500 mL。水的摄入主要通过饮水或饮料、食物获得,少量来源于营养素体内氧化形成的内生水。水的排出通过肾脏、皮肤、肺和胃肠道等器官组织。

2. 营养学意义

水是人体组织的主要成分,参与人体内新陈代谢,维持体液正常渗透压及电解质平衡,具有调节人体体温和润滑作用等。

3. 水的需要量

水的实际需要量因年龄、性别、运动量和生理状况等不同而不同。中国营养学会建议成年男性饮水适宜摄入量为1 700 mL/d,总水适宜摄入量为3 000 mL/d,成年女性饮水适宜摄入量为1 500 mL/d,总水适宜摄入量为2 700 mL/d。

二、膳食纤维

膳食纤维是一种由碳水化合物组成的聚合物,是指植物中不能被人体小肠消化吸收,但能在大肠部分或全部发酵的可食用的碳水化合物及其类似物,包括多糖、寡糖、木质素以及相关的植物物质。详细内容见图2-1-16。

三、植物化学物

食物中除了含有多种营养素外,还含有其他许多对人体有益的物质,过去被称为非营养素生物活性成分。这类物质不是维持机体生长发育所必需的营养物质,但对维护人体健康、调节生理机能和预防疾病发挥重要的作用,被称为食物中的生物活性成分。食物中的生物活性成分包括主要来自植物性食物的黄酮类化合物、酚酸、有机硫化物、萜类化合物和类胡萝卜素等。它们不仅参与生理及病理的调节和慢性病的防治,还为食物带来了不同风味和颜色。来自植物性食物的生物活性成分称为植物化学物,是植物能量代谢产生的多种中间或末端低分子量次级代谢产物,除个别是维生素的前体物(如β-胡萝卜素)外,其余均为非传统营养素成分。

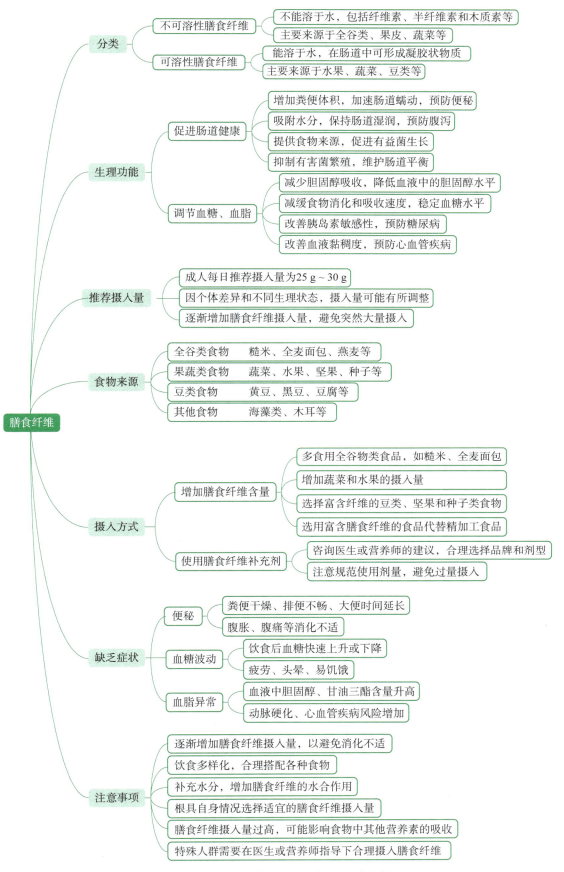

图 2-1-16 膳食纤维的分类、生理功能等

1. 植物化学物的分类

植物化学物可按照其化学结构或者功能特点分类,包括多酚、萜类胡萝卜素、萜类化合物、有机硫化物、皂苷、植酸及植物固醇等,其中摄入量较高且功能相对比较明确的植物化学物见表2-1-21。

表2-1-21　常见植物化学物的种类、食物来源及生物活性

名称	代表化合物	食物来源	生物活性
多酚	原儿茶酸、绿原酸、白藜芦醇、黄酮类	各类植物性食物,尤其是深色水果、蔬菜和谷物	抗氧化、抗癌、抑制肿瘤、调节毛细血管功能
类胡萝卜素	胡萝卜素、番茄红素、玉米黄素	玉米、绿叶菜、黄色蔬菜及水果	抗氧化、增强免疫功能、预防眼病
萜类化合物	单萜、倍半萜、二萜、三萜、四萜	柑橘类水果	杀菌、防腐、镇静、抑制肿瘤作用
有机硫化物	异硫氰酸盐、烯丙基硫化合物、甾体	十字花科和葱蒜类蔬菜	杀菌、抗炎、抑制肿瘤细胞生长
皂苷	皂苷、三萜皂苷	酸枣、枇杷、豆类	抗菌及抗病毒作用、增强免疫功能
植物雌激素	异黄酮、木酚素	大豆、葛根、亚麻籽	雌激素样作用
植酸	肌醇六磷酸	各种可食植物种子	抗氧化作用、抑制淀粉及脂肪的消化吸收
植物固醇	β-谷固醇、豆固醇	豆类、坚果、植物油	抗炎和退热作用、抑制胆固醇吸收

2. 植物化学物的作用

植物化学物具有多种生物活性作用,详细内容见表2-1-22。

表2-1-22　植物化学物的作用

作用	特点	举例
抑制肿瘤作用	蔬菜和水果中富含的植物化学物质具有预防癌症的潜在作用。高摄入量的人群癌症发生率较低,尤其是胃肠道、肺、口腔和喉上皮肿瘤。植物化学物还通过调节细胞生长因子和减少次级胆汁酸形成来抑制肿瘤增殖和结肠癌风险	十字花科植物中的莱菔硫烷可活化解毒酶,酚酸能阻止DNA损伤致癌;植物雌激素和吲哚-3-甲醇影响雌激素代谢降低其促瘤作用;大豆中的金雀异黄素抑制血管生长和肿瘤转移
抗氧化作用	植物化学物,如类胡萝卜素、冬黄酮类、植物雌激素、蛋白酶抑制剂和有机硫化物,具有显著的抗氧化作用	酚类化合物,其含量和自由基清除能力最高,能有效保护低密度脂蛋白不被氧化,降低动脉粥样硬化风险。茶中的多酚类物质可减少DNA氧化性损伤
免疫调节作用	类胡萝卜素对免疫功能有调节作用,部分黄酮类化合物具有免疫抑制作用,而皂、有机硫化物和植酸具有增强免疫功能的作用	
抑制微生物作用	球根状植物中的有机硫化物如大蒜中的蒜素具有抗微生物作用;芥子油苷的代谢产物也具有抗微生物活性。混合食用水芹、金莲花和辣根后,泌尿道中芥子油苷的代谢产物能够达到治疗尿路感染的有效浓度;浆果如树莓和蓝莓也可能具有抗微生物作用	

续 表

作用	特点	举例
降胆固醇作用	以多酚、皂苷、植物固醇和有机硫化物为代表的植物化学物具有降低血胆固醇水平的作用	皂苷在肠中与初级胆酸结合形成微团,使胆酸的排出增加;多酚(如花色苷)可促进内源性胆固醇在肝脏中合成胆酸,降低血中胆固醇浓度。植物固醇可代替小肠微团中的胆固醇,减少了胆固醇的肠内吸收。植物化学物还可抑制肝中胆固醇代谢的关键酶,降低胆固醇的合成
其他	植物化学物所具有的其他促进健康的作用还包括调节血压、血糖、血小板和血凝以及抑制炎症等。部分植物化学物还有一些特殊作用,如叶黄素在维持视网膜黄斑功能方面发挥重要作用,植酸与金属离子具有较强的配合能力	

课程育人

食物能量的发现

巩固提升

能量与营养素认知

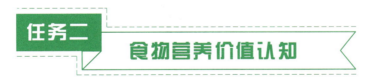

任务二　食物营养价值认知

知识索引

关键词：植物性食物;动物性食物;其他食物;营养价值。

理论(技能)要点：

1. 动物性食物的概念及营养价值;
2. 植物性食物的概念及营养价值;
3. 其他食物的概念及营养价值。

重点：食物营养价值的概念;各类食物的主要营养价值;影响食物营养价值的因素;食物营养价值的评价方法。

难点：营养素之间的相互作用及其对食物营养价值的综合影响;食物营养价值在老年人中的应用。

任务目标

知识目标
- 掌握常见各类食物的营养价值及特点
- 了解加工烹调方法对常见食物的营养价值的影响
- 熟悉合理利用各类食物营养价值的措施

能力目标
- 具备对常见食物进行营养价值分析和评估的能力
- 能针对老年人的营养需求提出合理的食物选择建议
- 能运用所学知识，制定简单的营养均衡的饮食计划
- 能探究不同烹饪方式对食物营养价值的影响
- 能对老年人选择保健食品进行简单指导

素质目标
- 培养学生健康的饮食意识和习惯
- 增强学生的营养知识普及意识和社会责任感
- 激发学生对生命科学、食品科学等相关领域的兴趣和好奇心，培养科学思维和探索精神

情境聚焦

陈爷爷，80岁。近一年来身体逐渐消瘦，体重下降约10 kg。常感觉乏力、头晕，活动耐力明显下降，原本能在小区内缓慢散步半小时，现在走几分钟就气喘吁吁。患有慢性便秘，大便干结，通常3~4天才排便一次，排便时费力且伴有疼痛。既往有冠心病病史12年，长期服用相关药物控制病情；有轻度认知障碍，记忆力和注意力逐渐减退。陈爷爷的日常饮食较为单一：早餐通常是一碗白粥和一个馒头；午餐多为少量米饭搭配一些炒青菜和几块红烧肉；晚餐与午餐类似，只是菜品略有不同，偶尔会喝一点汤。很少摄入奶制品、水果和全谷物类食物。

学习准备

从知识（能力）、资料收集、思考问题、学习工具等方面准备。详情请扫二维码。

学习准备单

知识储备

知识点一　认识食物营养价值的评价方法

引导问题：情境聚焦中的陈爷爷身体逐渐消瘦，体重下降约10 kg。他为什么会因为日常饮食较为单一而导致营养不良？应该怎么评价食物的营养价值？

食物营养价值的评价是指运用一定的方法和标准，对食物中所含营养素的种类、数量、质量及其在人体中可能发挥的生理功能等方面进行综合评估的过程。其评价的类型见表2-2-1；常用的评价方法见表2-2-2。

表 2-2-1 食物营养价值评价的方法

类型	评价的方法
营养素种类评价	主要是确定食物中含有哪些营养素。例如,判断一种食物中是否含有碳水化合物、蛋白质、脂肪、维生素、矿物质和膳食纤维等。不同种类的营养素对人体有不同的生理功能,含有多种营养素的食物通常具有更高的潜在营养价值
营养素数量评价	主要是对食物中各种营养素含量的定量分析。例如,通过化学分析方法或参考食物成分表来确定每 100 g 食物中含有多少克蛋白质、多少毫克维生素 C 或多少微克维生素 A 等。了解营养素的数量可以帮助人们判断食物能够在多大程度上满足人体对该营养素的需求
营养素质量评价	对于蛋白质,质量评价包括确定其氨基酸组成是否合理,是否包含人体必需的各种氨基酸,以及这些氨基酸的比例是否符合人体需要。对于脂肪,质量评价主要考虑脂肪酸的种类,如饱和脂肪酸、单不饱和脂肪酸和多不饱和脂肪酸的比例。对于碳水化合物,要考虑其类型,如简单碳水化合物(如葡萄糖、蔗糖)和复杂碳水化合物(如淀粉、膳食纤维)的比例
营养素生理功能评价	主要评价食物中的营养素在人体生理过程中能够发挥的作用。例如,钙在骨骼和牙齿的形成、肌肉收缩、神经传导等方面发挥重要作用;维生素 D 能够促进钙的吸收和利用;铁参与氧气的运输等。评估食物中的营养素是否能够有效发挥这些生理功能,对于判断食物的营养价值至关重要
综合评价	食物营养价值的评价不是简单地对营养素的某一个方面进行评价,而是要综合考虑以上各个因素。例如,一种食物可能含有丰富的维生素 C,但如果其蛋白质质量很低,且含有大量的不健康脂肪,那么它的整体营养价值就需要综合权衡。同时,还要考虑食物在加工、储存和烹饪过程中营养素的变化情况,以及食物在人体消化吸收过程中的实际利用率等因素

表 2-2-2 常见食物营养价值评价方法表

评价方法	定义	评价方法	应用价值
能量和营养素密度	与某类人群需要的供给量标准(推荐的参考摄入量)相比,一定量食物所提供的能量或营养素所占的比例	能量(营养素)密度=一定量食物提供的能量(营养素)/能量(营养素)推荐摄入量标准	能量密度和营养素密度可以直观地表示食品所提供的能量或营养素满足一日所需的程度,这对了解不同食物能量或某种营养素的水平高低是较为简易的方法。比如,单位质量的油脂、油料、种子、干果、肉类、高淀粉类食物都属于能量密度相对较高的食物。预包装食品标签专用的营养素参考值(NRV)为该指标的实际应用
营养质量指数(INQ)	食物中营养素含量结合该食物所能提供的能量进行营养价值判断	INQ=营养素密度/能量密度。评价标准如下 INQ=1,表示食物提供营养素的能力与提供能量的能力相当,二者满足人体需要的程度相等;INQ<1,表示该食物提供某营养素的能力小于提供能量的能力;INQ>1,表示该食物提供营养素的能力大于提供能量的能力	INQ 值的大小可以很直观看出该食物提供能量的能力和提供营养素的能力高低,以反映该食物营养质量
营养素含量分级	通常用于食品标签、营养评价或膳食指导中,通过标准化术语描述食品中特定营养素的含量水平	评价和判断食物中某种营养素含量是"高"或"低",通常需要三个方面的考虑。一是与同类食物相比,看其含量的变化;二是与推荐的参考摄入量相比,看其所提供的比例;三是与特定标准需要相比,看其所提供的必需营养素种类是否符合要求	为指导和规范市场产品标识提供了依据。在借鉴国际组织和各国相关指导性文件和经验基础上,我国在《食品安全国家标准预包装食品营养标签通则(GB28050)》中也给出了各种营养素含量评价的参考条件

续　表

评价方法	定义	评价方法	应用价值
营养素度量法	是一种评估食品营养质量的方法，旨在根据食品中营养素含量对其进行分类或评分，帮助消费者选择更健康的食品	英国FSA/Ofcom模型：基于每100g食品中的能量、饱和脂肪、糖、钠等，计算得分，分数越低，食品越健康 澳大利亚健康星级评分系统：根据营养素含量，给予1~5星的评分，星级越高，食品越健康 Nutri-Score：采用五色编码（A~E），A为最健康，E为最不健康	食品标签：帮助消费者快速识别食品的营养质量 政策制定：用于限制不健康食品的广告或征税 产品研发：食品企业可据此改进产品配方，提升营养质量

知识点二　认识动物性食物的营养价值与特点

引导问题：陈爷爷所进食的动物性食物的营养价值怎样？有什么营养特点？

动物性食物是指来源于动物界，可供人类食用的食物。它主要包括畜禽肉类（如猪、牛、羊、鸡、鸭等动物的肉），鱼类（水产品），蛋类（鸡蛋、鸭蛋、鹅蛋等），奶类（牛奶、羊奶等）及其制品（如奶酪、酸奶）。动物性食物是人类饮食中不可或缺的一部分，它们为人体提供了多种关键的营养成分，对各个年龄段和不同健康状况人群的生长、发育、维持身体正常功能以及预防疾病都有着至关重要的作用。

一、畜禽肉类食物的营养价值与特点

畜禽肉类食物是指来源于经过人类驯化的哺乳动物（畜）和鸟类（禽）的可食用肌肉组织及其附属产品，其营养价值与特点如表2-2-3所示。

表2-2-3　畜禽类食物的营养价值及特点

主要营养成分	营养价值及特点
蛋白质	① 优质且丰富的蛋白质来源。畜禽类食物是优质蛋白质重要供应者，猪肉蛋白质含量为13%~20%，牛肉20%左右，羊肉17%~20%之间。它们含有人体必需的所有氨基酸，并且其氨基酸组成与人体组织蛋白质的组成模式相近，吸收利用率很高，属于完全蛋白质，在组织修复和维持正常生理功能等方面至关重要 ② 含氮浸出物的营养贡献。畜禽肉类食物含有含氮浸出物，包括肌肽、肌酸、肌酐、嘌呤碱和氨基酸等。它们赋予肉类特殊鲜味，能刺激胃液分泌，增进食欲。从营养角度看，肌肽具有抗氧化作用，能够清除体内自由基，减轻氧化应激对细胞的损伤，在一定程度上有助于维持细胞的正常功能
脂肪	① 提供能量，是脂溶性维生素的载体。畜禽肉类含有一定量的脂肪，是人体能量的重要来源之一。每100g猪肉（肥瘦）含脂肪约37g，牛肉（肥瘦）约13.4g，羊肉（肥瘦）约14.1g，鸡肉（去皮）约4.5g。脂肪在体内氧化分解产生大量能量，用于支持人体的各种生理活动。肉类脂肪还是脂溶性维生素的良好载体。猪肝是维生素A的优质来源，每100g猪肝含维生素A约4972μg。对人体的视力、骨骼健康、抗氧化防御等生理功能有着重要作用 ② 脂肪酸组成对健康的影响。畜禽肉类的脂肪包括饱和脂肪酸和不饱和脂肪酸。饱和脂肪酸摄入过多可能会导致血液中胆固醇升高，增加心血管疾病的风险。畜禽肉中也含有一定量的不饱和脂肪酸，以猪肉为例，其中油酸含量约为40%，亚油酸约为10%。不饱和脂肪酸有助于降低胆固醇，改善血液脂质代谢，对心血管健康有一定益处
维生素	畜禽肉类含有丰富的B族维生素，如维生素B_1、维生素B_2、维生素B_6、维生素B_{12}等。维生素B_1是碳水化合物代谢过程中所需的辅酶成分，每100g猪肉中维生素B_1含量约为0.22mg，有助于维持神经系统正常功能和心脏功能。维生素B_2参与体内氧化还原反应，对皮肤、黏膜的健康有重要作用。维生素B_{12}主要存在于动物性食品中，对神经系统的发育和正常功能以及红细胞的形成等至关重要
矿物质	① 畜禽肉类是铁、锌、磷等矿物质的良好来源。其中，铁是合成血红蛋白的关键原料，畜禽肉中的铁主要是血红素铁，生物利用率高。例如，每100g牛肉中含铁量约为2.8mg，每100g猪肝含铁量约为22.6mg。这种血红素铁不受食物中其他成分的干扰，吸收率比植物性食物中的非血红素铁高很多，对

续　表

主要营养成分	营养价值及特点
	于预防缺铁性贫血非常重要 ② 锌在人体的免疫功能、生殖功能等方面发挥重要作用，畜禽肉中的锌含量较为丰富，每 100 g 猪肉含锌约 2.06 mg。磷是构成骨骼和牙齿的重要成分，也参与体内的能量代谢等多种生理过程，肉类中的磷含量也比较可观

二、鱼类（水产品）食物的营养价值及特点

鱼类（水产品）是指生活在水中的，可供人类食用的水生动物及其加工制品。这个范畴包括各种鱼类、虾类、蟹类、贝类等水生动物。其营养价值与特点如表 2-2-4 所示。

表 2-2-4　鱼类（水产品）食物的营养价值及特点

主要营养成分	营养价值及特点
蛋白质	① 优质蛋白含量丰富。鱼类是优质蛋白质的良好来源，其蛋白质含量一般在 15%～25%。例如，每 100 g 鲈鱼含蛋白质约 18.6 g，鳕鱼含约 20.4 g。鱼类蛋白质的氨基酸组成较为平衡，含有人体必需的各种氨基酸，并且这些氨基酸的比例与人体的需求接近，所以人体对鱼类蛋白质的吸收利用率较高，能够有效用于人体组织的生长、修复和更新。对于成年人，它有助于维持身体正常的新陈代谢，比如修复身体受损的组织。例如，运动员在训练后肌肉的恢复就受益于鱼类蛋白质 ② 特殊蛋白质的营养价值。鱼类含有胶原蛋白，这种蛋白质对于人体的结缔组织非常重要。它有助于维持皮肤的弹性和韧性，减少皱纹的产生，使皮肤更加紧致。同时，胶原蛋白还能保持关节的灵活性，对关节健康有益，并且在伤口愈合过程中发挥促进作用，帮助修复受损的组织
脂肪	① 不饱和脂肪酸占优。鱼类脂肪含量通常在 1%～10% 之间，且大部分是不饱和脂肪酸。其中，多不饱和脂肪酸如二十碳五烯酸（EPA）和二十二碳六烯酸（DHA）含量丰富。例如，三文鱼脂肪含量约为 7.8%，并且含有较多的 EPA 和 DHA。这些不饱和脂肪酸对人体健康有诸多益处，它们可以降低血液中的甘油三酯和胆固醇水平，减少动脉粥样硬化的发生风险，从而对心血管系统起到保护作用 ② 脂溶性维生素载体。鱼类脂肪是脂溶性维生素的重要载体。例如，鱼肝油富含维生素 A 和 D，这些维生素对人体健康有重要作用。维生素 A 有助于维持正常视力、保持皮肤健康，维生素 D 能促进人体对钙的吸收和利用，对骨骼健康发育至关重要
维生素	① 维生素 A 和 D 的重要来源。鱼类是维生素 A 和 D 的良好来源。除了鱼肝油外，一些深海鱼的肝脏也含有丰富的维生素 A 和维生素 D ② 含有 B 族维生素。鱼类还含有一定量的 B 族维生素，如维生素 B_{12}、维生素 B_6 和烟酸等。维生素 B_{12} 对于红细胞的形成、神经系统的正常功能维护等有重要作用；维生素 B_6 参与体内氨基酸代谢等过程；烟酸对于维持皮肤、神经系统和消化系统的健康有重要作用
矿物质	① 鱼类富含多种矿物质。钙、磷、钾、镁等矿物质在鱼类中含量较高，例如每 100 g 沙丁鱼含有钙约 184 mg，磷约 183 mg，每 100 g 带鱼含有钾约 281 mg。这些矿物质对于人体骨骼的结构和强度、神经传导、肌肉收缩等生理功能起着关键的作用 ② 鱼类中的铁主要是血红素铁，生物利用率高，能有效预防缺铁性贫血。例如每 100 g 鲷鱼含铁约 2.3 mg，对于孕妇、儿童等易缺铁人群来说，鱼类是很好的补铁食物

三、蛋类食物的营养价值及特点

蛋类是指由鸟类所产的带有硬壳的卵，是一种常见的食品。它们主要由蛋壳、蛋清和蛋黄 3 部分组成，富含多种营养成分，是人类膳食中的重要组成部分。最常见的蛋类来源于家禽，如鸡、鸭、鹅等。其中鸡蛋是全球消费量最大的蛋类，其营养价值与特点如表 2-2-5 所示。

表2-2-5 蛋类食物的营养价值及特点

主要营养成分	营养价值及特点
蛋白质	① 含量与质量。蛋类蛋白质含量丰富,是优质蛋白质的重要来源。鸡蛋的蛋白质含量为13%～14%,鸭蛋为12%～13%,鹅蛋为13%左右。这些蛋白质包含了人体必需的8种氨基酸,并且其氨基酸组成与人体组织蛋白质的氨基酸模式非常接近,人体对蛋类蛋白质的吸收利用率很高,生物价可达到94左右,在常见食物中仅次于母乳 ② 蛋清和蛋黄中的蛋白质差异。蛋清主要含有卵白蛋白、卵伴白蛋白等,营养价值高,易于消化吸收。蛋黄中的蛋白质除了含有与蛋清类似的成分外,还包括卵黄磷蛋白、卵黄球蛋白等,含量相对蛋清更高,并且蛋黄蛋白在神经系统发育等方面发挥着特殊作用
脂肪	① 含量与分布。蛋类中的脂肪主要集中在蛋黄部分。鸡蛋蛋黄的脂肪含量为30%～33%,鸭蛋蛋黄脂肪含量约为33.8%。这些脂肪以单不饱和脂肪酸为主,其中油酸的含量较高,占蛋黄中脂肪酸总量的46%～47%。同时,还含有一定量的多不饱和脂肪酸,如亚油酸和亚麻酸,它们对人体健康有益,可以帮助降低血液中的胆固醇水平 ② 脂肪成分的价值。蛋黄中含有丰富的卵磷脂,占蛋黄总重的10%左右。卵磷脂是细胞膜的重要组成成分,对人体有诸多重要作用。它可以促进大脑和神经组织的发育,提高记忆力和注意力。在脂肪代谢方面,卵磷脂能够乳化脂肪,使其更容易被人体吸收和运输,有助于预防脂肪肝等疾病。此外,卵磷脂还参与细胞的信息传递和免疫调节等过程
维生素	① 蛋类是多种维生素的良好来源。维生素A主要存在于蛋黄中,鸡蛋蛋黄中维生素A含量约为438μg/100g,它对于维持正常视力、保持皮肤和黏膜的健康等有着重要作用。例如,维生素A缺乏会导致夜盲症和皮肤干燥等问题 ② 蛋类还含有维生素D,鸡蛋中维生素D含量为1.25～2.2μg/100g。维生素D能够促进人体肠道对钙的吸收,有助于骨骼的健康发育,预防儿童佝偻病和成人的骨质疏松症。此外,蛋类含有维生素B族,如维生素B_2和维生素B_{12}。维生素B_2参与体内的氧化还原反应,对皮肤、黏膜的健康有重要作用;维生素B_{12}主要存在于动物性食品中,对红细胞的生成和神经系统的正常功能维持不可或缺
矿物质	① 蛋类含有多种矿物质。以鸡蛋为例,每100g鸡蛋中约含有钙56mg、磷210mg、铁2.0mg、锌1.01mg、硒14.34μg等。它们在人体生理过程中发挥着关键作用 ② 钙和磷是构成骨骼和牙齿的重要成分,对维持骨骼的强度和密度至关重要。铁是合成血红蛋白的必需原料,虽然蛋类中的铁属于非血红素铁,生物利用率相对较低,但对于素食者或无法从其他富含铁的食物中获取足够铁的人群来说,蛋类仍然是重要的铁补充来源。锌参与人体多种酶的合成和免疫系统的调节,硒则是一种重要的抗氧化剂,有助于保护细胞免受自由基的损伤
其他	① 胆碱。蛋类是胆碱的重要来源。胆碱是一种对人体非常重要的营养素,它参与细胞膜的组成,并且是神经递质乙酰胆碱的合成原料。胆碱还参与脂肪代谢,能防止脂肪在肝脏中过度积聚,对肝脏健康有益 ② 叶黄素和玉米黄素。蛋黄中含有叶黄素和玉米黄素,它们属于类胡萝卜素,具有抗氧化作用,能保护眼睛免受自由基的损伤,预防视网膜黄斑病变等眼部疾病。还能够过滤蓝光,减少蓝光对眼睛的伤害,对长期使用电子设备的人群的眼睛健康有很好的保护作用

四、奶类及其制品类食物的营养价值及特点

奶类主要是指哺乳动物乳腺分泌的乳汁,是一种营养丰富的天然食品。在人类饮食中,最常见的奶类是牛奶,此外还有羊奶、马奶等。奶类含有蛋白质、脂肪、糖类(主要是乳糖)、维生素和矿物质等多种营养成分。其营养价值与特点如表2-2-6所示。

表2-2-6 奶类及其制品类食物的营养价值及特点

主要营养成分	营养价值及特点
蛋白质	① 优质蛋白质的重要来源。牛奶中的蛋白质含量为3%～3.5%,羊奶为3.5%～4%。它们含有人体必需的各种氨基酸,且氨基酸组成比例接近人体的需要,属于完全蛋白质,其消化率高达90%～98%。对成年人来说,奶类蛋白质有助于维持身体正常的新陈代谢和组织修复 ② 酪蛋白和乳清蛋白的特点。牛奶中的蛋白质主要由酪蛋白和乳清蛋白组成。酪蛋白约占牛奶蛋白质的80%,它在胃酸作用下形成凝块,在胃中停留较长时间,有利于人体对蛋白质的缓慢吸收。乳清蛋白约占20%,它含有人体8种必需氨基酸,且配比合理,营养价值高,还具有多种生理功能,如易于消化吸收、含有免疫活性成分、能增强人体免疫力等

续 表

主要营养成分	营养价值及特点
脂肪	① 丰富的脂肪成分及含量。奶类中的脂肪含量因种类不同而有所差异。牛奶的脂肪含量一般在 3%～4%,羊奶脂肪含量为 3.5%～5%。奶类脂肪以微小脂肪球的形式存在,更易被人体消化吸收。奶类脂肪中含有多种脂肪酸,包括一定量的不饱和脂肪酸,如亚油酸和亚麻酸等,它们对人体健康有益,有助于降低血液中的胆固醇水平 ② 特殊脂肪成分的价值。奶类脂肪还含有一些特殊的成分,如磷脂和胆固醇。磷脂是细胞膜的重要组成部分,对于人体的细胞功能和神经传导等过程有重要作用。适量的胆固醇对于人体的正常生理功能也是必需的,是合成胆汁酸、维生素 D 和性激素等重要物质的原料
碳水化合物	奶类中的碳水化合物主要是乳糖,含量为 4.5%～5%。乳糖在人体内被乳糖酶分解为葡萄糖和半乳糖后才能被吸收利用。它还能促进钙、铁、锌等矿物质的吸收;也可以调节胃酸分泌,促进胃肠蠕动,有利于肠道内有益微生物的生长繁殖
矿物质	奶类是钙的优质来源,每 100 g 牛奶中钙含量为 100～120 mg,羊奶钙含量为 140 mg。而且奶类中的钙磷比例合适,为 1.2∶1～1.4∶1,有利于人体对钙的吸收和利用,能有效预防成人骨质疏松症。此外,奶类还含有少量的其他矿物质,如磷、钾、镁、铁、锌等。对人体的骨骼发育、神经传导、肌肉收缩和血液凝固等生理功能都有重要作用
维生素	奶类是多种维生素的集合体,如维生素 A、维生素 D、维生素 B_2、维生素 B_{12} 等。维生素 A 对于维持人体正常视力、皮肤健康等有重要作用;维生素 D 有助于人体对钙的吸收和利用,促进骨骼健康发育;维生素 B_2 参与体内氧化还原反应,对皮肤、黏膜的健康有重要作用;维生素 B_{12} 对红细胞的生成和神经系统的正常功能维护有重要作用

知识点三 认识植物性食物的营养价值与特点

引导问题:在日常饮食中,陈爷爷会吃白粥、馒头、米饭以及炒青菜等。这一类食物的营养价值怎样?具备什么营养特点?

植物性食物是指来源于植物的各类可食用物质。从广义上来说,它包括谷类、薯类、豆类、蔬菜、水果、坚果,以及藻类和食用真菌等。这些植物性食物在人类饮食中扮演着至关重要的角色,它们是人体获取碳水化合物、蛋白质、脂肪、维生素、矿物质和膳食纤维等营养素的重要来源。

一、谷类食物的营养价值及特点

谷类食物是人类膳食的重要组成部分,主要包括大米、小麦、玉米、高粱、小米等,在人类的营养和健康中扮演着至关重要的角色。其营养价值与特点如表 2-2-7 所示。

表 2-2-7 谷类食物的营养价值及特点

主要营养成分	营养价值及特点
碳水化合物	① 主要能量来源。谷类食物是碳水化合物的主要来源,碳水化合物含量通常在 70%～80%,主要以淀粉的形式存在,如小麦、大米、玉米等谷类中的淀粉含量丰富。淀粉在人体内经过消化酶的作用,被分解为葡萄糖,提供能量 ② 膳食纤维的贡献。谷类还含有一定量的膳食纤维,主要是纤维素、半纤维素和木质素等。全麦粉、糙米等未精细加工的谷类食物中膳食纤维含量相对较高。膳食纤维有助于促进肠道蠕动,预防便秘
蛋白质	一定量的蛋白质供应。谷类食物含有 7%～12% 的蛋白质。虽然谷类蛋白质的含量低于动物性食品,但由于谷类是主食,摄入量较大,所以它们仍然是蛋白质的重要来源之一。例如,小麦蛋白质含量为 11%～13%,大米为 7%～8%。不过,谷类蛋白质的质量相对较低,其必需氨基酸组成不够平衡,其中赖氨酸含量较低,而亮氨酸含量相对较高。但是,可以通过与豆类等食物搭配食用来提高蛋白质的营养价值,因为豆类富含赖氨酸,与谷类食物互补,可以形成更优质的蛋白质组合

续 表

主要营养成分	营养价值及特点
脂肪	① 少量脂肪及其特点。谷类食物中的脂肪含量较低，一般在1%～2%。但玉米、燕麦等少数谷类的脂肪含量相对较高，如玉米的脂肪含量约为4%，燕麦为6%～7% ② 谷类脂肪主要集中在糊粉层和胚芽部分。谷类脂肪中不饱和脂肪酸含量较高，如亚油酸。亚油酸是人体必需的脂肪酸，对维持细胞膜的正常功能、降低血液胆固醇等有重要作用
矿物质	谷类含有钙、磷、钾、镁、铁、锌等矿物质。不过，谷类中的矿物质含量因品种和种植土壤等因素而有所差异。例如，每100 g小麦粉（标准粉）含磷约188 mg，钾约190 mg，镁约50 mg；每100 g大米含磷约110 mg，钾约103 mg，镁约34 mg。谷类中的矿物质生物利用率相对较低，部分与植酸结合，形成植酸盐，影响了矿物质在人体肠道内的吸收。发酵等加工方式可降低植酸含量，提高矿物质的吸收利用率
维生素	谷类是B族维生素的重要来源，如维生素B_1、维生素B_2、维生素B_6和烟酸等。维生素B_1主要参与碳水化合物的代谢，每100 g小麦粉（标准粉）含维生素B_1约0.28 mg，对于维持神经系统正常功能和心脏功能等有重要作用。维生素B_2参与体内氧化还原反应，对皮肤、黏膜的健康有重要作用。谷类在精细加工过程中，会导致B族维生素大量损失。因此，提倡适当食用一些全麦、糙米等未精细加工的谷类食物，以获取更多的维生素

二、薯类食物的营养价值及特点

薯类主要包括红薯、马铃薯、山药、芋头等，它们是健康饮食的重要组成部分，其营养价值与特点如表2-2-8所示。

表2-2-8 薯类食物的营养价值及特点

主要营养成分	营养价值及特点
碳水化合物	① 主要的能量提供者。薯类是碳水化合物的良好来源，碳水化合物含量通常在15%～30%，主要以淀粉形式存在。例如，红薯中的淀粉含量可达20%～28%，马铃薯为17%～20%。淀粉在人体消化道内经过淀粉酶等消化酶的作用，分解为葡萄糖，提供能量 ② 膳食纤维的丰富来源。薯类含有丰富的膳食纤维，包括纤维素、半纤维素和果胶等。每100 g红薯含膳食纤维1.6～3 g，马铃薯0.7～1.2 g。膳食纤维有助于促进肠道蠕动，预防便秘；还能调节肠道菌群，促进有益菌生长，抑制有害菌繁殖，维持肠道微生态平衡
蛋白质	能补充一定量的蛋白质。薯类含有2%～3%的蛋白质。虽蛋白质含量相对较低，但薯类的食用量较大，也能为人体提供一定量的蛋白质。红薯的蛋白质含量为1.1%～1.3%，马铃薯为1.6%～2.1%。薯类蛋白质的氨基酸组成与谷类相似，必需氨基酸中赖氨酸含量相对较高，正好可以与谷类食物互补，提高膳食中蛋白质的营养价值
脂肪	薯类是典型的低脂肪食物，脂肪含量一般在0.2%～0.3%。这种特点使得薯类适合追求健康饮食、控制脂肪摄入的人群食用。薯类脂肪中不饱和脂肪酸的比例较高，红薯中的不饱和脂肪酸占总脂肪的70%～80%，有助于降低血液中的胆固醇水平
矿物质	薯类富含多种矿物质。钾的含量尤为突出，每100 g红薯含钾130～240 mg，马铃薯含钾342～407 mg。钾对于维持心脏正常功能和血压稳定有重要作用，能够拮抗钠的不良作用，促进钠的排出，有助于预防高血压。薯类还含有钙、镁、铁、锌等矿物质。例如，每100 g红薯含钙23～30 mg，对于膳食钙摄入不足的人群，薯类可作为补充钙的辅助食物
维生素	薯类是维生素的良好来源，含有维生素C、维生素B_1、维生素B_6等。红薯中的维生素C含量较为丰富，每100 g红薯含维生素C 26 mg，在蔬菜和水果供应不足的情况下，薯类可提供部分维生素C。维生素C具有抗氧化作用，能够保护细胞免受自由基的损伤，同时还参与胶原蛋白的合成，对于维持皮肤、血管等组织的正常结构和功能有重要作用。薯类中的维生素B_1参与碳水化合物代谢，维生素B_6在蛋白质和氨基酸代谢等过程中发挥作用

三、豆类食物的营养价值及特点

豆类是膳食中重要的食物类别，包括大豆（黄豆、黑豆、青豆）和其他豆类（绿豆、红豆、豌豆）等多种类型,其营养价值与特点如表 2-2-9 所示。

表 2-2-9 豆类食物的营养价值及特点

主要营养成分	营养价值及特点
蛋白质	① 豆类是植物性蛋白质的优质来源,蛋白质含量丰富。黄豆蛋白质含量为 36%~40%,黑豆为 36%,红豆为 20%~25%。豆类蛋白质的质量较高,其氨基酸组成较为合理,含有较多的人体必需氨基酸,特别是赖氨酸含量丰富。豆类是满足蛋白质需求的理想食物。人体摄入豆类蛋白质后,构建和修复身体组织,参与体内各种酶、激素等重要物质的合成 ② 豆类蛋白质氨基酸组成与谷类蛋白质具有互补性。谷类食物缺乏赖氨酸,而豆类富含赖氨酸;豆类缺乏蛋氨酸,谷类含有相对较多的蛋氨酸。因此,将豆类和谷类搭配食用,可以提高膳食蛋白质的营养价值,使其更接近人体对蛋白质的需求模式
碳水化合物	豆类含有一定量的碳水化合物,含量一般在 20%~30%,它们主要以淀粉的形式存在,同时还含有少量的低聚糖,如棉子糖和水苏糖。绿豆中的碳水化合物含量约为 62%。淀粉可提供能量,而低聚糖不能被肠道内消化酶完全分解吸收,但可被肠道内有益菌发酵利用,产生短链脂肪酸等有益物质,调节肠道菌群,改善肠道功能
脂肪	豆类脂肪含量因种类不同而有所差异,一般在 15%~20%,以黄豆的脂肪含量最高,为 18%~20%。豆类脂肪中不饱和脂肪酸的比例较高,如黄豆中的不饱和脂肪酸含量可达 85%,其中亚油酸和亚麻酸是人体必需的脂肪酸,它们能降低血液中的胆固醇和甘油三酯水平,减少动脉粥样硬化的发生,对心血管系统起到保护作用。同时,还参与人体细胞膜的构建,对于维持细胞的正常功能有重要意义
矿物质	豆类富含多种矿物质,如钙、铁、锌、钾、镁等。以黄豆为例,每 100 g 黄豆中约含有钙 227 mg、铁 8.2 mg、锌 3.34 mg、钾 1 503 mg、镁 199 mg。钙是骨骼和牙齿的主要成分,铁是合成血红蛋白的关键原料,锌参与人体多种酶的合成和免疫系统的调节,钾和镁对于维持心脏正常功能、神经传导和肌肉收缩等生理活动都非常重要
维生素	豆类是多种维生素的良好来源。含有维生素 B_1、维生素 B_2、维生素 B_6 等 B 族维生素。维生素 B_1 参与碳水化合物代谢,每 100 g 黄豆中维生素 B_1 含量约为 0.41 mg,维持神经系统正常功能和心脏功能等。维生素 B_2 参与体内氧化还原反应,对皮肤、黏膜的健康有重要作用。豆类还含维生素 E,黄豆中的维生素 E 含量约为 18.9 mg/100 g,它是一种重要的抗氧化剂,保护细胞免受自由基的损伤,在延缓衰老、预防心血管疾病等方面有一定的作用

四、蔬菜类食物的营养价值及特点

蔬菜是指可以做菜、烹饪成为食品的一类植物或菌类,蔬菜是人们日常饮食中必不可少的食物之一。按食用部位分类可分为根菜类如胡萝卜、白萝卜、山药等,茎菜类如芹菜、莴笋、竹笋等,叶菜类如菠菜、油菜、生菜等,花菜类如西兰花、花椰菜、金针菜等,果菜类如西红柿、黄瓜、茄子等,子实体类如木耳、金针菇等类型。其营养价值与特点如表 2-2-10 所示。

表 2-2-10 蔬菜类食物的营养价值及特点

主要营养成分	营养价值及特点
维生素	① 是维生素 C 的优质来源。许多蔬菜富含维生素 C,对人体有诸多重要功能。例如,每 100 g 青椒含维生素 C 72~150 mg,西兰花含 51~102 mg,西红柿含 10~20 mg。维生素 C 具有抗氧化作用,能保护细胞免受自由基的损害,对于维持皮肤、血管等组织的健康非常重要。它还参与胶原蛋白的合成,促进伤口愈合;增强人体免疫力,预防坏血病 ② 是 B 族维生素的重要来源。例如,菠菜含有维生素 B_1、维生素 B_2、维生素 B_6 等。维生素 B_1 参与碳水化合物代谢,对于维持神经系统正常功能和心脏功能等有重要作用;维生素 B_2 参与体内氧化还原反应,对皮肤、黏膜的健康有重要作用;维生素 B_6 在蛋白质和氨基酸代谢等过程中发挥作用。绿叶蔬菜中的叶酸含量较高,每 100 g 菠菜含叶酸约 194 μg ③ 一些蔬菜含有丰富的类胡萝卜素,如胡萝卜、南瓜等。它们在人体内可转化为维生素 A。每 100 g 胡萝卜含胡萝卜素约 8 285 μg,在人体内可转化为视黄醇当量约 690。维生素 A 对于维持正常视力,特别是在暗视觉方面发挥关键作用,同时还能保持皮肤和黏膜的完整性,促进生长发育

续　表

主要营养成分	营养价值及特点
矿物质	① 钙的重要来源。部分蔬菜是钙的良好来源。例如,每100 g芥菜含钙约230 mg,每100 g小白菜含钙约90 mg。虽然蔬菜中的钙吸收可能会受到草酸等因素的影响,但对于不能摄入大量乳制品的人群来说,蔬菜仍然是补充钙的重要途径之一。 ② 蔬菜中的镁、钾等矿物质含量也较为丰富。例如,每100 g菠菜含镁约58 mg,钾约311 mg。钾对于维持心脏正常功能和血压稳定有重要作用,镁参与人体的能量代谢、蛋白质合成等众多生理过程 ③ 铁的补充来源。蔬菜含有一定量的铁,每100 g黑木耳含非血红素铁约97.4 mg,每100 g菠菜含铁约2.9 mg。不过蔬菜中的铁主要是非血红素铁,其生物利用率比肉类中的血红素铁低,但通过与富含维生素C的蔬菜一起食用,可以提高铁的吸收效率
膳食纤维	蔬菜是膳食纤维的重要来源,包括纤维素、半纤维素和果胶等。膳食纤维有助于增加粪便体积,促进肠道蠕动,预防便秘。例如,芹菜中的膳食纤维含量较高,食用后可以使粪便更加松软,易于排出体外。同时,膳食纤维还能调节肠道菌群,为有益菌提供营养,抑制有害菌的生长,维持肠道微生态平衡
植物化学物	① 抗氧化作用的植物化学物。蔬菜含有多种植物化学物,如黄酮类、花青素、番茄红素等。它们具有抗氧化作用,能清除体内自由基,减少氧化应激对细胞的损伤。例如,蓝莓中的花青素含量丰富,可保护眼睛视网膜细胞免受自由基损伤,还可能有助于改善视力。番茄中的番茄红素是一种强大的抗氧化剂,可预防心血管疾病和某些癌症。此外,十字花科蔬菜(如西兰花、卷心菜)中的萝卜硫素可诱导体内解毒酶的产生,帮助身体排除有害物质 ② 调节生理功能的植物化学物。例如,洋葱中的含硫化合物具有抗炎作用,可减轻炎症反应;大蒜中的大蒜素能够抗菌、抗病毒,增强人体免疫力

五、水果类食物的营养价值及特点

水果是指多汁且有甜味或酸味的植物果实,通常可直接生食,是人们日常饮食中的重要组成部分。从植物学角度来看,水果是被子植物的繁殖器官,由花的子房发育而成,其主要功能是保护种子并帮助种子传播。水果一般具有丰富的营养价值,包含维生素、矿物质、膳食纤维以及多种生物活性物质等,对人体健康有着诸多益处。水果按果实的形态和生理特征分类可分为浆果类(葡萄、猕猴桃等),瓜果类(西瓜、哈密瓜等),柑橘类(橙子、柚子等),核果类(桃、杏等),仁果类(苹果、梨、山楂等)。其营养价值与特点如表2-2-11所示。

表2-2-11　水果类食物的营养价值及特点

主要营养成分	营养价值及特点
维生素	① 水果是维生素C的优质来源和宝库。例如,每100 g鲜枣含维生素C约243 mg,猕猴桃含维生素C约62 mg,橙子含维生素C约33 mg。维生素C是一种强抗氧化剂,能保护细胞免受自由基的损害;参与人体的免疫反应,增强免疫力;能促进合成纤维细胞形成,加快伤口修复 ② 丰富的维生素A原(类胡萝卜素)。许多水果含有类胡萝卜素,如杧果、柑橘等。类胡萝卜素在人体内可转化为维生素A。每100 g杧果含类胡萝卜素约8 050 mg,在体内可转化为视黄醇当量约671。维生素A对于维持正常视力,尤其是暗视觉十分重要,同时能保持皮肤和黏膜的健康等 ③ B族维生素的补充来源。水果还含有B族维生素,如维生素B_1、维生素B_2、维生素B_6等。例如,香蕉是维生素B_6的良好来源,每100 g香蕉含维生素B_6约0.369 mg。维生素B_1参与碳水化合物代谢,对神经系统和心脏功能的正常维持发挥作用;维生素B_2参与体内氧化还原反应,与皮肤和黏膜健康有关;维生素B_6在蛋白质和氨基酸代谢中发挥作用
矿物质	① 水果富含钾,是钾的优质来源。如每100 g香蕉含钾约256 mg,每100 g苹果含钾约119 mg。它在维持心脏正常功能和血压稳定有显著作用;促进钠的排出,帮助调节体内电解质平衡,减少高血压发生风险。 ② 部分水果还含有钙、镁、铁等矿物质。例如,每100 g山楂含钙约52 mg,每100 g草莓含镁约12 mg
碳水化合物	水果中的碳水化合物主要是葡萄糖、果糖和蔗糖等简单糖类,含量一般在10%~20%,容易被人体吸收,快速提供能量。例如,吃一个苹果(约150 g)可以为人体提供90~120 kcal的能量,缓解饥饿感,为身体活动提供动力。同时,水果中的碳水化合物还能调节血糖水平,与其他复杂碳水化合物食物搭配食用,使血糖平稳上升,避免血糖剧烈波动

续　表

主要营养成分	营养价值及特点
膳食纤维	水果是膳食纤维的重要来源,包括纤维素、半纤维素和果胶等。例如,苹果的果皮和果肉中含有丰富的膳食纤维,每 100 g 苹果含 1.2～2.4 g 膳食纤维。膳食纤维能够增加粪便体积,促进肠道蠕动,预防便秘;可吸附肠道内有害物质,减少有害物质对人体的危害;调节肠道菌群,为有益菌提供营养,抑制有害菌生长,促进肠道微生态平衡
植物化学物	① 水果含有多种具有抗氧化作用的植物化学物。例如,葡萄中的白藜芦醇是一种天然的抗氧化剂,它能够清除体内自由基,预防心血管疾病和某些癌症。蓝莓中的花青素含量丰富,可以抗氧化,保护视网膜细胞免受自由基损伤。柑橘类水果中的柚皮苷、橙皮苷等黄酮类化合物也具有抗氧化作用,能够改善血管的弹性,降低血液中胆固醇的水平,对心血管系统有一定的保护作用 ② 一些水果中的植物化学物还能调节人体的生理功能。例如,菠萝中的菠萝蛋白酶具有抗炎、助消化的作用,能分解蛋白质,促进食物消化吸收。山楂中的有机酸能够刺激胃液分泌,增强食欲;降低血脂,改善心血管功能

六、坚果类食物的营养价值及特点

坚果是闭果的一个分类,通常指具有坚硬外壳且内部含有可食用种仁的果实。一般可分为树坚果(杏仁、腰果、核桃、松子等)和种子类坚果(花生、葵花籽、南瓜籽、西瓜籽等)。其营养价值与特点如表 2-2-12 所示。

表 2-2-12　坚果类食物的营养价值及特点

主要营养成分	营养价值及特点
脂肪	坚果是富含脂肪的食物,优质脂肪含量高。坚果脂肪含量通常在 40%～70%,大多为不饱和脂肪酸。如杏仁的脂肪含量约为 45.4%,其中不饱和脂肪酸占总脂肪的 95% 左右,主要包括油酸、亚油酸等。降低血液中的胆固醇和甘油三酯水平,减少动脉粥样硬化的发生风险,对心血管系统起到保护作用
蛋白质	坚果的蛋白质含量丰富且优质,一般在 12%～36% 之间。例如,花生的蛋白质含量约为 25%,腰果约为 21%。它们对于人体组织修复和维持正常生理功能等都非常重要。例如,对于素食者或蛋白质摄入来源有限的人群,坚果是补充蛋白质的良好选择,可以用于构建和修复肌肉、骨骼等身体组织
碳水化合物	坚果中的碳水化合物含量相对较低,一般在 10%～25%,主要以淀粉、膳食纤维和低聚糖等形式存在。其中,膳食纤维含量较为可观,例如每 100 g 杏仁含有约 12 g 膳食纤维。膳食纤维有助于促进肠道蠕动,预防便秘;调节肠道菌群,促进有益菌生长,抑制有害菌繁殖。低聚糖不能被人体肠道内的消化酶完全分解吸收,但可以被肠道内的有益菌发酵利用,产生短链脂肪酸等有益物质,有助于改善肠道功能
膳食纤维	坚果富含多种矿物质。例如,巴西坚果是硒的极佳来源,每 100 g 含硒约 1917 μg。硒是一种重要的抗氧化剂,能保护细胞免受自由基的损伤,还参与甲状腺激素代谢等生理过程。此外,坚果还含有钙、镁、铁、锌等矿物质,如每 100 g 杏仁含钙约 264 mg、镁约 270 mg,它们对人体骨骼和牙齿健康、神经传导、肌肉收缩等生理功能有重要的作用
维生素	坚果是维生素 E 的优质来源,维生素 E 是一种强抗氧化剂。例如,每 100 g 榛子含维生素 E 约 36.43 mg,保护细胞膜免受自由基攻击,预防细胞老化。坚果还含有少量的维生素 B 族,如维生素 B_1、维生素 B_2、维生素 B_6 等。它们参与人体碳水化合物、蛋白质和脂肪代谢等,维持身体正常功能

知识点四　认识其他食物的营养价值与特点

引导问题: 陈爷爷因各种原因进食少而造成营养不良,但也没有补充其他食物来补充机体的营养。这一类食物具有什么营养价值与特点?

一、强化食品的营养价值与特点

强化食品是指根据不同人群的营养需要,向食品中添加一种或多种营养素或某些天然食物成分的食品。常见的针对老年人群的强化食品如表 2-2-13 所示。

表 2-2-13 针对老年人群的常见强化食品

强化食品类型	重要性分析	常见食品
钙和维生素 D 强化食品	老年人因钙吸收能力下降和骨质流失加快,易出现骨质疏松。钙是维持骨骼健康的关键营养素,而维生素 D 能够促进钙的吸收	① 强化牛奶:普通牛奶中添加了额外的钙和维生素 D。每 100 mL 强化牛奶可能含有 150~200 mg 的钙和 100~200 IU 的维生素 D。老年人每天饮用 200~300 mL 强化牛奶,能有效补充部分钙和维生素 D ② 钙和维生素 D 强化的饼干:除了基本的碳水化合物成分外,每 100 g 饼干中可能添加了 300~500 mg 的钙和 200~320 IU 的维生素 D。这种饼干方便老年人食用,尤其适合牙齿不好或者食欲不佳的老年人,在享受零食的同时补充营养
蛋白质强化食品	随着年龄的增长,老年人的肌肉量逐渐减少,蛋白质的需求相对增加。足够的蛋白质摄入有助于维持肌肉质量和身体的正常代谢	① 蛋白质强化的奶粉:专为老年人设计的奶粉,除了含有钙、磷等矿物质外,蛋白质含量比普通奶粉更高。一般每 100 g 奶粉中蛋白质含量可达 20~25 g,这些蛋白质可以为老年人提供必需的氨基酸,帮助修复和增长肌肉 ② 蛋白棒:通常含有大量优质蛋白,如乳清蛋白或大豆蛋白。每根蛋白棒可能含有 10~15 g 蛋白质,还会添加一些膳食纤维和健康脂肪。方便携带,老年人外出活动或感觉饥饿时可随时食用,作为补充蛋白质的快速来源
维生素 B 族强化食品	老年人的消化功能和神经系统功能可能会出现衰退。维生素 B 族(包括维生素 B_1、B_2、B_6、B_{12} 等)在能量代谢、神经系统维护等方面发挥重要作用。例如,维生素 B_{12} 有助于维持神经细胞的健康,预防老年人常见的神经系统疾病	① 维生素 B 族强化的谷物早餐:在传统谷物早餐(如燕麦片、玉米片等)的基础上,添加了多种维生素 B 族成分。每 100 g 谷物早餐中可能含有 0.5~1 mg 的维生素 B_1、0.5~1 mg 的维生素 B_2、0.5~1 mg 的维生素 B_6 和 1~2 μg 的维生素 B_{12}。老年人食用这种谷物早餐,能在早餐时间就摄入足够的维生素 B 族 ② 复合维生素 B 片(食品形式):以食品的形式存在,而非药品。它是将多种维生素 B 成分与一些可食用的辅料(如麦芽糊精等)混合制成。老年人每天服用一片,就可以补充足够的维生素 B 族,便于精确控制维生素的摄入量
膳食纤维强化食品	老年人的肠胃蠕动相对缓慢,容易出现便秘等肠道问题。膳食纤维可以促进肠道蠕动,增加粪便体积,预防便秘,还能降低心血管疾病等慢性病的风险	① 膳食纤维强化的面包:在制作面包的过程中加入了麦麸、菊粉等膳食纤维成分。每 100 g 面包中膳食纤维含量可达 6~10 g,比普通面包的膳食纤维含量高很多。这种面包口感可能会稍显粗糙,但对于老年人的肠道健康非常有益 ② 膳食纤维强化的饮品:例如一些添加了果胶、燕麦纤维等膳食纤维的果汁饮品或蔬菜汁饮品。每 100 mL 中可能含有 3~5 g 膳食纤维,老年人在饮用这些饮品时,可以在补充水分的同时摄入膳食纤维

(一)营养价值

1. 针对性补充营养素

强化食品能够针对不同人群的特殊营养需求,精准地补充特定的营养素。例如,强化铁的饼干以及强化钙的豆制品等,有助于满足孕期女性的营养需求,保障胎儿的正常发育和母体的健康。

2. 提高食品的营养密度

许多天然食品在经过加工、储存等过程后,会损失部分营养素。强化食品通过添加缺失的营养素,可使食品的营养成分更加全面,营养密度得到提高。比如在精制面粉中强化 B 族维生素、铁、锌等,使其营养价值更接近全麦面粉,为消费者提供更丰富的营养。

3. 改善营养缺乏状况

对于一些存在普遍营养缺乏问题的地区或人群,强化食品是一种有效的营养干预措施。如在碘缺乏地区推广碘盐,显著降低了甲状腺肿大等碘缺乏病的发病率;铁强化酱油的使用,有助于提高居民铁的摄入量,改善缺铁性贫血的状况。

(二)特点

1. 以普通食品为载体

强化食品通常以常见的食品为载体,如主食、调味品、饮料、乳制品等。这些食品是人们日常饮食中的重要组成部分,将营养素添加到其中,无需改变人们的饮食习惯,更容易被接受和推广。例如,在食盐中添加碘、在酱油中添加铁、在牛奶中添加维生素 D 等,使人们在正常饮食过程中就能自然地摄入所需的强化营养素。

2. 营养素种类多样化

根据不同的营养目标和人群需求,强化食品可以添加多种营养素。除了常见的维生素、矿物质外,还可以添加蛋白质、必需脂肪酸、膳食纤维等营养成分,甚至包括一些具有特殊生理功能的生物活性物质,如益生菌、叶黄素等,以满足人体对各种营养物质的综合需求。

3. 严格的质量控制

强化食品的生产需要遵循严格的质量标准和规范,以确保添加的营养素安全、有效且稳定。相关部门会对强化剂的种类、来源、纯度、添加量等进行严格监管,同时对生产工艺、产品检测等环节进行全程监控,保证强化食品的质量和安全性。例如,我国对碘盐中碘酸钾的添加量有明确规定,并定期对碘盐的含碘量进行监测,确保居民能够摄入适量的碘。

4. 标识明确

为了让消费者清楚了解食品的营养强化信息,强化食品在包装上通常会有明确的标识,注明添加的营养素种类、含量以及相应的营养声称等。消费者可以根据自身的营养需求和健康状况,选择适合自己的强化食品。

5. 适用人群特定

虽然强化食品具有诸多优点,但并非适用于所有人群。不同的强化食品是针对不同的营养缺乏状况或特殊人群设计的,因此需要根据个人的实际情况选择强化食品。比如,高钙牛奶适合需要补充钙的人群,但对于已经摄入足够钙的人群,过量饮用高钙牛奶可能会增加肾脏负担等。

二、保健食品的营养价值与特点

保健食品是指声称并具有特定保健功能或者以补充维生素、矿物质为目的的食品,即适合特定人群食用,具有调节机体功能,不以治疗疾病为目的,并且对人体不产生任何急性、亚急性或者慢性危害的食品。

(一) 营养价值

1. 提供基础营养成分

保健食品的能够提供基础的营养成分,详细内容如表 2-2-14 所示。

表 2-2-14 保健食品的基础营养成分及特点

主要营养成分	营养价值及特点
蛋白质	许多保健食品如蛋白粉、大豆蛋白制品等,含有丰富的蛋白质。蛋白质是人体细胞的重要组成部分,对于维持身体正常的生理功能、组织修复等起着关键作用。特别是对于素食者、运动员、健身爱好者以及术后康复者等人群,补充优质蛋白质的保健食品有助于满足其身体对蛋白质的额外需求
维生素	多种维生素类保健食品能为人体提供各种必需维生素,如维生素 C 片、复合维生素等。维生素在人体的新陈代谢、免疫调节、抗氧化等过程中发挥着不可或缺的作用。例如,维生素 C 具有抗氧化功能,能促进胶原蛋白的合成,增强免疫力,有助于预防感冒等疾病;维生素 D 有助于钙的吸收和利用,对维持骨骼健康至关重要
矿物质	像钙补充剂、铁锌口服液等矿物质类保健食品,能补充人体所需的钙、铁、锌等矿物质。钙是构成骨骼和牙齿的主要成分,对于维持骨骼强度和正常的神经肌肉功能必不可少;铁是合成血红蛋白的重要原料,缺铁会导致缺铁性贫血,影响氧气的运输和利用;锌参与人体多种酶的合成和活性调节,对生长发育、免疫功能、味觉和嗅觉等都有重要影响

2. 具有特定保健功能的营养成分

保健食品的除了能提供基础的营养成分,还能提供一些具有特定保健功能的营养成分,详细内容如

表 2-2-15 所示。

表 2-2-15 特定保健功能的营养成分及特点

主要营养成分	营养价值及特点
功能性多糖	一些保健食品中含有如膳食纤维、香菇多糖、枸杞多糖等功能性多糖。膳食纤维可以促进肠道蠕动，增加饱腹感，有助于控制体重，预防便秘和结肠癌等疾病；香菇多糖和枸杞多糖等则具有免疫调节、抗肿瘤、抗氧化等多种保健功能，能够增强机体免疫力，延缓衰老
不饱和脂肪酸	鱼油、亚麻籽油等保健食品富含不饱和脂肪酸，如 ω-3 脂肪酸。不饱和脂肪酸对心血管健康有益，能够降低血液中的胆固醇和甘油三酯水平，减少动脉粥样硬化的风险，同时还具有抗炎、改善认知功能等作用，对预防心血管疾病和认知障碍（如阿尔茨海默病）等具有一定意义
益生菌	含有益生菌的保健食品，如酸奶、益生菌制剂等，有助于调节肠道微生态平衡。益生菌能够抑制有害菌的生长繁殖，增强肠道屏障功能，促进营养物质的消化吸收，改善肠道功能，缓解腹泻、便秘等肠道问题，提高人体的整体健康水平
抗氧化物质	例如维生素 C、维生素 E、类胡萝卜素、花青素等抗氧化物质，常见于各种果蔬提取物制成的保健食品中。这些物质能够清除体内自由基，减少氧化损伤，预防多种慢性疾病的发生，如心血管疾病、癌症、糖尿病等，同时还具有延缓衰老、保护皮肤健康等功效

3. 满足特殊人群的营养需求

保健食品中，有相当一部分适合老年人，如含有钙、维生素 D、辅酶 Q_{10} 等成分的产品，有助于改善骨密度，降低老年人骨折风险；辅酶 Q_{10} 具有抗氧化和保护心血管的作用，有助于提高老年人的生活质量和健康水平。

还有一部分是针对慢性病患者的特殊保健品：对于患有糖尿病、高血压、高脂血症等慢性病的人群，一些有助于维持血糖、血压、血脂健康水平的保健食品，如苦瓜提取物、桑叶提取物、鱼油等，可以作为辅助手段，帮助控制病情发展，减少并发症的发生风险，提高患者的生活质量。

需要注意的是，保健食品不能替代正常饮食，其营养价值应在合理膳食的基础上进行补充和强化。在选择和食用保健食品时，应根据个人的健康状况、年龄、性别等因素，在专业人士的指导下科学合理地选择。

(二) 特点

保健食品是介于普通食品和药品之间的一类特殊食品，其含义具有以下几个关键特点。

1. 本质是食品

首先，保健食品属于食品的范畴，具备食品的基本特征，如可以提供人体所需的营养成分，具有一定的色香味形等感官性状，能够满足人们的食欲和饱腹感。它与普通食品一样，能够为人体提供能量和营养物质，是人们日常饮食结构中的一部分。

2. 具有特定保健功能

这是保健食品区别于普通食品的重要标志之一。具有调节人体生理功能、预防或延缓某些疾病发生等特定的保健作用。这些保健功能是基于现代营养学、医学、生物学等科学理论和研究成果，通过合理选用具有特定保健功效的原料，并经过科学的加工工艺制成。例如，一些保健食品中含有膳食纤维，有助于润肠通便，预防便秘，调节肠道功能。

3. 适宜特定人群食用

保健食品并非适用于所有人群，而是针对具有特定健康需求或处于特定生理状态的人群设计的。不同的保健功能对应着不同的适宜人群，如孕妇、乳母可能需要补充特定的营养素以满足自身和胎儿或婴儿的营养需求，适合食用含有叶酸、铁、钙等营养成分的保健食品；中老年人为了预防心血管疾病，可选择含有鱼油、辅酶 Q_{10} 等有助于维持血脂健康的保健食品。

4. 不以治疗疾病为目的

保健食品不能代替药品用于治疗疾病，这是明确的界定。虽然它具有一定的保健功能，但对于已经患有疾病的人群，不能仅依靠保健食品来治愈疾病。如果身体出现不适或确诊疾病，应及时就医，遵循医生的治疗方案进行药物治疗等，而保健食品只能作为辅助手段，在疾病治疗和康复过程中起到一定的营养支持和功能调节作用。

5. 需经严格监管和审批

由于保健食品涉及人体健康和安全，各国都对其实施严格的监管和审批制度。生产企业必须具备相应的资质和生产条件，按照规范的生产工艺和质量标准生产。在产品上市前，须经过一系列严格的安全性、功能性评价试验和审批程序，确保产品的质量和声称的保健功能符合相关要求，以保障消费者的合法权益和健康安全。其标识如图2-2-1所示。

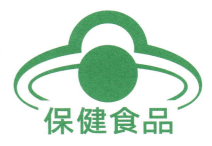

图2-2-1　保健食品标志图

三、绿色食品的营养价值与特点

绿色食品是指产自优良生态环境、按照绿色食品标准生产、实行全程质量控制并获得绿色食品标志使用权的安全、优质食用农产品及相关产品。其营养价值与特点如图2-2-2所示。

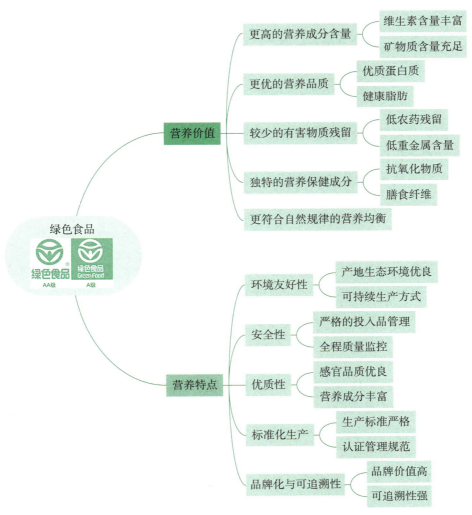

图2-2-2　绿色食品的营养价值与特点

(一) 营养价值

1. 更高的营养成分含量

(1) 维生素含量丰富：绿色食品在生产过程中，采用了有机肥料和自然的生产方式，维生素含量相对较高。例如，绿色蔬菜中的维生素C、维生素E等抗氧化维生素含量比普通蔬菜更为丰富。维生素C有助于增强免疫力、促进胶原蛋白合成，而维生素E则具有抗氧化、保护心血管等作用。

(2) 矿物质含量充足：绿色食品对土壤肥力的维护和提升较为注重，有利于植物更好地吸收土壤中的矿物质。像绿色水果中，钾、镁、钙等矿物质的含量可能会更高。钾元素对于维持心脏正常功能和调节水分平衡至关重要，镁对神经系统和心血管系统具有保护作用，钙则是骨骼和牙齿健康的重要保障。

2. 更优的营养品质

(1) 优质蛋白质：一些绿色食品，如有机豆类、绿色肉类等，含有丰富的优质蛋白质。

(2) 健康脂肪：绿色食品中的脂肪来源更为健康，如绿色食用油中，不饱和脂肪酸的含量相对较高。不饱和脂肪酸，特别是ω-3和ω-6脂肪酸，对心血管健康有益，能降低血液中的胆固醇和甘油三酯水平，减少动脉粥样硬化的风险，同时还具有抗炎、改善认知功能等作用。

3. 较少的有害物质残留

(1) 低农兽药残留：绿色食品生产过程中严格限制化学合成农药的使用，更多地采用生物防治、物理防治等绿色防控技术，农药残留量极低，甚至无农药残留，降低了老年人因摄入农药残留而可能导致的健康风险。

(2) 低重金属含量：绿色食品产地环境要求严格，对土壤、水源等环境质量进行严格监测和保护，有效减少了食品中重金属污染的可能性。重金属如铅、汞、镉等在人体内积累可能会对多个系统造成损害，绿色食品中低重金属含量保障了老年人的身体健康。

4. 独特的营养保健成分

(1) 抗氧化物质：许多绿色食品富含各种抗氧化物质，如类胡萝卜素、花青素、黄酮类化合物等。它们能清除体内自由基，减少氧化损伤，预防多种慢性疾病的发生；同时，还具有延缓衰老、保护皮肤健康等功效。

(2) 膳食纤维：绿色蔬菜、水果、全谷物等绿色食品是膳食纤维的良好来源。膳食纤维有助于促进肠道蠕动，增加饱腹感，预防便秘和结肠癌等疾病，同时还能调节血糖和血脂水平，对维持人体健康的肠道菌群平衡也起着重要作用。

5. 更符合自然规律的营养均衡

绿色食品的生产遵循自然规律和生态平衡，其种植和养殖过程中注重多样性和协调性，使得绿色食品在营养成分上更具均衡性，能为人体提供更为全面的营养。绿色食品以其独特的生产方式和严格的质量标准，在营养价值方面具有诸多优势，为老年人提供了更安全、更优质、更营养的食品选择。

(二) 特点

1. 环境友好性

(1) 产地生态环境优良：绿色食品的生产对产地环境有着严格要求，其产地必须具备良好的生态条件，土壤、大气、水源等环境质量要符合绿色食品产地环境质量标准。产地通常远离工业污染区、城市垃圾处理场等污染源，以确保生产出的食品不受污染，从源头上保证了食品的纯净性和安全性。

(2) 可持续生产方式：绿色食品强调遵循可持续发展原则，在生产过程中注重生态环境保护和资源的合理利用。生产者会采用一系列可持续的农业生产技术，减少对土壤、水资源和生态环境的破坏，实现农业生产与生态环境的协调发展，保障了食品生产的可持续性。

2. 安全性

(1) 严格的投入品管理：在绿色食品生产过程中，对农药、化肥、兽药等投入品的使用进行严格限制。

严禁使用国家禁止使用的高毒、高残留化学合成农药和兽药,而是鼓励使用有机肥料、生物防治、物理防治等绿色生产技术来控制病虫害和促进动植物生长,有效降低了食品中农药残留、兽药残留以及重金属等有害物质的含量,大大提高了食品的安全性,使老年人能放心食用。

(2)全程质量监控:绿色食品从生产到加工、包装、运输、储存等各个环节都有严格的质量监控和管理措施。生产企业须建立完善的质量管理体系,按照绿色食品标准进行生产操作,并接受相关认证机构的定期检查和监督,从而为老年人提供了从农田到餐桌的全程质量保障。

3. 优质性

(1)感官品质优良:绿色食品通常具有良好的感官品质,如色泽鲜艳、形态饱满、口感鲜美等;也避免了过度使用化学物质对农产品品质的影响。例如,绿色水果往往具有浓郁的果香和甜美的口感,绿色蔬菜则更加鲜嫩、脆爽,能够给老年人带来更好的食用体验。

(2)营养成分丰富:由于采用了有机肥料和自然的生产方式,绿色食品中的维生素、矿物质、蛋白质等营养成分含量相对较高,且营养成分的比例更加合理。例如,绿色蔬菜中的维生素C、维生素E等抗氧化维生素含量通常比普通蔬菜更为丰富,能够更好地满足人体对营养的需求,有助于维持人体的正常生理功能和健康状态。

4. 标准化生产

(1)生产标准严格:绿色食品有一套完整、严格的生产标准和技术规范,涵盖了产地环境、生产技术、产品质量、包装标识等各个方面。生产者必须按照这些标准进行生产,从品种选择、种植养殖技术、病虫害防治到收获、加工等环节都有明确的要求和操作指南,确保了绿色食品生产的规范化和标准化,从而保证了产品质量的一致性和稳定性。

(2)认证管理规范:绿色食品的认证工作由专门的认证机构负责,认证程序严格、规范。生产者须向认证机构提出申请,提交详细的生产资料和产品样本,认证机构会对产地环境、生产过程、产品质量等进行严格的审核和检测,只有符合绿色食品标准的产品才能获得认证证书,并被许可使用绿色食品标志。

5. 品牌化与可追溯性

(1)品牌价值高:绿色食品标志是经国家权威部门认定和授权使用的质量证明商标,具有较高的品牌价值和市场认可度,为老年人提供了易于识别和值得信赖的优质食品品牌选择。

(2)可追溯性强:绿色食品生产企业需要建立完善的生产档案和追溯体系,详细记录从原料采购、生产加工到销售等各个环节信息。老年人通过绿色食品标志上的编码或相关查询平台,可查询到产品生产信息、质量检测报告等详细资料,实现了从农田到餐桌全程追溯,增强了老年人对绿色食品质量安全的信心。

四、主要调味品、食用油的营养价值与特点

(一)主要调味品的营养价值与特点

调味品能调节食物的色、香、味,也称为调料、佐料,其种类繁多。我国常用调味品的营养价值及特点如表2-2-16所示。

表2-2-16 主要调味品的营养价值与特点

调味品名称	营养价值	特点
食盐(氯化钠)	钠是人体必需的矿物质之一,在维持人体正常生理功能方面发挥关键作用。它参与调节细胞外液的渗透压,保持细胞内外液的平衡。适当的盐摄入还能促进胃酸分泌,有助于消化食物	咸味是基本味觉之一,盐能增强食物的风味。但过量摄入盐会增加高血压、胃癌等疾病的风险。世界卫生组织建议成年人每天盐摄入量不超过5g。此外,盐还有不同的种类,如海盐、井盐、岩盐等,它们在矿物质含量和风味上可能略有差异

续　表

调味品名称	营养价值	特点
糖（蔗糖、葡萄糖、果糖等）	糖是人体重要的能量来源，1 g 糖在体内完全氧化可产生约 4 kcal 的能量。葡萄糖是人体细胞直接利用的能量物质，血糖以葡萄糖形式存在，为大脑、肌肉等组织提供能量。果糖在体内的代谢过程与葡萄糖略有不同，主要在肝脏代谢。蔗糖由一分子葡萄糖和一分子果糖组成，在人体内会被分解为葡萄糖和果糖后吸收利用	糖能赋予食物甜味，改善食物的口感和风味，可用于制作各种甜点、饮料等。过量摄入糖会导致肥胖、龋齿等健康问题。添加糖的摄入应控制在总能量的 10% 以下。不同的糖在甜度上有所差异，果糖最甜，蔗糖次之，葡萄糖甜度较低
酱油	酱油含有一定量的蛋白质、氨基酸、维生素（如 B 族维生素）和矿物质（如钙、铁等）。其中，氨基酸是酱油鲜味的主要来源，对于人体新陈代谢有重要作用。铁是人体合成血红蛋白的必需元素，适量的酱油摄入可以补充一定量的铁	酱油具有浓郁的酱香味和鲜味，能提升菜肴的色泽和味道。它有生抽和老抽之分，生抽颜色较浅，味道较咸，主要用于调味；老抽颜色较深，含有较多的焦糖色素，用于给菜肴上色，使菜肴色泽红亮
醋	醋含有醋酸等有机酸，能促进胃酸分泌，帮助消化。同时，醋中还含有一些矿物质（如钾）和少量的维生素。例如，在食用油腻食物时，醋可以帮助分解脂肪，减轻油腻感	醋具有酸味，可去腥解腻，增加食物的风味。不同种类的醋在酸度、风味上有所不同。米醋口感柔和，带有淡淡的米香，适合用于凉拌菜和糖醋菜肴；陈醋颜色深，酸味浓郁，含有较多的芳香物质，用于蘸料或炖煮菜肴，可以增添浓郁的风味；白醋无色透明，酸味纯正，常用于制作泡菜、凉拌菜或需要保持食物原色的菜肴

（二）常用食用油的营养价值与特点

食用油的食物来源有两类：一类是来自动物脂肪的烹调油（简称动物油），如猪油、鸡油、黄油等；一类是来自植物种子的烹调油（简称植物油），如豆油、花生油、玉米油、芝麻油、菜籽油等。其营养价值及特点如表 2-2-17 所示。

表 2-2-17　常用食用油的营养价值与特点

食用油名称	营养价值	特点
橄榄油	① 富含单不饱和脂肪酸：橄榄油的主要成分是油酸，含量可达 70%～80%，可降低血液中的低密度脂蛋白胆固醇（LDL-C）水平，同时提高高密度脂蛋白胆固醇（HDL-C）水平，对心血管系统有良好的保护作用 ② 含有多种抗氧化物质：包括角鲨烯、橄榄多酚等。角鲨烯具有抗氧化、保湿等功效；橄榄多酚能清除体内自由基，减轻氧化应激反应 ③ 脂溶性维生素丰富：含有脂溶性维生素。维生素 E 是一种抗氧化剂，能保护细胞的脂质膜免受自由基破坏；维生素 K 对骨骼健康和血液凝固过程有重要作用	① 风味独特：具有独特的果香味，可以为食物增添别样的美味，尤其适用于凉拌沙拉、蘸面包等冷食，能最大限度地保留其原始风味 ② 烟点适中：烟点一般在 160～190℃ 之间，适合用于低温烹饪，如轻炒、低温烘焙等
大豆油	① 多不饱和脂肪酸含量高：大豆油富含亚油酸和亚麻酸等多不饱和脂肪酸，亚油酸含量为 50%～60%，亚麻酸含量为 7%～10%。亚油酸在维持细胞膜的正常结构和功能、调节血脂等方面发挥重要作用；亚麻酸可以在人体内转化为 DHA（二十二碳六烯酸）和 EPA（二十碳五烯酸），对大脑发育和心血管健康有益 ② 维生素 E 含量丰富：含有丰富的维生素 E，具有抗氧化作用，能防止油脂氧化酸败，同时对人体细胞也有抗氧化保护作用	① 价格相对较低：大豆是广泛种植的农作物，大豆油的生产成本相对较低，是普通家庭常用的食用油之一 ② 烟点较高：其烟点在 190～246℃ 之间，适合多种烹饪方式，如煎、炒、炸等，但高温烹饪可能会破坏其中的部分营养成分

续 表

食用油名称	营养价值	特点
玉米油	① 富含不饱和脂肪酸和维生素E:玉米油中的不饱和脂肪酸含量高达80%以上,其中亚油酸含量为40%～60%,有助于降低胆固醇,减少动脉粥样硬化的风险。玉米油含有丰富的维生素E,每100g玉米油中维生素E含量可达50～80 mg,具有很强的抗氧化性能,对人体的皮肤、生殖系统等有保护作用 ② 植物甾醇含量较高:植物甾醇具有降低胆固醇的作用,它可以在肠道内与胆固醇竞争吸收位点,从而减少人体对胆固醇的吸收,有助于降低血液中的胆固醇水平	① 稳定性较好:高温烹饪过程中,玉米油相对比较稳定,不易产生有害物质。其烟点一般在190～246℃之间,适合用于煎、炒、炸等多种烹饪方式,能够保持较好的风味和营养 ② 口感清淡:玉米油几乎没有特殊的气味和味道,不会掩盖食物本身的味道,适合制作各种菜肴
花生油	① 单不饱和脂肪酸和维生素E丰富:花生油中的单不饱和脂肪酸(主要是油酸)含量可达40%～60%,有助于调节血脂,降低心血管疾病的风险。同时,含有丰富的维生素E,能起到抗氧化、延缓衰老的作用 ② 含锌量较高:锌是人体必需的微量元素之一,在人体的免疫调节、味觉和嗅觉等方面发挥重要作用。花生油是食物中锌的良好来源之一	① 香气浓郁:具有独特的花生香味,可以为菜肴增添浓郁的风味,尤其适合用于中式烹饪中的炒菜、油炸等 ② 烟点较高:其烟点一般在226～228℃之间,适合用于高温油炸,能在油炸过程中保持较好的稳定性,使炸出的食物色泽金黄、口感酥脆
菜籽油	菜籽油中的单不饱和脂肪酸(主要是油酸)含量较高,为50%～70%,有助于降低胆固醇,保护心血管健康。同时,含有维生素E等抗氧化物质,能够防止油脂氧化,延长保质期	① 风味较浓:有独特的菜籽香,在烹饪过程中会赋予菜肴特殊的味道,适用于炒制一些风味浓郁的菜肴 ② 烟点较高:其烟点在190～246℃之间,适用于煎、炒、炸等多种烹饪方式,但在高温烹饪时可能会产生一些特殊的气味
猪油	① 能量密度高:猪油主要由饱和脂肪酸组成,占40%～50%,能为人体提供较高的能量 ② 含有维生素A和维生素D:含有少量的维生素A和维生素D,对人体的视力、骨骼健康等有一定的益处	① 风味醇厚:具有独特的香味,可以使菜肴更加美味,尤其是在制作中式传统菜肴如红烧肉、梅干菜扣肉等时,使用猪油能增添浓郁的风味 ② 常温下呈固态:在常温下猪油是固态或半固态,在烹饪过程中有较好的起酥性,用于制作糕点等食品,可使糕点有酥脆的口感。其饱和脂肪酸含量较高,过量食用可能会增加心血管疾病的风险

课程育人

五谷的重要地位

巩固提升

食物营养价值认知

任务三 合理营养与平衡膳食认知

知识索引

关键词：膳食结构；平衡膳食；膳食指南；合理营养。

理论（技能）要点：

1. 膳食结构的定义、膳食模式以及我国膳食结构的特点；
2. 平衡膳食的定义、原则、要求；
3. 膳食指南的定义、一般人群膳食指南、老年人膳食指南、平衡膳食宝塔。

重点：膳食指南的核心内容；平衡膳食的概念；平衡膳食宝塔各层食物种类、推荐摄入量及比例关系和平衡膳食对老年人健康的重要性。

难点：膳食指南各项原则背后的营养学原理；营养素之间复杂的相互关系以及如何在膳食中平衡；灵活运用膳食指南来设计平衡膳食；按照膳食指南和平衡膳食要求养成进食的习惯。

任务目标

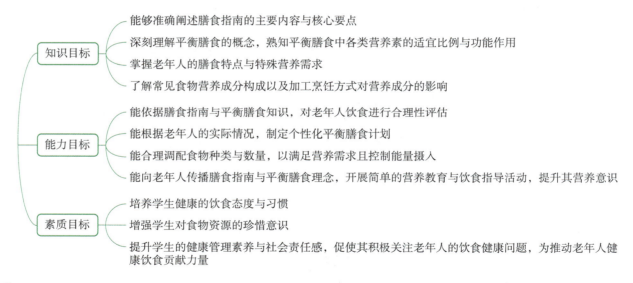

情境聚焦

张爷爷，72岁。既往有高血压、冠心病病史10余年，长期服用降压药和冠心病治疗药物。因近期频繁出现心慌、胸闷、气短等症状加重，入院治疗。入院检查发现血压波动较大（收缩压150～180 mmHg，舒张压80～100 mmHg），血脂异常（总胆固醇6.5 mmol/L，低密度脂蛋白胆固醇4.2 mmol/L，甘油三酯2.8 mmol/L），心电图显示心肌缺血。采用24 h膳食回顾法对患者入院前的饮食情况进行评估，发现存在以下问题：张爷爷口味较重，每日盐摄入量10～12 g，远高于膳食指南推荐的5 g以下；偏好肥肉、油炸食品等，脂肪供能比超过35%，且饱和脂肪摄入过多；蔬菜、水果及全谷物摄入较少，膳食纤维每日摄入量不足10 g；每日饮酒，白酒摄入量50～100 mL。

学习准备

从知识(能力)、资料收集、思考问题、学习工具等方面准备。详情请扫二维码。

学习准备单

知识储备

知识点一　认识膳食结构

引导问题：情境聚焦中的张爷爷，他的膳食结构中缺少了哪些重要的营养素？这些营养素对健康有什么影响？

一、核心概念

1. 膳食结构的定义

膳食结构是指人们在一定时期内，膳食中各类营养素的数量比例在膳食中所占的比例。它反映了人们饮食习惯和营养状况的基本特征，是评价一个地区或国家居民饮食习惯和营养状况的重要指标之一。

2. 膳食模式的定义

膳食模式指一个地区或人群膳食的相对稳定状态，是膳食结构在一定经济社会文化、环境等条件影响下的外在表现。

3. 膳食模式的关键组成

（1）食物种类：谷类、蔬菜、水果、肉类、鱼类、蛋类、奶制品、豆制品、坚果和油脂等。

（2）营养素比例：蛋白质、脂肪、碳水化合物等宏量营养素的摄入比例，以及维生素和矿物质等微量营养素。

（3）能量分布：膳食中不同营养素提供的能量比例，如碳水化合物、脂肪和蛋白质的能量贡献。

二、膳食模式的主要类型

目前，世界上按照动植物性食物来源的不同，膳食模式主要有 4 种，详细内容见表 2-3-1 所示。

表 2-3-1　膳食模式主要类型

膳食模式类型	特点	健康影响
东方膳食模式	以植物性食物为主，动物性食物为辅。该模式主要存在于发展中国家。谷物类食物是能量的主要来源，占总能量摄入的 70%～80%。豆类也是重要的食物组成部分，为人体提供植物性蛋白质。蔬菜的摄入量相对较多，能提供一定量的维生素和膳食纤维，但动物性食物的摄入较少，尤其是肉类、奶类等，占总能量摄入的 10%～20%	该膳食模式若搭配合理，可提供丰富的膳食纤维、维生素和矿物质，对肠道健康有益，能预防便秘、冠心病和高脂血症等健康问题。若植物性食物种类不够丰富，可能会导致蛋白质、维生素 B_{12}、铁、锌等营养素的缺乏
发达国家模式	以动物性食物为主，属于营养过剩型膳食。常见于欧美等发达国家。膳食中动物性食物提供的能量占比较高，可达 60%～70%，其中肉类、奶类及其制品是主要的食物来源。谷类和蔬菜的摄入相对较少，且谷类食物多为精制谷物，膳食纤维含量较低	该膳食模式可能导致脂肪(尤其是饱和脂肪)、胆固醇摄入过量，增加肥胖、高血压、冠心病、糖尿病的发病风险。动物性食物能提供丰富的优质蛋白质、维生素和矿物质，若能适当控制脂肪和胆固醇的摄入，同时保证足够的蔬菜和水果摄入，也可以维持较好的营养状态

续 表

膳食模式类型	特点	健康影响
日本模式	动植物性食物较为平衡。该膳食模式以日本为典型代表。其特点是能量和营养素的供应能满足人体的需求,且动植物性食物的比例比较适当,既能提供足够的优质蛋白质,又能保证摄入丰富的膳食纤维、维生素和矿物质。此外,蔬菜、水果的摄入也较为充足,膳食中的能量有大约70%来自植物性食物,30%来自动物性食物	该膳食模式既保留了东方膳食的特点,又吸取了欧美膳食的长处,有助于降低肥胖、心血管疾病等慢性疾病的发生率。平衡的膳食结构能保证人体摄入各种营养素的比例合理,减少了因营养素过量或缺乏而导致的健康问题
地中海模式	居住于地中海地区居民所特有的膳食模式,以希腊为代表。它以橄榄油为主要食用油,富含单不饱和脂肪酸,对心血管健康有益。蔬菜、水果、全谷物、豆类、坚果的摄入丰富,为人体提供了大量的膳食纤维、维生素和矿物质。鱼类和海鲜的消费量也较高,是优质蛋白质和不饱和脂肪酸的良好来源。适量摄入红葡萄酒也是地中海膳食模式的一个特点,红葡萄酒中的某些成分对心血管系统有保护作用。肉类和奶制品的摄入相对较少	该膳食模式被认为是一种健康的膳食模式,它与降低心血管疾病的发生率、延长寿命等健康益处密切相关。单不饱和脂肪酸能降低低密度脂蛋白胆固醇、提高高密度脂蛋白胆固醇;丰富的膳食纤维可促进肠道蠕动,预防便秘和结肠癌等肠道疾病;鱼类中的ω-3脂肪酸和蔬菜、水果中的抗氧化物质等共同作用,对人体健康起到了很好的保护作用

三、我国膳食结构的特点

我国膳食结构的主要特点是以植物性食物为主,动物性食物逐渐增加。传统的膳食结构以植物性食物为主,谷类、薯类和蔬菜摄入量较高,肉类和奶类摄入较少。近年来,随着经济的发展和生活水平的提高,城市和经济发达地区的膳食结构逐渐西方化,动物性食物及油脂消费过多,慢性病发生率上升。详细内容见表2-3-2。

表2-3-2 我国膳食结构的特点

特点	具 体 表 现
以谷类食物为主	① 主食地位突出:谷类食物在我国膳食结构中占据主导地位,是能量的主要来源。像大米、小麦等谷物是人们日常饮食中不可或缺的部分。例如,在南方,大米是每餐必备的主食,人们习惯以米饭搭配各种菜肴;在北方,小麦制品如馒头、面条等则是常见的主食选择。谷类食物提供的能量通常占总能量摄入的50%~70% ② 谷物种类多样:我国地域辽阔,谷物种类丰富。除了常见的大米和小麦,还有玉米、小米、高粱等。这些谷物不仅提供碳水化合物,还含有一定量的膳食纤维、维生素和矿物质。例如,玉米富含膳食纤维,有助于促进肠道蠕动,预防便秘;小米含有丰富的铁、锌等微量元素,对人体的营养补充有积极作用
蔬菜摄入量相对较高	① 蔬菜品种丰富:我国拥有丰富的蔬菜品种,四季都有不同的蔬菜供应。从叶菜类、根茎类到茄果类,应有尽有。蔬菜的摄入量在膳食中占有较大比例,一般成年人每天蔬菜摄入量能达到300~500 g。蔬菜是维生素、矿物质和膳食纤维的重要来源,对于维持人体正常生理功能和肠道健康起着关键作用 ② 烹饪方式多样:我国有多种蔬菜烹饪方式,如炒、炖、蒸、凉拌等。不同的烹饪方式可以保留蔬菜不同的营养成分,并且赋予蔬菜多样的口感和风味。例如,凉拌蔬菜能够最大限度地保留蔬菜中的维生素C等热敏性营养成分;而炖菜可以使蔬菜中的营养成分更好地溶出到汤汁中,增加食物的营养价值
动物性食物摄入适中	① 肉类消费合理:我国居民对肉类的消费处于适中水平。其中,猪肉是最主要的肉类消费品种;近年来,鸡肉、牛肉、羊肉等的消费比例也在逐渐上升。一般来说,动物性食物提供的能量占总能量摄入的10%~20%。适量的肉类摄入能够为人体提供优质蛋白质、维生素和矿物质,对于维持身体的生长发育和正常生理功能非常重要 ② 奶类及制品摄入逐步增加:随着人们健康意识的提高,奶类及制品的摄入量在逐渐增加。奶类是钙的良好来源,对于骨骼健康至关重要。不过,与一些西方国家相比,我国居民奶类的消费量仍然相对较低。传统的豆制品在膳食中也占有一定地位,如豆腐、豆浆等,它们是植物性蛋白质的重要来源,能够部分替代动物性蛋白质的摄入

续 表

特点	具体表现
豆类及豆制品摄入丰富	① 豆制品历史悠久:我国有食用豆类及豆制品的悠久历史。豆类品种繁多,包括大豆、绿豆、红豆等。大豆是制作豆制品的主要原料,通过加工可以制成豆腐、豆浆、腐竹等多种产品。这些豆制品含有丰富的植物性蛋白质,其质量与动物性蛋白质相当,能够为人体提供必需的氨基酸。例如,豆腐是一种营养丰富的食物,它含有丰富的蛋白质、钙等营养成分,而且价格相对较低,容易被大众接受 ② 营养功能多样:豆类及豆制品除了提供蛋白质外,还含有丰富的膳食纤维、维生素和矿物质。它们在膳食中的合理摄入有助于降低胆固醇、调节血糖等,对预防心血管疾病和糖尿病等慢性疾病有一定的作用
传统饮食文化影响深远	① 地域饮食特色鲜明:我国各地的饮食文化差异很大,形成了鲜明的地域特色。如川菜以麻辣著称,善用辣椒、花椒等调味料;粤菜注重食材的鲜、嫩、滑,讲究原汁原味。地域特色的饮食文化影响着人们的膳食结构和食物选择。例如,在四川,膳食中辣椒、花椒等调料的使用频率较高;而在广东,海鲜、禽类等新鲜食材的消费比例相对较大 ② 饮食搭配讲究平衡:我国传统饮食文化注重食物的搭配,讲究荤素搭配、主食副食搭配等原则。例如,在传统的中式菜肴中,一道菜往往会包含多种食材,如土豆烧牛肉,既有肉类提供蛋白质,又有蔬菜提供维生素和膳食纤维,符合营养均衡的理念,有助于提高膳食的整体营养价值

知识点二　认识平衡膳食

引导问题:根据平衡膳食的原则,张爷爷应该如何调整饮食习惯以改善营养状况？中国老年人平衡膳食宝塔(2024)中提到了哪些食物类别？张爷爷应该如何在日常饮食中实践这些建议？

一、核心概念

1. 平衡膳食的定义

平衡膳食也称为均衡膳食,指通过科学搭配食物种类和比例,满足人体对能量和营养素的需求,同时降低疾病风险的一种饮食方式。

2. 平衡膳食模式

平衡膳食模式是根据营养科学原理、我国居民膳食营养素参考摄入量及科学研究成果而设计,指一段时间内,膳食组成中的食物种类和比例可以最大限度地满足不同年龄、不同能量水平的健康人群的营养和健康需求。合理膳食是在平衡膳食的基础上,考虑到健康状况、地域资源、生活习惯、宗教信仰等情况而调整的膳食,能较好地满足不同生理状况、不同宗教信仰以及不同健康状况等某个阶段的营养与健康需要。

3. 平衡膳食宝塔的定义

平衡膳食宝塔是一种以直观图形方式呈现的膳食指导工具。它将食物分为不同的层次,各层面积大小不同,形象地反映了各类食物在平衡膳食中的地位和应占的比例关系。从底层到顶层,食物的推荐摄入量逐渐减少,体现了食物多样、谷类为主的膳食理念。

二、平衡膳食的关键要素

平衡膳食的关键要素包括食物多样,要涵盖谷类薯类及杂豆、蔬果、畜禽肉等各类食物,且在每类食物中追求品种丰富;营养素比例平衡是核心,合理分配碳水化合物、蛋白质、脂肪的占比,同时保证维生素和矿物质等微量营养素的充足供应;合理的食物搭配是保障,荤素搭配、主食副食搭配、粗细搭配和色彩搭配,以此让膳食中的营养素更全面、均衡,满足人体健康需求。具体如图 2-3-1 所示。

平衡膳食的目标是促进健康,预防营养不足和过量摄入引起的慢性疾病,如心血管疾病、糖尿病和肥胖等。平衡膳食的具体构成可能因个人需求和文化背景而异,但基本原则是一致的。

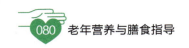

```
                    ┌─ 营养素的全面性——包含所有必需的宏量营养素和微量营养素
                    │
                    ├─ 营养素适量摄入——符合个体的年龄、性别、体重、身体活动水平和健康状况
                    │
                    ├─ 食物多样性——合理控制主食、肉类和油脂的摄入量
                    │
                    ├─ 能量平衡——摄入的能量与消耗的能量相平衡,以维持健康的体重
                    │
    平衡膳食的       ├─ 适量蛋白质——摄入足够的优质蛋白质,以满足身体对氨基酸的需求
    关键要素         │
                    ├─ 适量脂肪——包括适量的健康脂肪,限制饱和脂肪和反式脂肪的摄入
                    │
                    ├─ 适量碳水化合物——摄入适量的复合碳水化合物,如全谷物,以及适量的简单糖
                    │
                    ├─ 适量膳食纤维——摄入足够的膳食纤维,主要来自蔬菜、水果和全谷物
                    │
                    ├─ 适量维生素和矿物质——摄入足够的维生素和矿物质,以支持身体的各种生理功能
                    │
                    ├─ 适量饮水——保持适当的水分摄入,以维持身体的水平衡
                    │
                    └─ 适量盐分——参考饮食平衡指南,了解各类食物的推荐摄入量
```

图 2-3-1　平衡膳食的关键要素

知识点三　认识膳食指南

引导问题：根据《中国老年人膳食指南》，张爷爷膳食计划应该如何调整？如何将膳食指南的建议融入张爷爷的日常饮食中？

一、核心概念

1. 膳食指南的定义

膳食指南是由营养健康权威机构为某地区或国家的普通民众发布的指导性意见，旨在帮助人们做出健康的饮食选择，促进合理营养、改善健康状况以及预防疾病。它基于营养学原则，结合本国或本地的实际情况，教育国民如何明智而可行地选择食物、调整膳食。膳食指南的目标群体是普通民众，旨在通过教育和指导，提高公众的健康意识和饮食习惯。通过合理选择食物和调整膳食，膳食指南可帮助降低多种疾病的发病风险，如 2 型糖尿病、心血管疾病、高血压和结直肠癌等。

2. 《中国居民膳食指南（2022）》的组成

我国居民的膳食依据是《中国居民膳食指南》，现行的是 2022 年版。它由 3 部分构成，即一般人群膳食指南、特定人群膳食指南、平衡膳食模式和膳食指南编写说明。

二、一般人群膳食指南

一般人群膳食指南是指针对 2 岁以上所有健康人群提出的饮食建议，旨在帮助人们做出健康的饮食选择，以满足营养需求、促进健康、预防疾病。根据《中国居民膳食指南（2022）》，一般人群膳食指南详见表 2-3-3。

表 2-3-3 膳食指南的准则与要求

基本准则	核 心 推 荐
准则一 食物多样，合理搭配	① 坚持谷类为主的平衡膳食模式 ② 每天的膳食应包括谷薯类、蔬菜水果、畜禽鱼蛋奶和豆类食物 ③ 平均每天摄入 12 种以上食物，每周 25 种以上，合理搭配 ④ 每天摄入谷类食物 200～300 g，其中包含全谷物和杂豆类 50～150 g，薯类 50～100 g
准则二 吃动平衡，健康体重	① 各年龄段人群都应天天进行身体活动，保持健康体重 ② 食不过量，保持能量平衡 ③ 坚持日常身体活动，每周至少进行 5 天中等强度身体活动，累计 150 min 以上；主动身体活动最好每天 6 000 步 ④ 鼓励适当进行高强度有氧运动，加强抗阻运动，每周 2～3 天 ⑤ 减少久坐时间，每小时起来动一动
准则三 多吃蔬果、奶类、 全谷、大豆	① 蔬菜水果、全谷物和奶制品是平衡膳食的重要组成部分 ② 餐餐有蔬菜，保证每天摄入不少于 300 g 的新鲜蔬菜，深色蔬菜应占 1/2 ③ 天天吃水果，保证每天摄入 200～350 g 的新鲜水果，果汁不能代替鲜果 ④ 吃各种各样的奶制品，摄入量相当于每天 300 mL 以上液态奶 ⑤ 经常吃全谷物、大豆制品，适量吃坚果
准则四 适量吃鱼、禽、蛋、瘦肉	① 鱼、禽、蛋类和瘦肉摄入要适量，平均每天 120～200 g ② 每周最好吃鱼 2 次或 300～500 g，蛋类 300～350 g，畜禽肉 300～500 g ③ 少吃深加工肉制品 ④ 鸡蛋营养丰富，吃鸡蛋不弃蛋黄 ⑤ 优先选择鱼，少吃肥肉、烟熏和腌制肉制品
准则五 少盐少油，控糖限酒	① 培养清淡饮食习惯，少吃高盐和油炸食品。成年人每天摄入食盐不超过 5 g，烹调油 25～30 g ② 控制添加糖的摄入量，每天不超过 50 g，最好控制在 25 g 以下 ③ 反式脂肪酸每天摄入量不超过 2 g ④ 不喝或少喝含糖饮料 ⑤ 儿童青少年、孕妇、乳母以及慢性病患者不应饮酒。成年人如饮酒，一天饮用的酒精量不超过 15 g
准则六 规律进餐，足量饮水	① 合理安排一日三餐，定时定量，不漏餐，每天吃早餐 ② 规律进餐、饮食适度，不暴饮暴食，不偏食挑食，不过度节食 ③ 足量饮水，少量多次。在温和气候条件下，低身体活动水平成年男性每天喝水 1 700 mL，成年女性每天喝水 1 500 mL ④ 推荐喝白水或茶水，少喝或不喝含糖饮料，不用饮料代替白水
准则七 会烹会选，会看标签	① 在生命的各个阶段都应做好健康膳食规划 ② 认识食物，选择新鲜的、营养素密度高的食物 ③ 学会阅读食品标签，合理选择预包装食品 ④ 学习烹饪，传承传统饮食，享受食物天然美味 ⑤ 在外就餐，不忘适量与平衡
准则八 公筷分餐，杜绝浪费	① 选择新鲜卫生的食物，不食用野生动物 ② 食物制备生熟分开，熟食二次加热要热透 ③ 讲究卫生，从分餐、公筷做起 ④ 珍惜食物，按需备餐，提倡分餐不浪费 ⑤ 做可持续食物系统发展的践行者

(一) 食物多样，合理搭配

1. 食物多样

食物多样指一日三餐膳食的食物种类全、品样多，是平衡膳食的基础。详细内容见表 2-3-4。

表 2-3-4 建议摄入的主要食物种类数

食物类别	平均每天摄入的种类数	每周至少摄入的种类数
谷类、薯类、杂豆类	3	5
蔬菜、水果	4	10
畜、禽、鱼、蛋	3	5
奶、大豆、坚果	2	5
合计	12	25

2. 合理搭配

合理搭配是平衡膳食的保障。合理搭配是指食物种类和重量的合理化,膳食的营养价值通过合理搭配而提高和优化。中国居民平衡膳食宝塔是将五大类食物的种类和重量合理搭配的具体表现。

✦ **小贴士** 如何做到食物多样:小份量多几样、同类食物常变换、不同食物巧搭配。如何做到谷物为主:餐餐有谷类;在外就餐,勿忘主食。全谷、杂豆和薯类巧安排:全谷、杂豆每天吃一次、薯类巧应用。

(二) 吃动平衡,健康体重

体重变化是判断一段时期内能量平衡与否最简便易行的指标,也是判断吃动是否平衡的指标。目前常用的判断健康体重的指标是体质指数(body mass index,BMI)。我国健康成年人(18~64 岁)的 BMI 应在 $18.5 \sim 23.9 \, kg/m^2$,65 岁以上老年人的适宜体重和 BMI 应该略高($20 \sim 26.9 \, kg/m^2$)。

一般而言,一个人一天吃多少食物是根据能量需要而计算出来的,故一天吃多少以食物供给是否满足一天能量需要为衡量标准。根据《中国居民膳食营养素参考摄入量(2023 版)》,我国 65~74 岁老年人低身体活动水平者能量需要量男性为 7.95 MJ(1 900 kcal),女性为 6.49 MJ(1 550 kcal),75 岁及以上老年人低身体活动水平者能量需要量男性为 7.53 MJ(1 800 kcal),女性为 6.28 MJ(1 500 kcal)。

"动则有益",除了日常身体活动如家务活动、职业性身体活动、交通往来活动外,应加强主动性运动。主动性运动的形式多种多样,主要包括有氧运动、抗阻运动(力量运动)、柔韧性运动和平衡协调类运动。运动时应兼顾不同类型的运动。先有氧,后力量,重视柔韧性运动。身体活动是一个改善健康的机会,运动是每天必需的生活内容之一,能增进健康、愉悦心情。活动可以随时随地进行。将运动列入每天的时间表,培养运动意识和习惯,有计划安排运动,循序渐进,逐渐增加运动量,达到每周建议量。如表 2-3-5、表 2-3-6 所示。

表 2-3-5 推荐的成年人身体活动量

方式	推荐活动	时间(min)
每天	主动进行身体活动 6 000 步	30~60
每周	至少进行 5 天中等强度身体活动	150~300
鼓励	适当进行高强度有氧运动和抗阻运动	每周 2~3 天
提醒	减少久坐时间,每小时起来动一动	

表 2-3-6 成年人每天身体活动量相当于快走 6 000 步的活动时间

活动名称	时间(min)	活动名称	时间(min)
太极拳	50	骑自行车、乒乓球、跳舞	40
健身球、高尔夫球	30~35	慢跑、游泳	25
网球、篮球、羽毛球	30		

◆ **小贴士** 如何做到食不过量：定时定量进餐；吃饭宜细嚼慢咽；分餐制；每顿少吃一两口；减少高能量加工食品的摄入；减少在外就餐。身体活动量多少为宜：通常身体活动量应占总能量消耗的15%以上。如何达到身体活动量：有氧运动天天有；抗阻运动不可少；柔韧运动随时做。

（三）多吃蔬果、奶类、全谷、大豆

蔬菜水果、全谷物、奶类、大豆是维生素、矿物质、优质蛋白、膳食纤维和植物化学物的重要来源，对提高膳食质量起到关键作用。

1. 多吃蔬菜水果

蔬菜水果要注意重"鲜"、选"色"、多"品"。

（1）新鲜应季的蔬菜水果，颜色鲜亮，如同鲜活有生命的植物一样，其水分含量高、营养丰富、味道清新；食用这样的新鲜蔬菜水果对人体健康益处多。

（2）根据颜色深浅，蔬菜水果可分为深色的和浅色的。深色是指深绿色、红色、橘红色和紫红色，具有营养优势，尤其是富含β-胡萝卜素，是膳食维生素A的主要来源，应注意多选择，如图2-3-2所示。

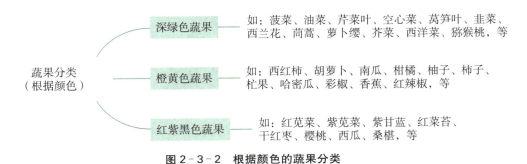

图2-3-2 根据颜色的蔬果分类

（3）挑选和购买时要多变换，每天至少达到3~5种。夏天和秋天属水果最丰盛的季节，不同的水果甜度和营养素含量有所不同，每天至少1~2种，首选应季水果。常见蔬菜种类如图2-3-3所示。

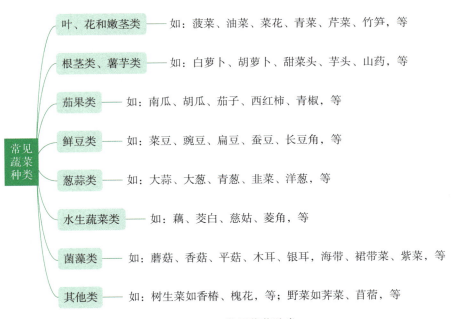

图2-3-3 常见蔬菜种类

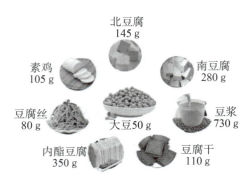

图 2-3-4 豆类食物互换图(按蛋白质含量)

2. 多吃奶类和大豆

(1) 选择多种奶制品。与液态奶相比,酸奶、奶酪、奶粉有不同风味,又有不同蛋白质浓度,可以多品尝,丰富饮食多样性。

(2) 大豆及其制品,可以换着花样经常吃。每周可用豆腐、豆腐干、豆腐丝等制品轮换食用,既变换口味,又能满足营养需求,如图 2-3-4 所示。

(3) 把牛奶制品、豆制品当作膳食组成的必需品。达到每天相当于 300 mL 液态奶,实际并不难,如图 2-3-5 所示。

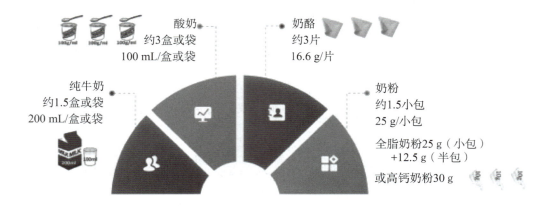

图 2-3-5 每天相当于 300 mL 液态奶的乳制品(以钙含量为基准)

3. 全谷物、杂豆作为膳食重要组成

推荐每天吃全谷物食物 50~150 g,相当于一天谷物的 1/4~1/3。杂豆可以和主食搭配食用,发挥膳食纤维、维生素 B、钾、镁等均衡营养作用,提高蛋白质互补和利用。全谷物入口感觉粗糙,杂豆不好煮熟,习惯精制米面细软口感的消费者,食用全谷物杂豆初期应学习适宜烹饪方法。

4. 坚果有益,但不宜过量

适量摄入有益健康,且其能量应该计入一日三餐的总能量之中。蔬果、奶类、全谷、大豆每天的摄入量如表 2-3-7 所示。

表 2-3-7 蔬果、奶类、全谷、大豆每天的摄入量

蔬菜	水果	全谷物	奶制品	大豆制品	坚果
每天不少于 300 g	每天 200~350 g	每天 50~150 g	每天 300~500 g	每周 105~175 g	每周 50~70 g
保证餐餐有 选择多种各色 深色蔬菜占 1/2	保证天天吃 吃新鲜水果	每天都应该有	每天保证足量 可选择低脂脱脂产品 乳糖不耐受可选酸奶	经常吃 换着花样吃	经常吃 不过量

◆ **小贴士** 怎样才能达到足量蔬果目标:餐餐有蔬菜,天天吃水果,蔬果巧搭配。巧烹饪,保持蔬菜营养:先洗后切,开汤下菜,急火快炒,炒好即食。

(四) 适量吃鱼、禽、蛋、瘦肉

1. 把好适量摄入关

（1）控制总量，分散食用。应将这些食物分散在每天各餐中，避免集中食用，最好每餐有肉，每天有蛋。食谱定量设计，能有效控制动物性食物的摄入量。

（2）小份量，量化有数。在烹制肉类时，可将大块肉材切成小块后再烹饪，以便食用者掌握摄入量。

（3）在外就餐时，减少肉类摄入。如果需要在外就餐，点餐时要做到荤素搭配，清淡为主，尽量用鱼和豆制品代替畜禽肉。

2. 合理烹调鱼虾和蛋类

鱼虾等水产品，可采用蒸、煮、炒、熘等方法。鸡蛋营养丰富，蛋黄是鸡蛋营养素种类和含量集中的部位，不能丢弃，可采用煮、炒、煎、蒸等方法。

3. 畜禽肉吃法有讲究

可采用炒、烧、爆、炖、蒸、熘、焖、炸、煨等方法。在滑炒或爆炒前可挂糊上浆，既可增加口感，又可减少营养素丢失。多蒸煮，少烤炸；既要喝汤，更要吃肉。

4. 少吃熏腌和深加工肉制品

这些加工方法不仅使用了较多的食盐，同时油脂过度氧化等也存在一些食品安全问题，长期食用会给人体健康带来风险，因此应尽量少吃。

5. 其他动物性来源食品

建议每月可食用动物内脏食物2～3次，且每次不要过多。没有必要过分追求"山珍海味"。

(五) 少盐少油，控糖限酒

1. 培养清淡口味，逐渐做到量化用盐用油

在家烹饪时推荐使用定量盐勺，每餐按量放入菜肴，老年人尤其要少盐。

2. 如何做到食盐减量

（1）选用新鲜食材，巧用替代方法：烹调时应尽可能保留食材的天然味道，这样就不需要加入过多的食盐等调味品来增加食物的滋味。另外，可通过不同味道的调节来减少对咸味的依赖。如在烹制菜肴时放少许醋，使用花椒、八角、辣椒、葱、姜、蒜等天然调味料来调味。

（2）合理运用烹调方法：烹制菜肴可以等到快出锅时或关火后再加盐，能够在保持同样咸度的情况下，减少食盐用量。

（3）做好总量控制：在家烹饪时的用盐量不应完全按每人每天5 g计算，也应考虑成人、老年人、孩子的差别，日常食用的零食、即食食品、黄酱、酱油等的食盐含量，以及在外就餐，也应该计算在内。

（4）注意隐性盐（钠）问题，少吃高盐（钠）食品：鸡精、味精、蚝油等调味料含钠量较高，某些预包装食品往往属于高盐（钠）食品。为控制食盐摄入量，最好的办法是少买高盐（钠）食品，少吃腌制食品。

（5）要选用碘盐：为了预防碘缺乏对健康的危害，我国从20世纪90年代实施食盐加碘的措施，有效地控制了碘缺乏病的流行。除高水碘地区外，所有地区都应推荐食用碘盐，尤其有儿童少年、孕妇、乳母的家庭，更应食用碘盐，预防碘缺乏。

3. 如何减少烹调油摄入量

（1）学会选择用油：不同食用油的脂肪酸组成差异很大，见表2-3-8。家里采购食用油时注意常换品种。

表 2-3-8 食用油的营养型分类

食用油的营养型分类	代表性油脂	特征脂肪酸
高饱和脂肪酸类	黄油、牛油、猪油、椰子油、棕榈油、可可脂	月桂酸、豆蔻酸、棕榈酸等
富含 $n-9$ 系列脂肪酸	橄榄油、茶油、菜籽油	高油酸单不饱和脂肪酸等
富含 $n-6$ 系列脂肪酸	玉米油、葵花籽油、大豆油、花生油	高亚油酸型多不饱和脂肪酸等
富含 $n-3$ 系列脂肪酸	鱼油、亚麻籽油、紫苏油	DHA、EPA、α-亚麻酸等

(2) 定量巧烹饪:如蒸、煮、炖、焖、水滑、熘、拌等,可以减少用油量。

(3) 少吃油炸食品:油炸食品为高脂肪高能量食品,容易造成能量过剩。

(4) 动物油脂和饱和脂肪酸:动物油脂富含饱和脂肪酸,应特别注意限制加工零食和油炸香脆食品摄入。日常饱和脂肪酸的摄入量应控制在总能量的 10% 以下。

4. 限酒

患有某些疾病(如高甘油三酯血症、胰腺炎、肝脏疾病等)者限酒;血尿酸过高者限酒。提倡文明餐饮,成年人若饮酒应限量。

5. 控制添加糖摄入量

建议每天添加糖的摄入不超过 50 g,最好控制在 25 g 以下。

◆ 小贴士 "控糖"要点:尽量做到少喝或不喝含糖饮料,更不能用饮料替代饮用水;少吃甜味食品;少吃糕点、甜点、冷饮等;做饭炒菜少放糖;要学会查看食品标签中的营养成分表,选择碳水化合物或糖含量低的饮料,注意隐形糖;在外就餐或外出游玩时更要注意控制添加糖摄入。

(六) 规律进餐,足量饮水

1. 合理安排一日三餐的时间和食物量

一日三餐,两餐的间隔以 4~6 h 为宜。早餐安排在 6:30~8:30,午餐 11:30~13:30,晚餐 18:00~20:00 为宜。老年人除了保证每日三次正餐外,建议安排两次零食。

用餐时间不宜过短,也不宜太长。建议早餐用餐时间为 15~20 min,午、晚餐用餐时间为 20~30 min。应细嚼慢咽享受食物的美味,并营造轻松、愉快的进餐氛围,可以放点轻音乐,谈论轻松的话题;进餐时应相对专注,不宜边进餐边看电视、看手机等。

合理分配一日三餐的食物量。早餐提供的能量应占全天总能量的 25%~30%,午餐占 30%~40%,晚餐占 30%~35%。

2. 保证天天吃好早餐

早餐的食物应包括谷薯类、蔬菜水果、动物性食物、奶豆坚果等 4 类食物。早餐食谱举例见表 2-3-9。

表 2-3-9 中、西式早餐食谱举例

内容	中式早餐		西式早餐	
食谱	米粥	100 g	全麦面包	100 g
	全麦馒头	100 g	鸡胸肉	50 g
	煮鸡蛋	1 个	奶酪一片	10 g
	瘦肉炒时蔬	(肉丝 20 g,蔬菜 100 g)	酸奶	100 mL
	豆浆	200 mL	蔬菜沙拉	(蔬菜 100 g,低脂沙拉酱 10 g)
	香蕉	50~100 g	苹果	100 g

续　表

内容	中式早餐	西式早餐
供能与营养素	能量　　　592.5 kcal 蛋白质　　26.5 g 脂肪　　　14.5 g 碳水化合物　89 g	能量　　　557.5 kcal 蛋白质　　25 g 脂肪　　　17.5 g 碳水化合物　75 g

3. 安排好午餐和晚餐

(1) 午餐的食物选择应当根据不同年龄人群的营养需要，遵照平衡膳食的要求。主食可选择米或面制品，做到粗细搭配；2～3 种蔬菜，1～2 种动物性食物，如鱼虾等水产品、鸡肉、瘦猪肉、牛羊肉，1 种豆制品，1 份水果。

(2) 晚餐不宜过于丰盛、油腻，应确保食物品种丰富，并考虑早、午餐的进餐情况，适当调整晚餐食物的摄入量，保证全天营养平衡。同时做到清淡少油少盐。主食可以选富含膳食纤维的食物，如小米、薏米、荞麦、红薯等，既能增加饱腹感，又可以促进肠胃蠕动；搭配蔬菜、水果、适量动物性食物和豆制品，多采用蒸、煮、炖、清炒等，少用炸、煎等烹调方法。晚餐时间不要太晚，至少在睡觉前 2 h 进食。

◆ 小贴士　在外就餐应注意：应选择食品安全状况良好、卫生信誉度在 B 级及以上的餐饮服务单位。点餐时要注意食物多样，荤素搭配；不铺张浪费，适量；尽量选择用蒸、炖、煮等方法烹调的菜肴，避免煎炸食品和含脂肪高的菜肴，以免摄入过多油脂；进食注意顺序，可以先吃少量主食，再吃蔬菜、肉类等；增加蔬菜摄入，肉类菜肴要适量。

4. 合理选择零食

零食是指非正餐时间食用的食物或饮料，不包括水。选择和食用零食应注意：选择营养素密度高的食物，如鸡蛋、牛奶、豆制品等，还可选择新鲜蔬菜水果以及坚果等；少选油炸或膨化食品，建议的选择方式见表 2-3-10。吃零食的量不宜多，以不影响正餐为宜，更不应该代替正餐。两餐之间可适当吃些零食，睡前 1 h 不宜吃零食。

表 2-3-10　零食推荐食用种类

食用程度	营养特点	食用频率	零食举例
可经常食用	低盐、低糖、低脂	每天都可适当食用	奶及奶制品：牛奶、酸奶、奶粉等 新鲜蔬菜：西红柿、黄瓜等 水果：苹果、梨、柑橘等 谷薯类：煮玉米、全麦面包、红薯、土豆等 蛋类：煮鸡蛋、鹌鹑蛋 原味坚果：瓜子、核桃、榛子等 豆制品：豆浆、豆腐干等
限制食用	高盐、高糖、高脂	偶尔或尽量少	糖果、油炸食品、薯片、含糖饮料、腌鱼干、盐渍食品、水果罐头、蜜饯等

5. 不暴饮暴食、不偏食挑食、不过度节食

在日常生活中，要注意"三不"原则，即不暴饮暴食、不偏食挑食、不过度节食，详细内容及措施如图 2-3-6 所示。

6. 足量饮水

在温和气候条件下，低身体活动水平成年男性每天水的适宜摄入量为 1700 mL；女性每天水的适宜摄入量为 1500 mL。应主动喝水，少量多次。喝水可以在一天的任意时间，每次 1 杯，每杯约 200 mL。可早、晚各饮 1 杯水，其他时间里每 1～2 h 喝一杯水。建议饮水的适宜温度为 10～40 ℃。

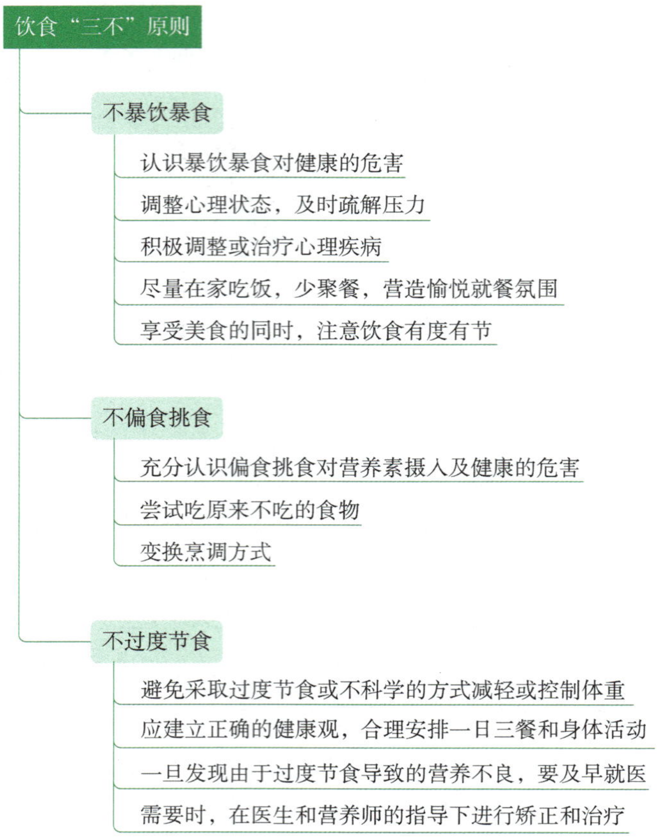

```
                    饮食"三不"原则
                         │
          ┌──────────────┼──────────────┐
          │              │              │
       不暴饮暴食      不偏食挑食      不过度节食
          │              │              │
   ┌─认识暴饮暴食对健康的危害   ┌─充分认识偏食挑食对营养素摄入及健康的危害   ┌─避免采取过度节食或不科学的方式减轻或控制体重
   ├─调整心理状态，及时疏解压力 ├─尝试吃原来不吃的食物                 ├─应建立正确的健康观，合理安排一日三餐和身体活动
   ├─积极调整或治疗心理疾病    └─变换烹调方式                      ├─一旦发现由于过度节食导致的营养不良，要及早就医
   ├─尽量在家吃饭，少聚餐，营造愉悦就餐氛围                         └─需要时，在医生和营养师的指导下进行矫正和治疗
   └─享受美食的同时，注意饮食有度有节
```

图 2-3-6 饮食"三不"原则

在日常生活中，因各种原因可能出现机体水分不足，我们可以根据口渴、排尿次数、尿液量和颜色来判断机体的水合状态。

（1）口渴：出现口渴已经是身体明显缺水的信号。因此，要避免出现口渴现象，应主动喝水。

（2）排尿次数和排尿量：当机体排尿次数和尿液量比平时减少时，提示水分摄入过少，机体可能出现缺水状态。

（3）尿液颜色：水分摄入充足时，正常的尿液颜色为透明黄色或浅黄色。当尿液颜色加深，呈现黄色时，机体可能摄入水分较少，存在脱水状态；呈现较深黄色和深黄色时，提示机体水分不足或缺少水分，处于脱水状态。

尿液颜色和水合状态

7. 不喝或少喝含糖饮料

建议用白水或茶水替代含糖饮料。白水廉价易得，安全卫生，不增加能量，不用担心"添加糖"带来的健康风险，建议首选白水。含糖饮料的主要成分是水和添加糖，过多摄入含糖饮料可增加龋齿、超重肥胖、2型糖尿病、血脂异常的发病风险。应少选购或不选购含糖饮料，家里不储存含糖饮料；不把饮料当作水分的主要来源，不用饮料代替白水。

有些人不喜欢喝没有味道的白水，可以在水中加入1~2片新鲜柠檬片、3~4片薄荷叶等增加水的色彩和味道，也可以自制一些传统饮品，如绿豆汤、酸梅汤等，注意不要添加糖。

(七) 会烹会选,会看标签

认识食物和会挑选食物是健康生活的第一步。了解各种食物营养特点,学会看懂营养标签,比较和选择食物,学习传统烹调技能,做到按需备餐、营养配餐,维护健康生活。生命的各个阶段都应该重视膳食计划,把食物多样、能量平衡放在首位,统筹好食物选购,设计好菜肴,合理分配三餐和零食茶点。

1. 科学选购物美价廉的食物

(1) 认识食物营养特点:了解食物主要营养特点,按类选择食物是合理膳食的第一步。不同的食物营养特点有所不同,见表2-3-11。

表2-3-11 各类食物提供的主要营养素

食物组	主要营养素	食物组	主要营养素
谷类、杂豆	碳水化合物、蛋白质、膳食纤维、维生素、铁、锌、镁等	薯类	碳水化合物、膳食纤维、钾
蔬菜类	β-胡萝卜素、叶酸、钙、钾、维生素C、膳食纤维;多酚类、类胡萝卜素、有机硫化物等植物化学物	水果类	维生素C、钾、镁、膳食纤维;植物化学物
鱼畜禽类	优质蛋白质、脂类、脂溶性维生素、维生素B_6、维生素B_{12}、硒等;鱼油含有DHA、EPA	蛋类	优质蛋白质、脂类、磷脂、维生素、矿物质
乳类	优质蛋白质、钙、B族维生素等;酸奶、奶酪还提供益生菌	大豆及其制品	蛋白质、脂肪、维生素E;另外还含磷脂、大豆异黄酮、植物甾醇等
坚果	脂肪、必需脂肪酸、蛋白质、维生素E、B族维生素、矿物质等;栗子富含淀粉	油	脂肪、必需脂肪酸、维生素E

(2) 了解食物营养素密度:应首先考虑从天然食物中获取各种营养素。营养素密度通常指食物中某种营养素含量与其能量的比值。营养素密度高的食物指多种维生素、矿物质(钠除外)、膳食纤维以及植物化学物或必需脂肪酸含量较高的食物,但同时也应含有相对较少的脂肪、糖和能量。少选空白能量的食物。

◆ **小贴士** 空白能量食物是指提供较高能量,蛋白质、维生素、矿物质含量很低的食物。一般应注意控制这类食物的摄入,如糖果、油炸面筋等。

(3) 利用当季、当地食物资源:不同区域的食物资源和膳食模式具有一定差异。因地制宜,选取当地、当季食物资源。一方面食物在自然成熟期可以最大限度保留营养,新鲜且口味更好;另一方面有利于节约能源和保护环境。

2. 选购食品看食品营养标签

在日常生活中,选购食品时要注意看配料表、看营养成分表以及利用营养声称选购食品,详细内容见表2-3-12。

表2-3-12 选购食品看食品营养标签

食品营养标签	具体内容	图示
看配料表	配料(表)是了解食品的主要原料、鉴别食品组成的最重要途径。按照"用料量递减"原则,配料(表)按配料用量高低依序列出食品原料、辅料、食品添加剂等	食品名称:每日坚果 食用方法:开罐即食 保质期:8个月 产品类型:炒货食品及坚果制品 配料:核桃仁、扁桃仁、腰果仁、红葡萄干、黄葡萄干、蔓越莓干

续 表

食品营养标签	具体内容	图示
看营养成分表	营养成分表说明每100 g(或每100 mL)食品提供的能量,以及蛋白质、脂肪、饱和脂肪、碳水化合物、糖、钠等营养成分的含量值,及其占营养素参考值的百分比	营养成分表 项目 每100g NRV% 能量 2062kJ 25% 蛋白质 10.6g 18% 脂肪 29.9g 50% 碳水化合物 45.6g 15% 钠 8mg 0% 致敏物质:含有坚果及其果仁类制品
利用营养声称选购食品	如高钙、低脂、无糖等;或者与同类食品相比增加了膳食纤维,或减少了盐用量等	

◆ **小贴士** 营养声称是指对食品营养特性的描述和声明,主要用于向消费者传达食品在营养成分含量或营养价值方面的信息,以帮助消费者做出更明智的食物选择。

(1) 含量声称:描述食品中某种营养成分的含量水平。例如,"高钙""低脂""富含维生素C"等。这些声称让消费者直观了解到食品中特定营养成分的丰富程度或含量高低。

(2) 比较声称:将食品的营养成分含量与另一种食品或参考食品进行比较。比如,"减少30%脂肪""增加50%膳食纤维",通过对比突出产品在营养成分上的差异和优势。

(3) 功能声称:声明某种食品或其营养成分具有特定的生理功能。例如,"膳食纤维有助于维持正常肠道功能""钙有助于骨骼和牙齿的发育"。

3. 合理设计一日三餐

设计一日三餐,主要分为4个步骤,即:①了解和确定膳食能量摄取目标;②挑选食物和用量;③合理烹饪、分配餐食;④膳食营养的确认与核查。具体如图2-3-7所示。

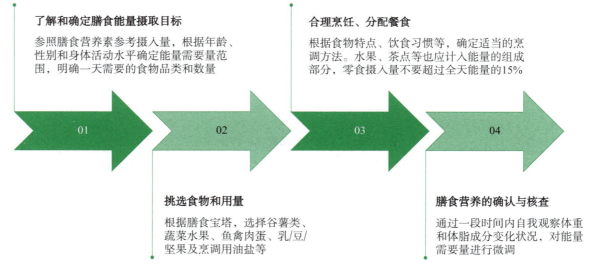

图2-3-7 设计一日三餐的简单步骤

4. 学习烹饪,享受营养与美味

合理设计一日三餐,科学选购物美价廉的食物后,接下来就是学习烹饪,享受营养与美味,具体如表 2-3-13 所示。

表 2-3-13 学习烹饪基本要求

流程	具 体 方 法
食物原料处理	烹饪前食物原料必须清洗,切配时不要切得过细过碎,且不要搁置太长时间。处理生食或即食的食物,要注意所用刀具、案板与生肉分开
学习烹调方法	多用蒸、煮、炒;少用煎、炸;烹调油用量控制
用天然香料	厨房中食盐、酱油、醋、味精、鸡精、咸菜、豆酱、辣酱等都是钠的主要来源,应统计盐(钠)的用量。学会使用天然调味料,清淡饮食,享受食物自然美味
选择新型烹饪工具	选择能源消耗较少,碳排放较少,快捷、方便、节能环保的新型烹饪工具。可以减少油脂的使用,以及高温所引起的致癌物质的产生

5. 践行健康饮食

健康饮食的关键在于"平衡"。同样的食物,加工方法不同,会有不同的营养素密度和健康效益。鼓励"多吃"的食物多为简单加工食品和营养素密度高的食物;应少吃深加工的食品。建议"多吃"和"少吃"的食物见表 2-3-14。

表 2-3-14 建议"多吃"和"少吃"的食物举例

食物类	建议"多吃"的食物	建议"少吃"的食物
谷薯类	糙米饭、全麦面包、玉米粒、青稞仁、燕麦粒、荞麦、莜麦、全麦片;二米饭、豆饭、蒸红薯、八宝粥	精米饭、精细面条、白面包,油条、薯条、方便面、调制面筋(辣条)
蔬菜类	深绿叶蔬菜、小油菜、羽衣甘蓝、西兰花、胡萝卜、番茄、彩椒	各种蔬菜罐头、干制蔬菜、蔬菜榨汁
水果类	橘子、橙子、苹果、草莓、西瓜等当地当季新鲜水果	各种水果罐头、蜜饯等水果制品及果汁饮料
鱼畜禽肉类	新鲜的瘦肉、禽肉、各种鱼等水产品	熏肉、腌肉、火腿、肥肉等,肉(鱼)罐头、肉(鱼)丸等加工制品
乳类	纯牛奶、脱脂牛奶、低糖酸奶、奶粉	奶酪、奶油
水和饮品	水、茶水、无糖咖啡	含糖饮料,如果味饮料、碳酸饮料、奶茶、乳饮料等;避免酒及含酒精的饮料

◆ **小贴士** 外卖及在外就餐的点餐技巧:外卖及在外就餐应纳入膳食计划;挑选主食,不忘全谷物;挑选菜肴,少用油炸,注意荤素搭配;不要大份量,适量不浪费;提出少油、少盐健康诉求。

(八) 公筷分餐,杜绝浪费

饮食文化是健康素养、信仰、情感、习惯等的重要体现。讲究卫生、公筷公勺和分餐、尊重食物、拒绝食用"野味",既是健康素养的体现,也是文明礼仪的象征,对于公共卫生建设和疫情防控具有重大意义。勤俭节约是中华民族和家庭文化的取向,尊重劳动、珍惜食物、避免浪费是每个人应遵守的原则。

一个民族的饮食状况不仅承载了营养,也反映了文化传承和生活状态。在家吃饭、尊老爱幼是中华民族的优良传统。在家烹饪,有助于食物多样选择、提高平衡膳食的可及性;在家吃饭有利于在享受营养

美味食物的同时，享受愉悦进餐的氛围和亲情。

1. 选择新鲜食物，注意饮食卫生

在日常饮食中，一定要选择新鲜食物，注意饮食卫生。详细措施见表 2-3-15。

表 2-3-15 选择新鲜食物，注意饮食卫生的措施

注意事项	具 体 要 求
首选当地当季食物	选择本地、当季食物，保证新鲜卫生，也是节能、低碳、环保的重要措施
学会辨别食物的新鲜程度	对于预包装食品，可以通过看食品标签上的生产日期了解食物的新鲜程度；当无法获得生产日期等信息时，可以用看、触、闻等手段通过食物的外观、色泽、气味等感官指标食物是否新鲜辨别
水果蔬菜要洗净	清洗是清除水果和蔬菜表面污物、微生物的基本方法
食物生熟要分开	在食物清洗、切配、储藏的整个过程中，生熟都应分开。在冰箱存放生熟食品，应分格摆放
食物加热和煮熟	适当温度的烹调可以杀死几乎所有的致病微生物。隔顿、隔夜的剩饭在食用前须彻底再加热，以杀灭储存时增殖的微生物
食物储存要得当	合理储存食物的目的是保持新鲜，避免污染
冷冻食品也应注意饮食卫生	有些微生物在低温环境下也可存活繁殖。在家储存冷冻食品时，应关注生产日期、保质期，保证食品在保质期内尽快食用

2. 不吃野生动物

面对滥食野生动物所引发的人类疾病和重大公共卫生安全问题，2020 年 2 月 24 日，全国人大常委会决定，全面禁止食用包括人工繁育、人工饲养在内的陆生野生动物。我们每一个人都应该遵守规定，拒绝食用保护类和野生动物。

3. 使用公筷公勺，采用分餐，保障饮食安全

采用分而食之的"分餐"方式，就餐时一人一小份，每个人餐具相对独立，或者使用公筷公勺，可以有效地降低经口、经唾液传播传染性疾病的发生和交叉感染的风险；分餐制还有利于明确食物种类、控制进餐量，实现均衡营养，培养节约、卫生、合理的饮食"新食尚"。无论是在家吃饭，还是餐馆就餐，无论从现代文明出发，还是从疾病预防、公共卫生角度而论，使用公筷公勺、推行分餐制都应是一场积极推行的"餐桌革命"。

4. 珍惜食物、杜绝浪费

在营养膳食服务过程中，做到珍惜食物，避免浪费。方法如图 2-3-8 所示。

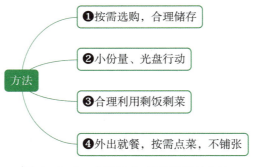

图 2-3-8 珍惜粮食、杜绝浪费的方法

5. 做食物系统可持续发展的推动者

推动食物系统可持续发展最直接的方式之一是改变饮食结构和就餐方式,杜绝食物浪费。提倡增加水果、蔬菜、全谷物等有益健康的植物性食物消费,减少油、盐、糖、深加工食品和畜肉类食物的过度消费,向平衡、合理膳食转变。这既是保障国家粮食安全的迫切需要,也是弘扬中华民族勤俭节约传统美德,落实膳食指南,推进文明餐饮,促进"新食尚"的重要举措。

◆ **小贴士** 推动食物系统可持续发展,每个人要做到4件事:尊重食物、珍惜食物、不浪费食物;用自己的餐具吃饭,减少一次性碗筷餐具的使用;减少使用食品包装和白色(塑料制品)污染;不购买和食用保护类动物。

三、老年人膳食指南

《中国老年人膳食指南(2022)》是《中国居民膳食指南(2022)》的重要组成部分,适用于65岁及以上的老年人,分为一般老年人膳食指南(适用于65～79岁人群)和高龄老年人膳食指南(适用于80岁以上人群)两部分。两个指南是在一般人群膳食指南基础上,针对老年人特点的补充建议。详细内容如图2-3-9所示。

老年人尤其高龄老年人对能量需求降低,但对大多数营养素的需求并没有减少,如蛋白质、钙等需求反而增加。高龄、衰弱老年人往往存在进食受限、味觉、嗅觉、消化吸收能力降低,营养摄入不足,因此建议老年人选择营养素密度高的食物。合理使用营养补充食品,如营养强化的中老年奶粉、优质蛋白粉、特殊医学用途配方食品等,以改善营养状况,维护身体功能,提高生活质量。在身体活动方面,鼓励老年人积极身体活动,保持BMI在$20.0 \sim 26.9 \text{ kg/m}^2$的适宜范围。推荐65～79岁老年人每周进行150～300 min中等强度身体活动。如达不到,应尽可能地增加各种力所能及的身体活动,并在有氧运动基础上重视肌肉力量练习和平衡运动。

四、平衡膳食宝塔

平衡膳食宝塔是一种膳食指导工具。它共分为5层,每一层都代表了一类或几类主要的食物。平衡膳食宝塔不仅展示了食物类别,还通过各层的面积大小直观地体现了各类食物在日常饮食中的推荐比例,如图2-3-10、图2-3-11所示。中国营养学会根据《中国居民膳食指南(2022)》绘制了"我国居民平衡膳食餐盘(2022)",如图2-3-12所示,它是按照平衡膳食原则,描述了一个人一餐中膳食的食物组成和大致比例。餐盘分成4部分,分别是谷薯类、动物性食物和富含蛋白质的大豆及其制品、蔬菜和水果,餐盘旁的一杯牛奶提示其重要性。此餐盘适用于2岁以上人群,是一餐中食物基本构成的描述。

(一) 平衡膳食宝塔结构介绍

平衡膳食宝塔共分5层,形象地展示了各类食物在平衡膳食中的地位和应占的比例。具体如表2-3-16所示。

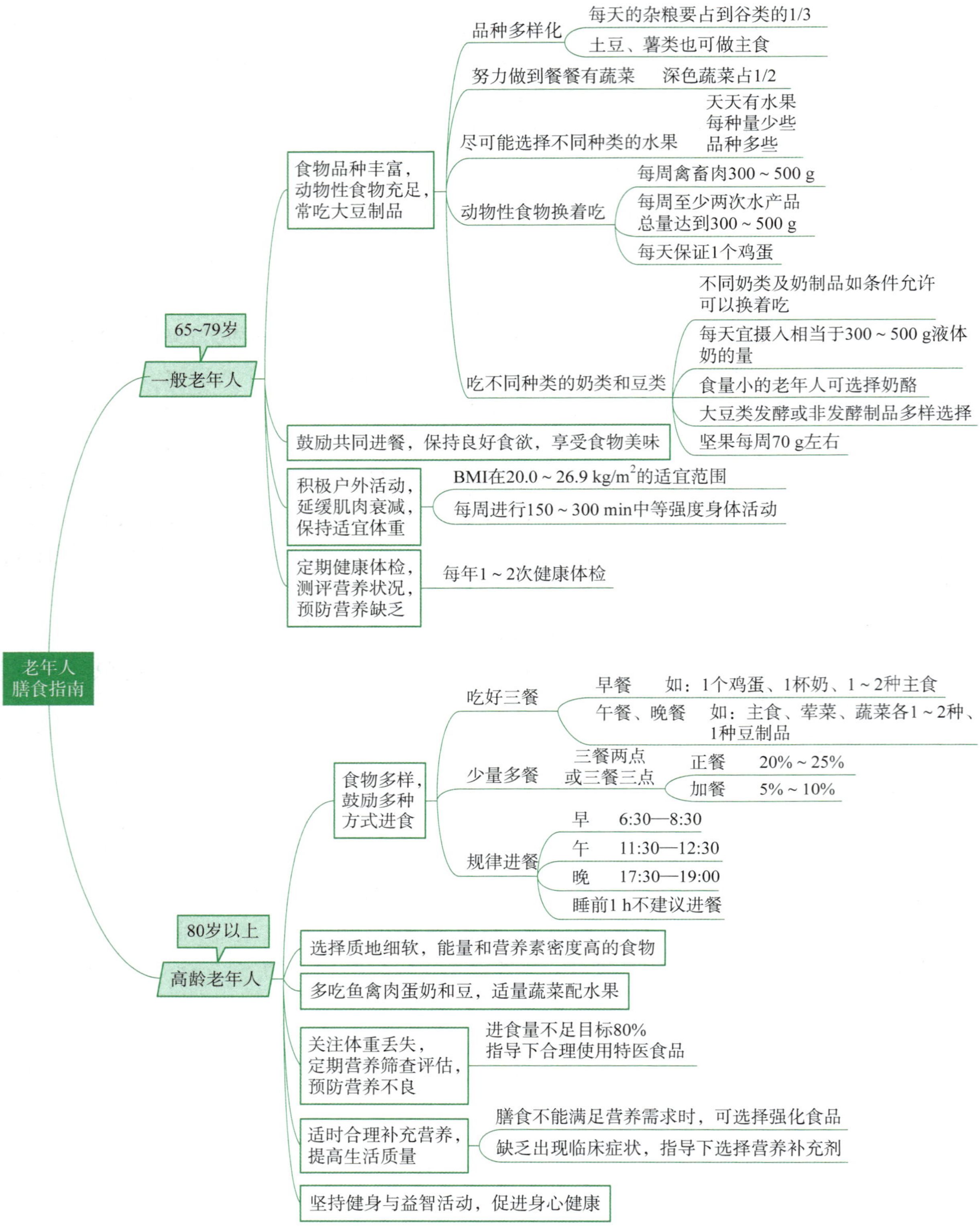

老年人膳食指南

一般老年人（65~79岁）

食物品种丰富，动物性食物充足，常吃大豆制品
- 品种多样化
  - 每天的杂粮要占到谷类的1/3
  - 土豆、薯类也可做主食
- 努力做到餐餐有蔬菜　深色蔬菜占1/2
- 尽可能选择不同种类的水果
  - 天天有水果
  - 每种量少些
  - 品种多些
- 动物性食物换着吃
  - 每周禽畜肉300~500 g
  - 每周至少两次水产品，总量达到300~500 g
  - 每天保证1个鸡蛋
- 吃不同种类的奶类和豆类
  - 不同奶类及奶制品如条件允许可以换着吃
  - 每天宜摄入相当于300~500 g液体奶的量
  - 食量小的老年人可选择奶酪
  - 大豆类发酵或非发酵制品多样选择
  - 坚果每周70 g左右

鼓励共同进餐，保持良好食欲，享受食物美味

积极户外活动，延缓肌肉衰减，保持适宜体重
- BMI在20.0~26.9 kg/m² 的适宜范围
- 每周进行150~300 min中等强度身体活动

定期健康体检，测评营养状况，预防营养缺乏
- 每年1~2次健康体检

高龄老年人（80岁以上）

食物多样，鼓励多种方式进食
- 吃好三餐
  - 早餐　如：1个鸡蛋、1杯奶、1~2种主食
  - 午餐、晚餐　如：主食、荤菜、蔬菜各1~2种、1种豆制品
- 少量多餐　三餐两点或三餐三点
  - 正餐　20%~25%
  - 加餐　5%~10%
- 规律进餐
  - 早　6:30—8:30
  - 午　11:30—12:30
  - 晚　17:30—19:00
  - 睡前1 h不建议进餐

选择质地细软，能量和营养素密度高的食物

多吃鱼禽肉蛋奶和豆，适量蔬菜配水果

关注体重丢失，定期营养筛查评估，预防营养不良
- 进食量不足目标80% 指导下合理使用特医食品

适时合理补充营养，提高生活质量
- 膳食不能满足营养需求时，可选择强化食品
- 缺乏出现临床症状，指导下选择营养补充剂

坚持健身与益智活动，促进身心健康

图2-3-9　中国老年人膳食指南

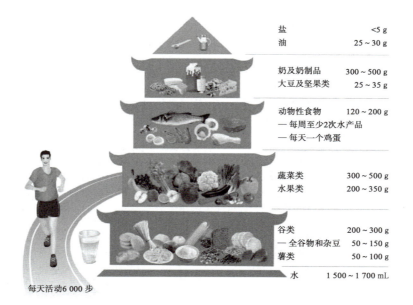

图 2-3-10　我国居民平衡膳食宝塔(2022)

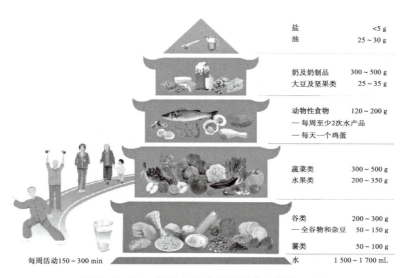

图 2-3-11　我国老年人平衡膳食宝塔(2024)

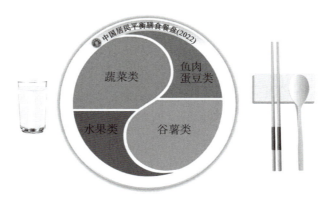

图 2-3-12　我国居民平衡膳食餐盘(2022)

表 2-3-16 平衡膳食宝塔结构介绍

五层结构	具 体 内 容
第一层(底层) 谷类、薯类及杂豆	这是膳食宝塔的基础部分,建议每天摄入 250～400 g。谷类包括大米、小麦、玉米等,薯类有红薯、马铃薯等,杂豆如绿豆、红豆等也包含在内。它们是碳水化合物的主要来源,能为人体提供能量。它们还含有膳食纤维、B 族维生素等营养成分。例如,大米是许多人日常主食的首选,富含淀粉,经过消化后能为身体提供能量;而薯类中的膳食纤维有助于促进肠道蠕动
第二层 蔬菜和水果	蔬菜每天推荐摄入量为 300～500 g,水果为 200～350 g。蔬菜和水果是维生素(如维生素 C、维生素 K 等)、矿物质(如钾、镁等)和膳食纤维的重要来源。蔬菜种类繁多,包括叶菜类(如菠菜)、根茎类(如萝卜)、茄果类(如西红柿)等,不同种类蔬菜的营养成分各有侧重。水果则以其丰富的果糖和各种有机酸为特点,口感鲜美,同时也富含抗氧化物质。例如,橙子富含维生素 C,具有抗氧化作用;西兰花含有丰富的胡萝卜素和维生素 K,对人体健康十分有益
第三层 畜禽肉、水产品、蛋类	建议每天摄入畜禽肉 40～75 g,水产品 40～75 g,蛋类 40～50 g。这些食物是优质蛋白质的主要来源,其蛋白质的氨基酸组成更接近人体需要,容易被人体吸收利用。畜禽肉包括猪肉、牛肉、羊肉等,不同肉类的营养成分略有差异,如牛肉富含铁和锌,对预防贫血和促进生长发育有帮助;水产品含有丰富的不饱和脂肪酸,如三文鱼中的 ω-3 脂肪酸,对心血管健康有益;蛋类是多种维生素(如维生素 A、维生素 D 等)和矿物质(如磷、铁等)的良好载体
第四层 奶类、豆类及其制品	奶类每天推荐摄入量为 300～500 g,大豆及坚果类 25～35 g。奶类是钙的良好来源,钙是维持骨骼和牙齿健康的关键营养素。例如,牛奶中的钙含量较高,且吸收率也比较理想。豆类及其制品(如豆腐、豆浆等)富含植物性优质蛋白质、膳食纤维和一些特殊的营养成分,如大豆异黄酮,对人体的生理功能有一定的调节作用
第五层(顶层) 油和盐	油每天的摄入量应控制在 25～30 g,盐不超过 5 g。油是烹饪过程中必不可少的,但过量摄入会导致能量过剩和肥胖等问题。盐虽然是人体必需的,但高盐摄入与高血压等疾病密切相关。因此,要注意控制油和盐的使用量。不同种类的食用油有不同的营养特点,如橄榄油富含单不饱和脂肪酸,对心血管健康有益;而盐则要尽量选择碘盐,以预防碘缺乏病

膳食宝塔的结构图及食品标示量,满足了能量在 1 600～2 400 kcal/d 的成年人的能量和营养素需要,见表 2-3-17。

表 2-3-17 平衡膳食宝塔的各类食物量

食物种类	不同能量摄入水平(kcal/d)				
	1 600	1 800	2 000	2 200	2 400
谷类(g)	200	225	250	275	300
全谷物和杂豆,薯类	50～150,50～100				
蔬菜(g)	300	400	450	450	500
深色蔬菜	占 1/2				
水果(g)	200	200	300	300	350
肉类(g)	120	140	150	200	200
畜禽肉类	40	50	50	75	75
蛋类	40	40	50	50	50
水产品类	40	50	50	75	75
乳制品(g)	300	300～500			
大豆及坚果类(g)	25	25	25	35	35
油盐类(g)	油 25～30,盐少于 5				

(二) 平衡膳食宝塔的应用意义

老年人平衡膳食宝塔的食物推荐数量和比例,与中国居民平衡膳食宝塔(2022)保持一致,仍为5层,也就是5大类食物:谷薯类(含全谷物和杂豆)、蔬菜水果类、鱼禽蛋瘦肉类、奶类大豆坚果类、烹调油盐类。食物量是根据老年人的能量需要水平,按照1600~2400 kcal/d设计,如图2-3-11所示。

1. 指导食物选择

膳食宝塔为老年人提供了一个直观的食物选择指南。它可以帮助老年人根据自己的营养需求合理安排每日的食物摄入,确保摄入足够的各类营养素。例如,老年人可以根据膳食宝塔的建议,在一天的饮食中合理搭配主食、蔬菜、肉类、奶类等食物,避免食物单一或某种营养素摄入过量。

2. 培养健康饮食习惯

通过遵循膳食宝塔的原则,老年人可以逐渐养成健康的饮食习惯。例如,增加蔬菜和水果的摄入,减少油和盐的使用,选择多样化的食物等。这些健康的饮食习惯有助于预防慢性疾病,如心血管疾病、糖尿病和肥胖症等,提高生活质量和健康水平。

3. 营养教育工具

膳食宝塔是一个很好的营养教育工具,它可以用于社区、老年人照料设施等场所的营养知识宣传。通过简单易懂的图形展示,让人们,特别是老年人更容易理解平衡膳食的概念和具体要求。例如,在对老年人进行健康教育时,养老服务工作人员可以利用膳食宝塔向老年人讲解如何合理饮食,提高老年人的营养意识。

五、膳食指南的主要特点

纵观《中国居民膳食指南(2022)》,具备如表2-3-18所示的几个方面的特点。

表2-3-18 膳食指南的特点

膳食指南的特点	
科学依据	基于当前的营养科学研究成果,确保建议的科学性和准确性
人群适用性	针对不同年龄段、性别和健康状况的人群提供具体的饮食建议
文化和经济考虑	考虑到不同文化背景和经济条件对饮食习惯的影响
可操作性	提供实用的饮食建议和行为改变策略,使人们能够将指南应用于日常生活中
预防疾病	强调通过健康饮食预防慢性疾病
营养均衡	强调膳食中宏量营养素和微量营养素的均衡摄入
食物多样性	鼓励摄入多种食物,以确保获得各种必需营养素
适量摄入	建议适量摄入各种食物,避免过量摄入导致的营养过剩或不足
特殊人群考虑	对于老年人等特殊人群,提供特定的饮食建议
可持续饮食	考虑到环境可持续性,鼓励选择对环境影响较小的食物和饮食习惯

课程育人

《中国居民膳食指南》的历史发展

巩固提升

合理营养与平衡膳食认知

任务四 食谱设计的方法认知

知识索引

关键词：老年人；营养配餐；食谱设计。

理论(技能)要点：

1. 食谱设计原则；
2. 食谱设计方法；
3. 老年人营养食谱设计。

重点：各类营养素的合理搭配比例；食材的多样化选择原则；根据老年人特点设计食谱。

难点：精准评估个体营养需求以定制个性化食谱；综合多因素持续优化食谱。

任务目标

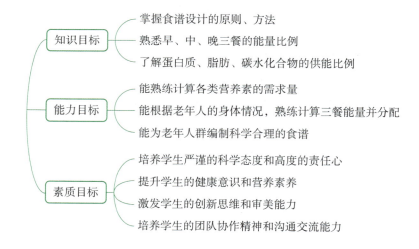

情境聚焦

李阿姨，65岁，身高160 cm，体重60 kg，退休在家已15年。在退休前，是工厂会计，工作环境相对稳定，作息较为规律。自退休后，日常活动量较少，主要活动为简单的家务劳动，如打扫卫生、整理衣物等，偶尔外出散步，但每次散步时间较短，约20～30 min，每周散步次数约3～4次。李阿姨患糖尿病已达8年之久，一直以来，李阿姨通过口服降糖药物来控制血糖，但血糖控制效果仍有待提高，空腹血糖在7～

9 mmol/L 之间,餐后 2 h 血糖 10~13 mmol/L 范围内。高血压病史 5 年,李阿姨规律服用降压药物进行血压控制,但血压仍未完全达标,平均血压维持在 140~150/90~95 mmHg。

学习准备

从知识(能力)、资料收集、思考问题、学习工具等方面准备。详情请扫二维码。

学习准备单

知识储备

知识点一　认识食谱设计的理论依据与原则

引导问题:情境聚焦中的李阿姨,既往有糖尿病、高血压史,为其食谱设计应遵循哪些原则? 其理论依据是什么?

食谱设计是指根据特定的目标人群、营养需求、饮食偏好、健康状况以及其他相关因素,有计划地安排食物种类、数量、搭配方式和烹饪方法,以形成一套合理的饮食方案的过程。在食谱设计的过程中,必须遵循一定的理论依据和原则,才能为老年人科学设计个性化的食谱。

一、食谱设计的理论依据

食谱设计是一项实践性很强的工作,需要在实际操作中不断摸索、调整与优化,但也需要坚实的理论来支撑。理论依据主要包括中国居民膳食营养素参考摄入量、中国居民膳食指南和平衡膳食宝塔、食物成分表、营养标签等,详细内容见图 2-4-1。

二、食谱设计的原则

进行食谱设计时,要综合考虑营养平衡(包括宏量营养素比例、矿物质与维生素、水分与膳食纤维、热量摄入等),多样化与均衡(包括食材选择与色彩的搭配、饮食规律等),适应个人需求,还要注意美味可口、经济实用、安全与卫生以及可持续性理念等。食谱设计的主要原则如图 2-4-2 所示。

知识点二　认识食谱设计的方法

引导问题:情境聚焦中的李阿姨,血压、血糖控制不是很稳定,常有波动,营养师该如何为她制定一日食谱?

从营养学角度看,食谱设计要保证食物中的碳水化合物、蛋白质、脂肪、维生素、矿物质和膳食纤维等营养素的合理比例与充足供应,以满足人体正常生理功能和健康维护的需要。从饮食文化和口味角度考虑,食谱设计要兼顾不同地区的饮食文化传统和个人的口味差异。从实际操作角度而言,还需要考虑食材的季节性、成本和烹饪的便利性。常用的食谱设计方法有按照营养成分计算法设计食谱、按照食物交换份法设计食谱。

一、按照营养成分计算法设计食谱

(一) 确定老年人的全日能量供应目标

食谱设计的对象可能是群体,也可能是个体。群体和个体的营养供应目标确定方法有所不同。

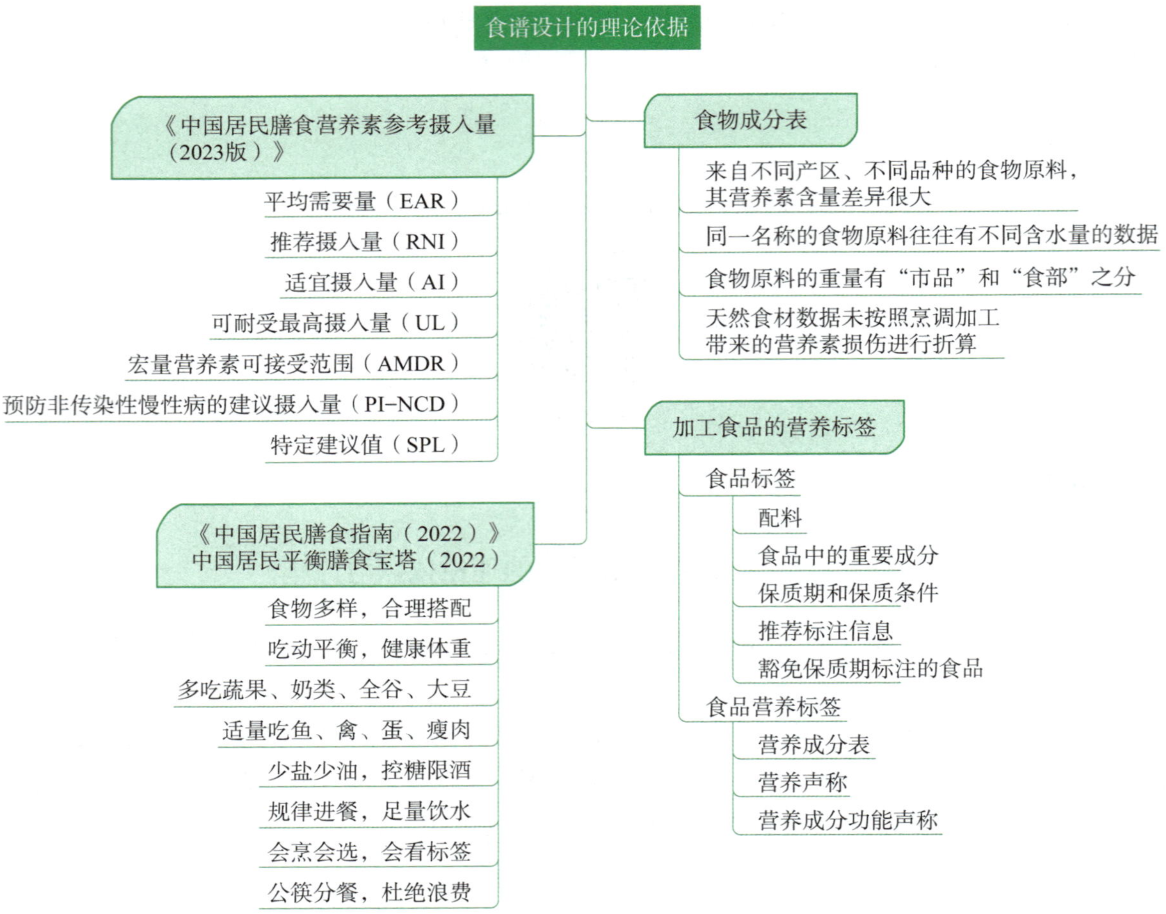

食谱设计的理论依据

《中国居民膳食营养素参考摄入量（2023版）》
- 平均需要量（EAR）
- 推荐摄入量（RNI）
- 适宜摄入量（AI）
- 可耐受最高摄入量（UL）
- 宏量营养素可接受范围（AMDR）
- 预防非传染性慢性病的建议摄入量（PI-NCD）
- 特定建议值（SPL）

《中国居民膳食指南（2022）》中国居民平衡膳食宝塔（2022）
- 食物多样，合理搭配
- 吃动平衡，健康体重
- 多吃蔬果、奶类、全谷、大豆
- 适量吃鱼、禽、蛋、瘦肉
- 少盐少油，控糖限酒
- 规律进餐，足量饮水
- 会烹会选，会看标签
- 公筷分餐，杜绝浪费

食物成分表
- 来自不同产区、不同品种的食物原料，其营养素含量差异很大
- 同一名称的食物原料往往有不同含水量的数据
- 食物原料的重量有"市品"和"食部"之分
- 天然食材数据未按照烹调加工带来的营养素损伤进行折算

加工食品的营养标签
- 食品标签
  - 配料
  - 食品中的重要成分
  - 保质期和保质条件
  - 推荐标注信息
  - 豁免保质期标注的食品
- 食品营养标签
  - 营养成分表
  - 营养声称
  - 营养成分功能声称

图 2-4-1 食谱设计的理论依据

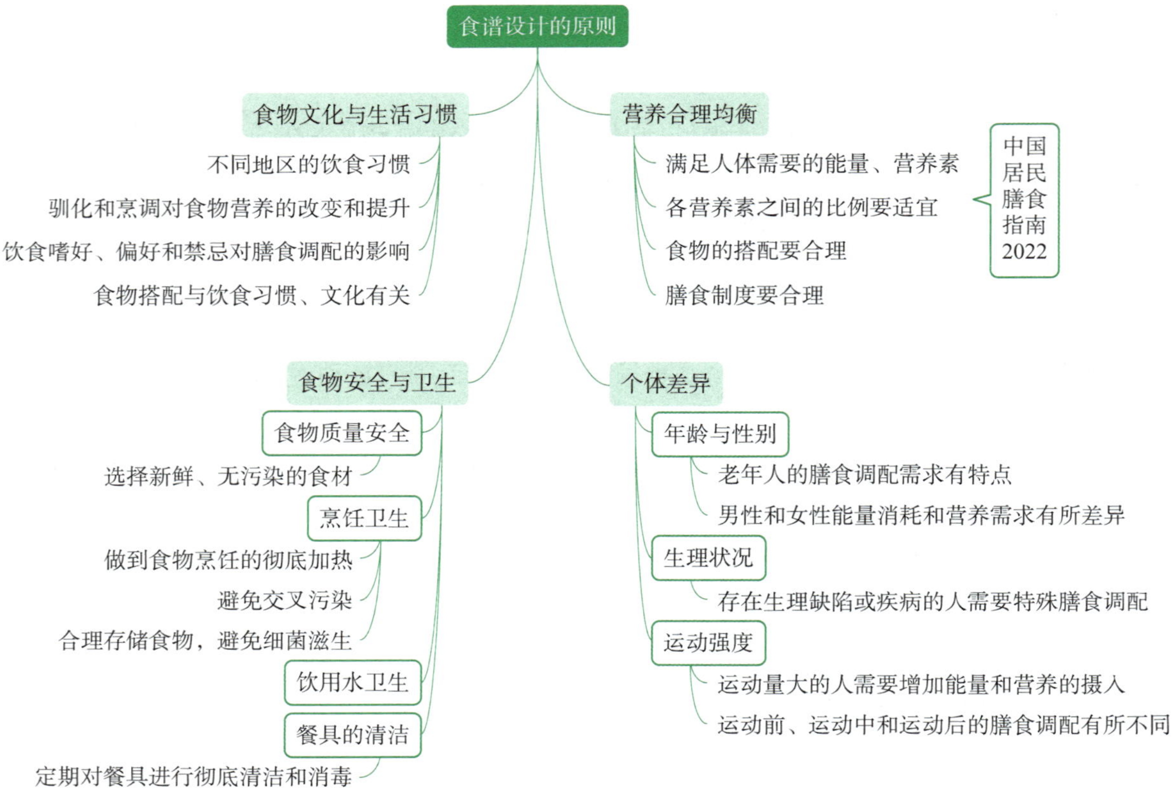

食谱设计的原则

食物文化与生活习惯
- 不同地区的饮食习惯
- 驯化和烹调对食物营养的改变和提升
- 饮食嗜好、偏好和禁忌对膳食调配的影响
- 食物搭配与饮食习惯、文化有关

营养合理均衡（中国居民膳食指南2022）
- 满足人体需要的能量、营养素
- 各营养素之间的比例要适宜
- 食物的搭配要合理
- 膳食制度要合理

食物安全与卫生
- 食物质量安全
  - 选择新鲜、无污染的食材
- 烹饪卫生
  - 做到食物烹饪的彻底加热
  - 避免交叉污染
  - 合理存储食物，避免细菌滋生
- 饮用水卫生
- 餐具的清洁
  - 定期对餐具进行彻底清洁和消毒

个体差异
- 年龄与性别
  - 老年人的膳食调配需求有特点
  - 男性和女性能量消耗和营养需求有所差异
- 生理状况
  - 存在生理缺陷或疾病的人需要特殊膳食调配
- 运动强度
  - 运动量大的人需要增加能量和营养的摄入
  - 运动前、运动中和运动后的膳食调配有所不同

图 2-4-2 食谱设计的主要原则

1. 老年个体营养供应目标的确定

首先要了解该老年人的健康状况、基本营养状况和生活状态等，主要包括的内容如图2-4-3所示。

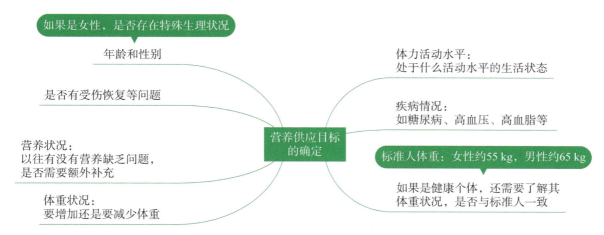

图2-4-3　营养供应目标的确定依据

《中国居民膳食营养素参考摄入量（2023版）》的营养素参考摄入量是按照标准人来制定的。如果食谱设计对象与标准人基本一致，则可以直接用《中国居民膳食营养素参考摄入量（2023版）》的相应数值作为营养素供应目标；如果体重相差较大，则需要按目标体重对能量、蛋白质的摄入量进行适当调整。

（1）参照《中国居民膳食营养素参考摄入量（2023版）》中各种营养素的成人推荐摄入量（RNI）确定能量供给量：根据劳动强度、年龄、性别等确定老年人每日能量供给量。例如，李阿姨能量供给量标准为6.49 MJ（约1 550 kcal）。

（2）根据理想体重确定能量供给量：计算理想体重。

$$男性成人体重(kg) = 身高(cm) - 105 \text{ 或 } [身高(cm) - 100] \times 0.9$$
$$女性成人体重(kg) = 身高(cm) - 100 \text{ 或 } [身高(cm) - 100] \times 0.85$$
$$李阿姨的理想体重(kg) = [160(cm) - 100] \times 0.85 = 51 \text{ kg}$$

评价时计算：实际体重/理想体重×100%。

李阿姨为：60 kg/51 kg×100%≈117%，根据表2-4-1确定李阿姨为超重。

（3）确定每日每千克标准体重所需要的能量：李阿姨主要在家进行简单的家务劳动，其体力活动水平为轻体力劳动，根据表2-4-2，确定李阿姨每日每千克标准体重所需要的能量为20～25 kcal/(kg·d)。

表2-4-1　实际体重计算结果评价

实际体重/理想体重×100%	评价	实际体重/理想体重×100%	评价
<80%	消瘦	110%～120%	超重
80%～90%	偏轻	>120%	肥胖
90%～110%	正常		

表 2-4-2　每日每千克体重所需要能量[单位:kcal/(kg·d)]

体型	休息状态	轻体力劳动	中等体力劳动	重体力劳动
正常	15~20	25~30	35	40
消瘦	20~25	35	40	45~50
肥胖/超重	15	20~25	30	35

（4）确定全日能量供给量：总能量＝理想体重(kg)×每日每千克体重所需的能量[kcal/(kg·d)]

李阿姨全日能量供给量＝51(kg)×[20~25 kcal/(kg·d)]＝1 020~1 275 kcal/d。

2. 老年群体营养供应目标的确定

在实际工作中，食谱设计人员经常需要为老年人照料设施设计食谱。这时需要满足多人食用相同搭配的食物。群体膳食营养素供应目标的确定途径如图 2-4-4 所示。

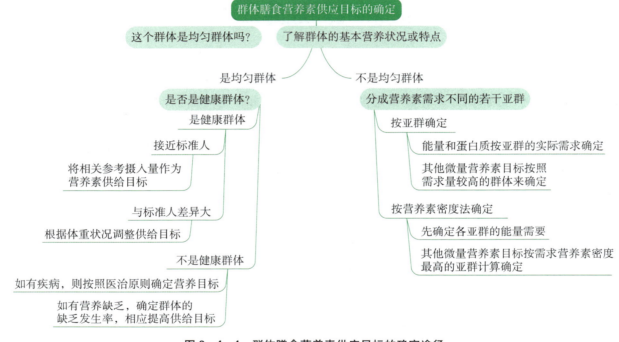

图 2-4-4　群体膳食营养素供应目标的确定途径

老年人照料设施在确定群体食谱设计中的营养供应目标时，以就餐人群的基本情况或平均数值为依据，综合考虑平均年龄、平均体重等，参照能量的推荐摄入量确定能量供给量标准。首先要评价该老年群体的均匀程度，即从年龄分布、性别分布、体力活动水平、身体健康状况等多方面，确定群体人员是否基本一致。即使是均匀群体，也有个体差异的问题。从理论上来说，营养师需要先了解老年群体的平均营养素需求和营养素需求范围，然后按照能满足 97% 以上个体营养需要的要求来确定该群体的营养目标。

非均匀性群体的营养目标确定较为复杂。在一个老年人照料设施中，既有男性老年人，又有女性老年人；还有不同健康状况的老年人，他们对营养素的需求也不尽相同，此时最好能对该群体进行细分，划分为不同的亚群，分别确定营养目标和蛋白质目标。其他微量营养素的目标，采取"就高不就低"的策略来进行设计。

另外一个比较科学的方法，就是控制食物当中的营养素密度。一般建议按照营养素密度需求最高的亚群来确定，这样可以保证食物摄入量较小的亚群也不会发生营养供应不足的问题。

(二)计算产能营养素全日应提供的能量

能量的主要来源是蛋白质、脂肪和碳水化合物。一般来说,蛋白质供能占 10%~20%(老年人为 15%~20%),脂肪供能占 20%~30%,碳水化合物供能占总能量的 50%~65%。

根据前述,已知李阿姨全日能量供应目标是 1 200 kcal。若 3 种产能营养素的产能占总能量的比例分别是蛋白质 15%、脂肪 25%、碳水化合物 60%,则 3 种产能营养素分别为李阿姨提供的能量如下:

蛋　白　质:1 200 kcal×15%=180 kcal

脂　　　肪:1 200 kcal×25%=300 kcal

碳水化合物:1 200 kcal×60%=720 kcal

所以,李阿姨蛋白质全日应提供 180 kcal 左右的能量,脂肪全日应提供 300 kcal 左右的能量,碳水化合物全日应提供 720 kcal 左右的能量。

(三)计算产能营养素每日需要量

已知产能营养素的能量供给量,接下来就是要将能量供给量折算为需要量。已知 1 g 蛋白质和 1 g 碳水化合物均可产生 4 kcal 的能量,1 g 脂肪可产生 9 kcal 的能量,计算李阿姨的全日蛋白质、脂肪、碳水化合物的需要量:

蛋白质全日需要量=蛋白质提供的能量÷每克蛋白质产生的能量,即 180 kcal÷4 kcal/g=45 g。

脂肪每日需要量=脂肪提供的能量÷每克脂肪产生的能量,即 300 kcal÷9 kcal/g≈33.3 g。

碳水化合物每日需要量=碳水化合物提供的能量÷每克碳水化合物产生的能量,即 720 kcal÷4 kcal/g=180 g。

综上,李阿姨的蛋白质每日需要量约为 45 g,脂肪每日需要量约为 33.3 g,碳水化合物每日需要量约为 180 g。

(四)计算产能营养素每餐需要量

一般情况下,三餐能量分配可以按照早餐占 30%、午餐占 40%、晚餐占 30%来计算。但这只是一个常见的分配方式,也可以根据个人的饮食习惯和需求适当调整。

根据上一步的计算结果,计算李阿姨的产能营养素每餐需要量,如表 2-4-3 所示。

表 2-4-3 李阿姨的产能营养素每餐需要量

产能营养素	三餐	每餐需要量计算方法及结果
蛋白质	早餐	蛋白质早餐需要量=蛋白质每日需要量×早餐能量占比,即 45 g×30%=13.5 g
	午餐	蛋白质午餐需要量=蛋白质每日需要量×午餐能量占比,即 45 g×40%=18.0 g
	晚餐	蛋白质晚餐需要量=蛋白质每日需要量×晚餐能量占比,即 45 g×30%=13.5 g
脂肪	早餐	脂肪早餐需要量=脂肪每日需要量×早餐能量占比,即 33.3 g×30%≈10 g
	午餐	脂肪午餐需要量=脂肪每日需要量×午餐能量占比,即 33.3 g×40%≈13.3 g
	晚餐	脂肪晚餐需要量=脂肪每日需要量×晚餐能量占比,即 33.3 g×30%≈10 g
碳水化合物	早餐	碳水化合物早餐需要量=碳水化合物每日需要量×早餐能量占比,即 180 g×30%=54 g
	午餐	碳水化合物午餐需要量=碳水化合物每日需要量×午餐能量占比,即 180 g×40%=72 g
	晚餐	碳水化合物晚餐需要量=碳水化合物每日需要量×晚餐能量占比,即 180 g×30%=54 g

综上,李阿姨的蛋白质早餐、午餐、晚餐分别需要约 13.5 g、18 g、13.5 g;脂肪早餐、午餐、晚餐分别需要约 10 g、13.3 g、10 g;碳水化合物早餐、午餐、晚餐分别需要约 54 g、72 g、54 g。

(五)确定主食和副食的品种和需要量

根据产能营养素的需要量和各类食物的营养成分,确定主食(如米饭、面条等)和副食(如肉类、蔬菜等)的需要量。

1. 确定主食的品种和需要量

(1) 选择主食品种的考虑因素:营养师在考虑主食品种时,主要考虑如表 2-4-4 所示的因素。

表 2-4-4 选择主食品种的考虑因素

因素	每餐需要量计算方法及结果
营养成分	主食是碳水化合物的主要来源。不同的主食在碳水化合物含量、膳食纤维含量、维生素和矿物质含量等方面有所差异。例如,全麦面粉制作的食品含有较多的膳食纤维和 B 族维生素,而精制大米的膳食纤维含量相对较低
饮食习惯和口味偏好	要考虑个人或群体对主食的口味和质地的喜好。比如北方人可能更喜欢面食,南方人则偏爱大米饭。同时,有些人可能对某些谷物过敏或不耐受,如麸质过敏者不能食用含小麦的主食
血糖生成指数(GI)	对于糖尿病老年人或需要控制血糖的老年人,主食的血糖生成指数是重要的考虑因素。低 GI 的主食(如燕麦、荞麦)在进入胃肠道后,消化吸收相对较慢,引起的血糖波动较小,有利于血糖的控制

(2) 计算主食需要量的方法(以大米为例):前面计算出李阿姨午餐需要碳水化合物 72 g,大米中碳水化合物含量约为 77.9%(每 100 g 大米约含 77.9 g 碳水化合物),则:

午餐所需大米量＝午餐所需碳水化合物量÷大米中碳水化合物含量,即 72 g÷77.9%≈92.4 g。

(3) 考虑食物搭配的主食量调整:如果主食选择多种谷物搭配,如大米和小米混合食用,需要根据每种谷物的碳水化合物含量分别计算。例如,大米和小米按 1∶1 的比例混合作为主食,大米碳水化合物含量约为 77.9%,小米碳水化合物含量约为 75.1%。混合主食中大米和小米各占 50%,若午餐需要碳水化合物 72 g,设所需混合主食总量为 x 克,则可列出方程:

$$x \times 50\% \times 77.9\% + x \times 50\% \times 75.1\% = 72$$

解方程可得,其中大米和小米各约为 47.06 g。

2. 确定副食的品种和需要量

(1) 副食种类及营养贡献:蛋白质类副食包括畜禽肉类、鱼类、蛋类、豆类及其制品等。这些副食是优质蛋白质的重要来源。例如,瘦肉中蛋白质含量约为 20%,鱼类蛋白质含量也较高,且其脂肪多为不饱和脂肪酸,对心血管健康有益;鸡蛋蛋白质含量约为 13%,是一种营养全面的食物;豆类含有丰富的植物蛋白,如大豆蛋白质含量约为 36%。

蔬菜和水果类副食是维生素、矿物质和膳食纤维的主要来源。蔬菜如菠菜富含维生素 A、维生素 C、铁和叶酸;西兰花含有丰富的维生素 K、维生素 C 和胡萝卜素等。水果如苹果含有果胶等膳食纤维,还有维生素 C 等营养成分;橙子则是维生素 C 的优质来源。

(2) 根据蛋白质需求确定副食蛋白质需要量:假设李阿姨午餐需要蛋白质 18 g,主食大米(查《食物成分表》可知 100 g 大米含 7.4 g 蛋白质)提供了部分蛋白质。如果午餐食用大米 92.4 g(前面计算得出),则大米提供的蛋白质约为 92.4×(7.4÷100)≈6.8(g)。那么,午餐副食需要提供的蛋白质约为 18－6.8＝11.2(g)。

(3) 确定副食蛋白质来源及需要量(以瘦肉和豆腐为例)。

① 瘦肉:如果选择瘦肉作为蛋白质来源之一,瘦肉蛋白质含量约为 20%。设需要瘦肉 x 克,则:

$$x \times 20\% = 11.2 \times (假设瘦肉提供一半蛋白质,即比例为 0.5)$$

解得 $x=28$ g。

② 豆腐:豆腐蛋白质含量约为 8%。设需要豆腐 y 克,则:

$y \times 8\% = 11.2 \times$（假设豆腐提供另一半蛋白质，即比例为 0.5）

解得 $y = 70\,g$。

(4) 确定蔬菜和水果副食的品种和需要量。

① 蔬菜：根据膳食指南，午餐蔬菜的摄入量一般建议在 200～300 g。可以选择多种蔬菜搭配，如绿叶蔬菜（如菠菜 100 g）、根茎类蔬菜（如胡萝 50 g）和茄果类蔬菜（如西红柿 50 g）。菠菜富含维生素 A、维生素 C、铁和叶酸等；胡萝卜含有丰富的胡萝卜素；西红柿含有维生素 C 和番茄红素等。

② 水果：如果午餐后有吃水果的习惯，水果的摄入量可以在 100～200 g。例如，可以选择苹果 100 g，它含有果胶等膳食纤维和维生素 C 等营养成分。

(5) 考虑其他营养素需求调整副食：在确定副食时，还需要考虑其他营养素的需求，如钙、铁、锌等矿物质和各种维生素。如果发现某种营养素在主食和已选副食中含量不足，可以调整副食的品种或增加特定的高营养密度食物来满足需求。例如，如果铁摄入不足，可以增加一些动物肝脏或黑木耳等含铁丰富的食物；如果钙不足，可增加奶类或豆制品的摄入。

(六) 确定纯能量食物的量

1. 纯能量食物的定义与种类

纯能量食物主要包括动植物油脂、食用糖和酒类等，这些食物几乎不含其他营养素，主要功能是提供能量。例如，植物油（如大豆油、花生油）主要成分是脂肪，能为人体提供大量的能量；白糖、红糖等食用糖主要是碳水化合物，是简单的能量来源；酒类含有酒精，酒精在体内也能产生能量。

2. 根据脂肪需求确定纯能量食物的量（以油脂为例）

前面计算出李阿姨的午餐需要脂肪 13.3 g，主食（如大米脂肪含量约 0.8%）和副食（如瘦肉脂肪含量约 6.2%、豆腐脂肪含量约 3.7%）中含有一定量的脂肪。如果午餐食用大米 92.4 g、瘦肉 28 g、豆腐 70 g，那么：

主食提供的脂肪约为 $92.4 \times 0.8\% \approx 0.74(g)$

瘦肉提供的脂肪约为 $28 \times 6.2\% \approx 1.74(g)$

豆腐提供的脂肪约为 $70 \times 3.7\% \approx 2.59(g)$

则午餐纯能量食物（油脂）需要提供的脂肪量约为 $13.3 - 0.74 - 1.74 - 2.59 = 8.23(g)$。

因为油脂几乎 100% 是脂肪，所以，大约需要 8.23 g 植物油来满足午餐脂肪的需求。

3. 考虑食物加工和烹饪方式对纯能量食物量的影响

不同的烹饪方式会影响油脂的使用量。例如，煎、炸的烹饪方式比炒、蒸等方式使用更多的油脂。如果采用油炸的方式烹饪食物，食物会吸收较多的油脂，从而增加油脂的摄入量。在确定纯能量食物量时，要考虑烹饪习惯。如果经常采用清淡的烹饪方式，如清蒸、水煮，那么油脂的实际摄入量会相应减少；反之，如果喜欢油炸食物，油脂的摄入量可能会超过计算值，这就需要适当控制，以保持脂肪摄入的平衡。

4. 其他纯能量食物（如食用糖）的考虑

对于食用糖，一般在满足碳水化合物需求后，应该尽量减少额外添加糖。根据膳食指南，成年人每天添加糖的摄入量不超过 50 g，最好控制在 25 g 以下。如果在烹饪过程中需要使用糖来调味，如制作红烧肉等菜肴，或者制作甜品，需要考虑添加糖对总能量和碳水化合物摄入的影响。例如，在制作甜品时，使用了 10 g 白糖，这 10 g 白糖会提供约 40 kcal 的能量（每克糖约产生 4 kcal 能量），同时也会增加 10 g 碳水化合物的摄入。

综合前面运用营养成分计算法为李阿姨设计食谱，李阿姨的一日食谱如表 2-4-5 所示。

表 2-4-5 李阿姨的一日食谱

一日三餐	食 谱
早餐	**主食**：燕麦粥（燕麦 54 g），全麦面包（全麦面粉 30 g）
	蛋白质类副食：水煮蛋（鸡蛋 1 个，约 60 g），牛奶（200 mL）
	蔬菜：凉拌生菜（生菜 100 g）
	纯能量食物：可添加 5 g 左右的坚果（如杏仁）
午餐	**主食**：糙米饭（糙米 92.4 g）
	蛋白质类副食：猪瘦肉炒胡萝卜（猪瘦肉 28 g、胡萝卜 50 g），豆腐汤（豆腐 70 g）
	蔬菜：清炒菠菜（菠菜 100 g），番茄炒西兰花（西红柿 50 g、西兰花 100 g）
	纯能量食物：植物油 8.23 g（用于烹饪菜肴）
晚餐	**主食**：玉米（玉米 1 根，约 150 g），红薯（红薯 54 g）
	蛋白质类副食：清蒸鲈鱼（鲈鱼 60 g），豆类沙拉（各种豆类共 30 g）
	蔬菜：清炒白菜（白菜 200 g）
	水果：苹果（苹果 100 g）
	纯能量食物：可在烹饪时使用少量植物油，约 5 g

这份食谱在满足李阿姨能量目标（1 200 kcal）的基础上，合理搭配了各类营养素，保证了碳水化合物、蛋白质、脂肪、维生素和矿物质等的均衡摄入，同时考虑了食物的多样性和可操作性。烹饪方式多采用清蒸、煮、炒等较为健康的方式，有助于李阿姨维持良好的营养状况和身体健康。需要注意的是，食谱可根据李阿姨的个人口味和食物喜好适当调整。

李阿姨一周的食谱设计如表 2-4-6 所示。

表 2-4-6 李阿姨的一周食谱

星期	食 谱
周一	**早餐**：牛奶燕麦粥（牛奶 200 mL、燕麦 30 g），蒸玉米半根，水煮蛋 1 个，凉拌黄瓜 100 g **午餐**：黑米饭（黑米 90 g），香煎鸡胸肉（鸡胸肉 60 g），清炒时蔬（胡萝卜 50 g、西兰花 100 g、木耳 30 g），番茄蛋汤 **晚餐**：红薯粥（红薯 50 g、大米 30 g），清蒸鱼（鱼 60 g），素炒豆苗 150 g，苹果 1 个
周二	**早餐**：全麦面包夹煎蛋生菜（全麦面包 2 片、鸡蛋 1 个、生菜 50 g），无糖豆浆 200 mL，小番茄 100 g **午餐**：糙米饭（糙米 95 g），虾仁炒冬瓜（虾仁 40 g、冬瓜 200 g），凉拌豆皮 50 g，青菜汤 **晚餐**：玉米面条（玉米面条 60 g），肉酱（瘦肉末 30 g），白灼菜心 200 g，橙子 1 个
周三	**早餐**：蔬菜鸡蛋煎饼（鸡蛋 1 个、面粉 30 g、蔬菜 50 g），酸奶 100 g，坚果 10 g，香蕉 1 根 **午餐**：荞麦饭（荞麦 90 g），红烧牛肉（牛肉 50 g、胡萝卜 30 g），炒三丝（土豆丝、青椒丝、洋葱丝各 100 g），海带汤 **晚餐**：南瓜粥（南瓜 60 g、大米 30 g），香煎豆腐（豆腐 80 g），炒白菜 150 g，草莓 100 g
周四	**早餐**：红豆薏仁粥（红豆 10 g、薏仁 10 g、大米 20 g），山药 50 g，水煮蛋 1 个，凉拌豆芽 100 g **午餐**：藜麦饭（藜麦 90 g），去皮烤鸡腿（鸡腿 1 个），炒双花（西兰花、花菜各 100 g），冬瓜汤 **晚餐**：蔬菜瘦肉粥（瘦肉 30 g、大米 30 g、蔬菜 100 g），卤豆干 3 块，清炒油麦菜 150 g，猕猴桃 1 个
周五	**早餐**：玉米糊（玉米粉 30 g），蒸紫薯 50 g，牛奶 200 mL，蓝莓 50 g **午餐**：绿豆饭（绿豆 10 g、大米 80 g），清蒸虾（虾 60 g），炒芦笋 150 g，豆腐汤 **晚餐**：小米粥（小米 30 g），番茄鸡肉丸子（鸡肉 50 g），炒胡萝卜 100 g，葡萄 100 g
周六	**早餐**：蔬菜鸡蛋三明治（全麦面包 2 片、鸡蛋 1 个、蔬菜 50 g），黑咖啡 1 杯，酸奶 100 g **午餐**：糙米饭（糙米 90 g），香煎三文鱼（三文鱼 60 g），炒豆角 150 g，白菜汤 **晚餐**：蔬菜鸡蛋面（面条 60 g、鸡蛋 1 个、蔬菜 100 g），凉拌海带丝 50 g，苹果 1 个

续表

星期	食　谱
周日	**早餐**：牛奶泡谷物(谷物 30 g、牛奶 200 mL)，蒸玉米半根，橙子 1 个 **午餐**：黑米饭(黑米 90 g)，卤猪肉(猪肉 50 g)，炒平菇 150 g，冬瓜汤 **晚餐**：红薯粥(红薯 50 g、大米 30 g)，清炒虾仁(虾仁 40 g)，炒菠菜 150 g，酸奶 100 g

◆ **小贴士**　①食谱中的食材可根据季节和当地供应情况适当调整，但需保证营养成分相似；②烹饪过程中应尽量减少盐、油和糖的使用，遵循清淡饮食原则；③李阿姨可根据自身的饥饿感和饱腹感适当调整食物分量，但不宜偏离目标能量过多。

(七) 食谱的评价与调整

根据上述步骤设计出食谱后，应当对食谱营养平衡状况进行评价。如有不妥之处，应对食物的种类、数量等进行调整，直至达到要求。详细内容如图 2-4-5 所示。

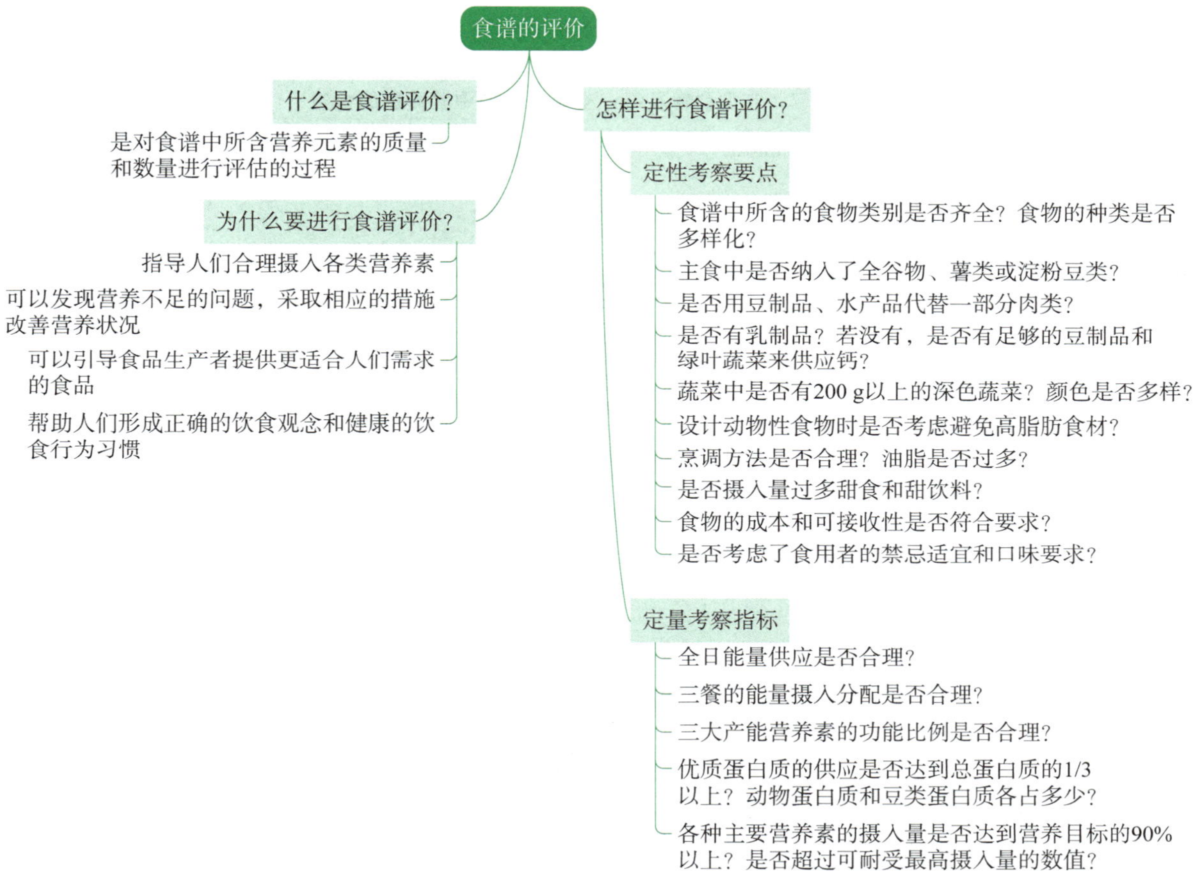

食谱的评价

- **什么是食谱评价？**
  - 是对食谱中所含营养元素的质量和数量进行评估的过程

- **为什么要进行食谱评价？**
  - 指导人们合理摄入各类营养素
  - 可以发现营养不足的问题，采取相应的措施改善营养状况
  - 可以引导食品生产者提供更适合人们需求的食品
  - 帮助人们形成正确的饮食观念和健康的饮食行为习惯

- **怎样进行食谱评价？**
  - **定性考察要点**
    - 食谱中所含的食物类别是否齐全？食物的种类是否多样化？
    - 主食中是否纳入了全谷物、薯类或淀粉豆类？
    - 是否用豆制品、水产品代替一部分肉类？
    - 是否有乳制品？若没有，是否有足够的豆制品和绿叶蔬菜来供应钙？
    - 蔬菜中是否有200 g以上的深色蔬菜？颜色是否多样？
    - 设计动物性食物时是否考虑避免高脂肪食材？
    - 烹调方法是否合理？油脂是否过多？
    - 是否摄入量过多甜食和甜饮料？
    - 食物的成本和可接收性是否符合要求？
    - 是否考虑了食用者的禁忌适宜和口味要求？
  - **定量考察指标**
    - 全日能量供应是否合理？
    - 三餐的能量摄入分配是否合理？
    - 三大产能营养素的功能比例是否合理？
    - 优质蛋白质的供应是否达到总蛋白质的1/3以上？动物蛋白质和豆类蛋白质各占多少？
    - 各种主要营养素的摄入量是否达到营养目标的90%以上？是否超过可耐受最高摄入量的数值？

图 2-4-5　食谱的评价

二、按照食品交换份法设计食谱

食物交换法编制食谱是将常用食物按其所含营养素量的近似值归类，计算出每类食物每份所含的营养素值和食物质量；然后将每类食物的内容列出表格供交换使用；最后根据不同能量需要，按蛋白质、脂肪和碳水化合物的合理分配比例，计算出各类食物的交换份数和实际重量，并按每份食物等值交换表选择食物。食物交换法编制食谱比计算法简单、方便、快捷。

(一) 食物的分类

根据《中国居民膳食指南 2022》及中国居民平衡膳食宝塔(2022)对食物的归类,按常用食物所含营养素的特点划分食物种类,将食物分为四大组,共八小类,如图 2-4-6 所示。各类食物及每一交换份食物中营养素的含量,如表 2-4-7 所示。

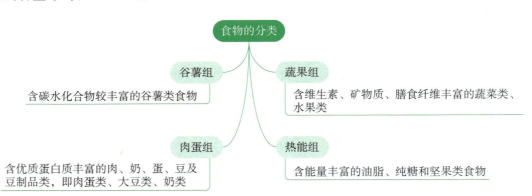

图 2-4-6 食物的分类

表 2-4-7 各类食物及每一交换份食物中营养素的含量

组别	食物类别	每份质量(g)	能量(kcal)	蛋白质(g)	脂肪(g)	碳水化合物(g)	主要营养素
谷薯组	1. 谷薯类	25	90	2.0	—	20.0	碳水化合物、膳食纤维
蔬果组	2. 蔬菜类	500	90	5.0	—	17.0	矿物质、维生素、膳食纤维
	3. 水果类	200	90	1.0	—	21.0	
肉蛋组	4. 肉蛋类	50	90	9.0	6.0	—	蛋白质
	5. 大豆类	25	90	9.0	4.0	4.0	
	6. 奶类	160	90	5.0	5.0	6.0	
热能组	7. 油脂类	10	90	—	10.0	—	脂肪
	8. 坚果类	15	90	4.0	7.0	2.0	

(二) 各类食物每单位交换份表

1. 谷薯组

主要提供碳水化合物、膳食纤维。谷薯类食物每单位交换份如表 2-4-8 所示。

表 2-4-8 谷薯类食物的能量交换份表

食品名称	质量(g)	食品名称	质量(g)
大米、小米、糯米、薏米	25	高粱米、玉米渣	25
面粉、米粉、玉米面、	25	莜麦面、燕麦片	25
绿豆、红豆、黑豆、芸豆	25	荞麦面、苦荞面	25
藕粉、荸荠粉	25	各种挂面、龙须面	25
烧饼、烙饼、馒头	35	通心粉	25
咸面包、窝窝头	35	干粉条、干莲子	25
马铃薯	100	油条、油饼、苏打饼干	25
鲜玉米(1 个,中等大小)	200	生面条、魔芋生面条	35

注:每份谷薯类食物提供蛋白质 2 g、碳水化合物 20 g、能量 90 kcal;根茎类一律以净食部分计算。

2. 蔬果组

主要提供矿物质、维生素、膳食纤维。蔬菜类、水果类食物每单位交换份如表2-4-9所示。

表2-4-9 蔬菜类、水果类食物的能量交换份表

食品名称	质量(g)	食品名称	质量(g)
蔬菜类食物			
菠菜、生菜、小白菜、空心菜、苋菜	500	白萝卜、青椒、青萝卜、茭白	400
韭菜、茴香、茼蒿	500	胡萝卜	200
莴笋、芹菜、油菜苔	500	南瓜、菜花、倭瓜	350
黄瓜、茄子、丝瓜	500	鲜豇豆、扁豆、洋葱、蒜苗	250
鲜豆芽、鲜蘑、海带(湿)	500	毛豆、鲜豌豆	70
山药、荸荠、藕、凉薯	150		
注:每份蔬菜类食物提供蛋白质5g、碳水化合物17g,能量90kcal;每份蔬菜类一律净食部分计算			
水果类			
柿子、香蕉、鲜荔枝	150	梨子、桃子、苹果	200
橘子、橙子、柚子	200	猕猴桃	200
李子、杏子	200	葡萄	200
草莓	300	西瓜	500
注:每份水果类食物提供蛋白质1g、碳水化合物21g,能量90kcal;每份水果类一律以市品质量计算			

3. 肉蛋组

主要提供蛋白质。肉蛋类、大豆类、奶类食物每单位交换份如表2-4-10所示。

表2-4-10 肉蛋类、大豆类、奶类食物的能量交换份表

食品名称	质量(g)	食品名称	质量(g)
肉蛋类食物			
鸡蛋粉	15	猪肉(瘦)、牛肉(瘦)、羊肉(瘦)	50
热火腿、香肠	20	带肉排骨	50
肥瘦猪肉	25	鸭肉、鹅肉	50
熟叉烧肉(无糖)、午餐肉	35	兔肉	100
熟酱牛肉、熟酱鸭、大肉肠	35	鸡蛋、鸭蛋、松花蛋(1个,带壳)	60
鸡蛋清	150	鹌鹑蛋(6个,带壳)	60
带鱼、章鱼、鲤鱼、甲鱼、比目鱼	80	大黄鱼、黑鲢、鲫鱼	80
对虾、青虾、鲜贝	80	蟹肉、水发鱿鱼	100
水发海参	350		
注:每份肉蛋类食物提供蛋白质9g、脂肪6g、碳水化合物0g,能量90kcal;除蛋类为市品质量,其余一律以净食部分计算			
大豆类			
腐竹	20	北豆腐	100
大豆、大豆粉	25	南豆腐(嫩豆腐)	150
豆腐丝、豆腐干、油豆腐	50	豆浆	400

续 表

食品名称	质量(g)	食品名称	质量(g)
注:每份大豆类食物提供蛋白质 9 g、脂肪 4 g、碳水化合物 4 g、能量 90 kcal			
奶类			
奶粉	20	牛奶	160
脱脂奶粉	25	羊奶	160
奶酪	25	无糖酸奶	130
注:每份奶类食物提供蛋白质 5 g、脂肪 5 g、碳水化合物 6 g、能量 90 kcal			

4. 热能组

主要提供脂肪。热能组食物每单位交换份如表 2-4-11 所示。

表 2-4-11 热能组食物的能量交换份表

食品名称	质量(g)	食品名称	质量(g)
花生油、香油(1 汤勺)	10	核桃、杏仁、花生米	15
玉米油、菜籽油(1 汤勺)	10	葵花籽(带壳)	25
豆油(1 汤勺)、红花油(1 汤勺)	10	西瓜籽(带壳)	40
猪油、牛油、羊油、黄油	10	蔗糖	20
注:每份热能组食物提供脂肪 10 g(蔗糖提供碳水化合物)、能量 90 kcal			

(三) 确定食物交换份数和食谱

1. 根据中国居民膳食宝塔(2022),参考食物交换代量表,确定食物交换份数

例如,轻体力劳动的李阿姨全天能量需求量约为 1 200 kcal,其需要食物交换总份数＝1 200÷90≈13.5(份)。

2. 根据不同能量膳食食物份数分配表,确定所需的食物交换份数

不同能量膳食食物份数分配,具体见表 2-4-12。

表 2-4-12 不同能量需要所需的各组食品交换份数

能量(kcal)	交换份	谷薯组	果蔬组	肉蛋组	热能组
1 200	13.5	6	2	4	1.5
1 300	14.5	7	2	4	1.5
1 400	16	8	2	4	2
1 500	17	9	2	4	2
1 600	18	10	2	4	2
1 700	19	11	2	4	2
1 800	20	12	2	4	2
1 900	21	12.5	2	4	2.5
2 000	22	13.5	2	4	2.5
2 100	23.5	14.5	2	4.5	2.5
2 200	24.5	15.5	2	4.5	2.5

续　表

能量(kcal)	交换份	谷薯组	果蔬组	肉蛋组	热能组
2 300	25.5	16	2.5	4.5	2.5
2 400	27	17	2.5	4.5	3
2 500	28	18	2.5	4.5	3
2 600	29	19	2.5	4.5	3
2 700	30	19.5	2.5	4.5	3
2 800	31	20	3	4.5	3.5

李阿姨全天膳食总交换单位为 13.5 份,其中,谷薯类食物 6 交换份、果蔬类 2 交换份、肉蛋奶等动物性食物 4 交换份、油脂类食物 1.5 交换份,将其按照早 30％、中 40％、晚 30％的三餐能量分配到一日三餐中即可,如早餐为 4 交换份,午餐为 5.5 交换份,晚餐为 4 交换份。具体食谱如表 2-4-13 所示。

表 2-4-13　李阿姨的食品交换份法食谱设计

一日三餐	食　　谱	
早餐	牛奶 250 mL(1 份奶类)	燕麦粥(燕麦 20 g,约 0.75 份谷薯类)
	蒸玉米 1/4 根(约 50 g,0.25 份谷薯类)	鸡蛋 1 个(1 份肉蛋类)
	凉拌生菜(生菜 100 g,约 0.2 份蔬菜类)	坚果 12 g(约 0.8 份油脂类)
午餐	黑米饭(黑米 75 g,约 3 份谷薯类)	香煎鸡胸肉(鸡胸肉 60 g,约 1.2 份肉蛋类)
	炒胡萝卜(胡萝卜 40 g,约 0.2 份蔬菜类)	炒青菜(青菜 100 g,约 0.2 份蔬菜类)
	冬瓜汤(冬瓜 100 g,约 0.2 份蔬菜类)	植物油 7 g(约 0.7 份油脂类)
晚餐	红薯粥(红薯 100 g,约 1 份谷薯类;大米 25 g,约 1 份谷薯类)	清蒸虾(虾 65 g,约 0.8 份肉蛋类)
	炒西葫芦(西葫芦 100 g,约 0.2 份蔬菜类)	苹果 1 个(约 200 g,约 1 份水果类)

课程育人

中国的饮食文化

巩固提升

食谱设计的方法认知

模块三

慢性病老年人膳食指导

模块导读

随着年龄的增长,老年人更容易患上各种慢性疾病,而合理的膳食对于慢性病老年人的健康管理至关重要。本教学模块"慢性病老年人膳食指导"将针对常见的7种慢性疾病,提供详细的膳食指导。

对于患有老年肥胖的人群,膳食指导的重点在于控制能量摄入,增加饱腹感;选择富含膳食纤维的食物,如全谷物、蔬菜和水果,可减少高热量、高脂肪食物的摄取;同时,合理分配三餐的能量比例,避免晚餐过饱。老年高脂血症者需要控制脂肪的摄入量,尤其是饱和脂肪酸和反式脂肪酸,增加不饱和脂肪酸的摄入,如橄榄油、鱼油等;多吃富含膳食纤维的食物,有助于降低血脂。老年高血压者应减少钠盐的摄入,增加钾的摄入;多吃新鲜的蔬菜和水果、低脂肪乳制品等富含钾的食物;同时,控制食物的总量,避免体重增加。老年糖尿病者的膳食关键是控制碳水化合物的量和质;选择低升糖指数的食物,如全谷物、豆类等;合理搭配食物,保证营养均衡,同时注意分餐,避免血糖波动过大。老年痛风者要限制高嘌呤食物的摄入,如动物内脏、海鲜、酒类等;增加水分的摄入,促进尿酸排泄。对于老年骨质疏松症者,应保证充足的钙和维生素D的摄入;多吃奶制品、豆制品、海鲜等富含钙的食物,适当晒太阳或补充维生素D制剂,以促进钙的吸收。对于老年肌少症者,着重关注优质蛋白质摄入,多吃瘦肉、鱼类、豆类等,以助于维持肌肉量;同时,增加富含维生素D和钙的食物等。

通过本模块的学习,掌握针对不同慢性疾病老年人的膳食指导原则和方法,为慢病老年人提供科学合理的饮食建议,帮助他们更好地管理疾病,提高生活质量。让我们共同努力,为慢病老年人的健康饮食贡献力量。

模块导图

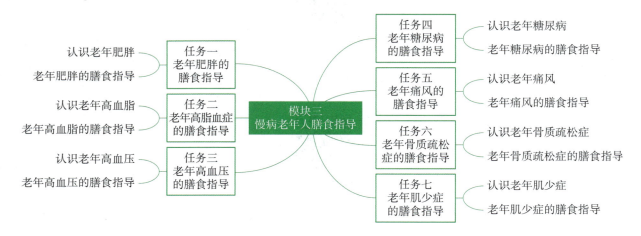

任务一 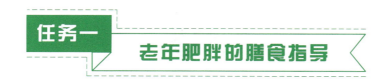 老年肥胖的膳食指导

知识索引

关键词：肥胖；危险因素；危害；食养原则；膳食调配；食谱。

理论（技能）要点：
1. 肥胖的相关概念；
2. 肥胖的危险因素；
3. 肥胖的危害；
4. 肥胖的膳食指导。

重点：老年肥胖原因分析；营养需求特点；膳食原则制定；饮食行为纠正。

难点：老年肥胖的个性化膳食指导计划；让老年人接受新的健康饮食观念和模式。

任务目标

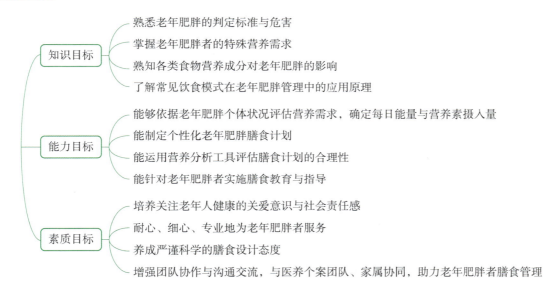

情境聚焦

李大爷，68岁，身高170 cm，体重85 kg。患有轻度高血压和2型糖尿病，日常活动量较少，主要以居家休息为主。早餐常吃油条、豆浆，偶尔加个包子，饮食较为单一且油脂含量较高；午餐和晚餐主食以米饭、馒头为主，每餐3～4两。喜爱吃肉，尤其是红烧肉、回锅肉等油腻菜肴，每餐肉类摄入量可达200～300 g，蔬菜摄入量较少，仅100～150 g，且烹饪方式多为炒或烧，用油较多。喜欢吃零食，如薯片、饼干等，每天摄入量50～100 g，还经常在饭后吃水果，水果量200～300 g，但多为西瓜、荔枝等高糖水果。有晚餐后吃夜宵的习惯，常喝一碗粥或吃些点心。

学习准备

从知识（能力）、资料收集、思考问题、学习工具等方面准备。详情请扫二维码。

学习准备单

知识储备

知识点一　认识老年肥胖

引导问题：情境聚焦中的李大爷是否肥胖？李大爷的膳食结构存在哪些问题？

一、核心概念

1. 肥胖的定义

肥胖是人体脂肪积聚过多达到危害健康程度的一种慢性代谢性疾病，是因能量摄入超过能量消耗或机体代谢改变而导致体重过度增长的一种状态。根据肥胖病因及发病机制分为单纯性肥胖和继发性肥胖。无明显内分泌、代谢病病因可循者为单纯性肥胖；继发于神经-内分泌-代谢紊乱基础上的肥胖症为继发性肥胖。

2. 有氧运动的定义

有氧运动通常是指躯干、四肢等大肌肉群参与为主的，有节律、时间较长、能够维持在一个稳定状态的身体活动（如长跑、步行、骑车、游泳等）。运动过程中以有氧代谢为主要供能途径，有助于增进心肺功能，降低血压和血糖，增加胰岛素的敏感性，改善血脂和内分泌系统的调节功能；能提高骨密度，减少体内脂肪蓄积，控制不健康的体重增加。如以 4 km/h 的中等速度步行、12 km/h 的速度骑自行车等均属于有氧运动。

3. 抗阻力训练的定义

抗阻力训练是通过肌肉对抗阻力以提高肌肉力量和耐力的一种运动形式。力量训练可以使用器械，也可以使用简便的弹力带、小哑铃等进行练习，都可以达到一定的肌肉训练效果。

二、危险因素

肥胖是能量摄入超过消耗以致体内脂肪过多蓄积的结果。受遗传、环境和社会因素的影响，不同个体对能量摄入、消耗和体重调节的反应不同。相对遗传因素而言，环境和社会因素是引发肥胖的外在因素。遗传、环境和社会因素相互作用共同影响个体的生理和心理健康，并且表现为个体特有的生活方式。肥胖者的生活方式是多种因素相互作用的结果，如图 3-1-1 所示。

1. 遗传因素

遗传因素在肥胖的发生发展中具有重要作用。流行病学调查表明，肥胖症具有家族聚集性。单纯性肥胖具有遗传倾向，肥胖者的基因可能存在多种变化或缺陷。遗传因素对肥胖形成的作用占 20%～40%。

2. 膳食结构和饮食行为

过多摄入高能量、高脂肪、高糖、低膳食纤维的食物和饮料，通过刺激神经中枢摄食神经元，引发进食过量、进食行为不规律等不良饮食习惯可导致肥胖。进食速度快，大脑摄食中枢未能及时对传入信号做出相应调节，未能及时产生饱足感，不能很好地控制进食量。经常性的暴饮暴食、夜间加餐、喜欢零食或含糖饮料，尤其是感到生活乏味或在看电视时进食过多零食等不良进食行为，是许多人发生肥胖的重要原因。

3. 身体活动

随着经济的快速发展和城市化进程的推进，居民生活方式发生变化，静态生活的时间显著增加是导致肥胖的主要原因之一。职业性和家务性身体活动强度下降、时间减少,交通方式的改变导致交通性身体活动强度下降;电视、电脑和手机是许多人在业余时间的主要休闲消遣方式,造成了休闲性活动量下降。

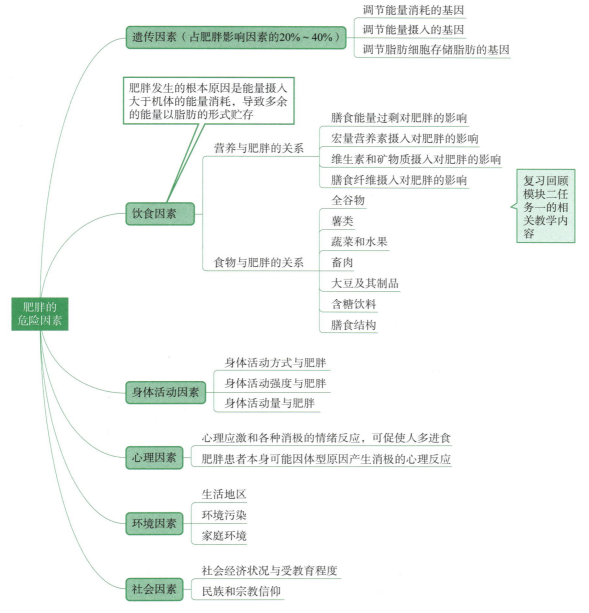

图 3-1-1　导致肥胖的危险因素

4. 精神心理

精神压力会影响人体下丘脑-垂体-肾上腺轴,促进皮质醇释放,引起食欲上升和进食行为改变。精神压力还可能影响胰岛素的分泌和外周组织受体功能变化。胰岛素不适当分泌和外周组织胰岛素抵抗的共同作用促进肥胖症的发生。

5. 睡眠习惯

不良的睡眠习惯也是肥胖症的重要危险因素。睡眠时间不足可导致胃饥饿素、瘦素等分泌失衡从而引起进食增多和能量消耗减少。而睡眠时间过长使机体处于低能耗状态,能量转化为脂肪储存于体内,引发生理失调性肥胖。

6. 社会因素

超重和肥胖率的上升与社会环境因素的改变也有关。经济快速发展、城市化进程加速、粮食供给模式改变、环境污染、以久坐为主的工作方式、拥挤的生活环境等，均可促使公众的生活方式发生改变，进而导致易感个体出现超重和肥胖。社会因素如经济状况、文化背景、社会时尚、社会规范、社会舆论、政策导向等也会对公众的体重产生潜移默化的影响。

三、危害

肥胖不仅对健康产生直接危害，还是许多慢性病的直接危险因素，增加多种慢性病的发病风险，对已伴随慢性病的治疗和康复都会产生不良影响。严重肥胖者可出现自卑、抑郁等精神问题，社会适应不良。随着肥胖率的不断升高，其带来的医疗和经济负担也越来越引起关注。肥胖的危害如图3-1-2所示。

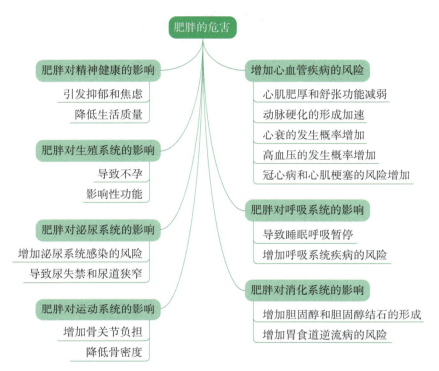

图3-1-2　肥胖的危害

1. 肥胖与其相关疾病

非传染性疾病的早期征兆包括高血压（心血管疾病特别是中风的主要风险因素）和高血糖或葡萄糖耐量差（2型糖尿病的早期征兆），肥胖者往往伴有上述征兆异常。与正常体重者相比，肥胖者在未来10年内主要慢性病（心血管疾病、恶性肿瘤、慢性阻塞性肺疾病、2型糖尿病）发病风险上升59%。按基线年龄分层后结果显示，老年人群中肥胖与主要慢性病的发病相关，由肥胖导致的超额风险较高。世界卫生组织（WHO）报告与肥胖相关疾病的相对危险度见表3-1-1。

表3-1-1　肥胖者发生肥胖相关疾病或症状的相对危险度

危险性显著增高 RR>3	危险性中等增加 2<RR≤3	危险性稍增高 1<RR≤2
2型糖尿病	冠心病	女性绝经后乳腺癌，子宫内膜癌
胆囊疾病	高血压	男性前列腺癌，结肠直肠癌
血脂异常	骨关节病	生殖激素异常

续表

危险性显著增高 RR>3	危险性中等增加 2<RR≤3	危险性稍增高 1<RR≤2
胰岛素抵抗	高尿酸血症和痛风	多囊卵巢综合征
气喘	脂肪肝	生育功能受损
睡眠呼吸暂停综合征		背下部疼痛

注：相对危险度是指肥胖者发生上述肥胖相关疾病的患病率与正常体重者该病患病率的比。

2. 肥胖相关的社会和心理问题

肥胖者受社会观点、新闻媒介宣传的影响，会对自身的体型不满，容易产生自卑感，对各种社交活动产生畏惧而不愿积极参与，易造成心理问题。有些肥胖者常常出现无法控制的食欲亢进，导致暴饮暴食行为发生。社会和环境把"减肥"作为时尚，致使体重处于正常范围的人奋力减重，大量进食后自行引吐，更有严重者发生厌食症，这些与肥胖相伴的心理变化都有害身心健康。

3. 肥胖的疾病负担和经济负担

2023年世界肥胖报告指出，防治肥胖的确需要资金投入，但任其发展所造成的代价将远高于此：到2035年，高BMI将导致全球经济总额减少超过4万亿美元，接近全球国内生产总值的3%。到2030年，我国成年人超重肥胖率可达65.3%，归因于超重肥胖的医疗费用可能为4180亿元人民币，约占全国医疗费用总额的21.5%。未来中国城乡居民超重肥胖率及其所造成的经济负担将呈上升趋势。

> **结合李大爷的实际情况及肥胖的危险因素综合分析可知，李大爷存在以下营养膳食问题：**
>
> （1）总能量摄入过高：主食和肉类摄入过量，且油脂摄入过多，导致每日能量摄入远超其身体需求，多余能量转化为脂肪堆积在体内，引起肥胖。
>
> （2）碳水化合物质量欠佳：早餐的油条、晚餐后的粥等多为精细加工的碳水化合物，升糖指数较高，不利于血糖控制，且容易产生饥饿感，导致进食量增加。
>
> （3）蛋白质来源不合理：过多摄入红肉，而优质蛋白质来源如鱼类、豆类、奶类等摄入不足，红肉中饱和脂肪酸含量较高，增加心血管疾病风险。
>
> （4）膳食纤维缺乏：蔬菜摄入不足，膳食纤维摄入量少，影响肠道蠕动，易导致便秘等问题，同时也不利于控制体重和血糖。
>
> （5）维生素和矿物质摄入不均衡：水果虽有摄入，但多为高糖水果，且其他食物种类单一，可能导致维生素C、维生素B族、钙、镁等维生素和矿物质摄入不足或不均衡。

知识点二　老年肥胖的膳食指导

引导问题：结合李大爷的实际情况，应该为他制定什么营养目标？应该怎样为李大爷调整饮食？

一、肥胖的膳食指导原则

1. 控制总能量摄入，保持合理膳食

控制总能量摄入和保持合理膳食是体重管理的关键。控制总能量摄入，可根据实际需要选以下任意一种方式。

（1）根据不同人群每日能量需要量，在推荐每日能量摄入的基础上降低30%～50%或降低500～1 000 kcal。

(2) 根据不同个体代谢率和身体活动相应的实际需要量,给予个体80％平衡能量的摄入标准,以达到能量负平衡。

(3) 根据理想体重和能量系数相乘进行个体化一日能量计算。

合理膳食应在控制总能量摄入的同时保障食物摄入多样化和平衡膳食,保证营养素的充足摄入。三大宏量营养素碳水化合物、脂肪、蛋白质的供能比分别为50％～60％、20％～30％、15％～20％。一日三餐合理分配饮食,推荐早中晚三餐供能比为3：4：3。

2. 少吃高能量食物,饮食清淡,限制饮酒

高能量食物通常是指提供400 kcal/100 g以上能量的食物,如油炸食品、含糖烘焙糕点小吃、糖果、肥肉等;全谷物、蔬菜和水果一般为低能量食物。减重期间饮食要清淡,严格控制脂肪/油、盐、添加糖的摄入量,每天烹调油不超过25 g,食盐摄入量不超过5 g,添加糖的摄入量最好控制在25 g以下。每克酒精可产生约7 kcal能量,远高于同质量的碳水化合物和蛋白质产生的能量值4 kcal,因此,在减重期间应严格限制饮酒。

3. 纠正不良饮食行为,科学进餐

科学选择,进餐规律,定时定量,养成良好饮食行为是维持健康体重的基础。在控制总能量摄入的基础上,保持一日三餐的时间相对固定,定时定量规律进餐。重视早餐,不漏餐,晚餐勿过晚进食,建议在17:00～19:00进食晚餐,晚餐后不宜再进食,但可以饮水。如饮水后仍饥饿难忍或有低血糖风险者,可以适当选择进食少许低能量高膳食纤维食物。不暴饮暴食,控制随意进食零食、饮料,避免夜宵。不论在家或在外就餐,都应根据个人的生理条件和身体活动量,力求做到饮食有节制、科学搭配,进行标准化、定量的营养配餐,合理计划每日餐次和能量分配来安排全天膳食。进餐宜细嚼慢咽。适当改变进餐顺序也是一种简单、易行、有效的减重方法,按照蔬菜－肉类－主食的顺序进餐,也有助于减少高能量食物的进食量。

4. 多动少静,睡眠充足,作息规律

身体活动不足或缺乏以及久坐的静态生活方式是肥胖发生的重要原因。肥胖患者减重的运动原则是中低强度有氧运动为主,抗阻运动为辅。每周进行150～300 min中等强度的有氧运动,每周5～7 d,至少隔天运动1次;抗阻运动每周2～3 d,隔天1次,每次10～20 min。每周通过运动消耗能量2 000 kcal或以上。尽可能减少静坐和被动视屏时间,每天静坐和被动视屏时间要控制在2～4 h以内。对于长期静坐或伏案工作者,每小时要起来活动3～5 min。经常熬夜、睡眠不足、作息无规律可引起内分泌紊乱,脂肪代谢异常,增加肥胖风险,导致"过劳肥"。肥胖患者应按昼夜生物节律,保证每日7 h左右的睡眠时间,建议在夜里11点之前上床睡觉。

5. 安全减重,达到并保持健康体重

科学减重需遵照循序渐进的原则,使大脑思维、体脂肪、肌肉和各个器官适应新能量状态,逐步达到新平衡。较为理想的减重目标应该是6个月内减少当前体重的5％～10％,合理的减重速度为每月减2～4 kg。为避免减重速度过快对机体造成损害,同时也增加减重者的信心,建议在减重初始时设立体重减轻约每周0.5 kg的目标,但随着机体非脂肪组织的减少,机体对能量变化的反应减弱,需要增加能量消耗或进一步限制能量摄入来继续减轻体重。在减重过程中应注意自我监测,同时,减重的过程中不止要关注体重的变化,更要关注体脂率和肌肉量的变化,做到减少肌肉的流失,维持机体的肌肉量和基础代谢率。

结合李大爷的实际情况及肥胖的危险因素综合分析,为李大爷制定如下营养膳食目标:

(1) 短期目标(1～2个月):逐渐调整饮食习惯,减少主食和油脂摄入,增加蔬菜摄入量,使每日膳食结构趋于合理。控制体重增长,期望在2个月内体重减轻2～3 kg。改善血糖和血压水平,使空腹血

糖控制在 7~8 mmol/L,餐后 2 h 血糖控制在 10~12 mmol/L,血压控制在 130~140/80~90 mmHg 之间。

(2) 长期目标(6 个月~1 年):达到并维持理想体重,根据身高计算,理想体重应为 65 kg 左右,通过合理膳食和适量运动,逐步实现体重减轻至理想范围。建立健康的饮食习惯和生活方式,稳定血糖和血压水平,减少糖尿病和高血压并发症的发生风险,提高生活质量。

二、肥胖的膳食指导

科学合理选择食物,对于成功减重来说至关重要。《中国居民膳食指南(2022)》对科学合理的选择食物给出了指导意见,即使在减重过程中,也应注意食物选择的多样化与合理化,保证平衡膳食。

1. 谷薯类的选择

谷薯类对于机体健康而言至关重要,建议每日总摄入量在 150~300 g。全谷物是碳水化合物、膳食纤维和 B 族维生素的重要来源,增加全谷物的摄入有助于维持正常体重,延缓体重增长,还可降低全因死亡、2 型糖尿病、心血管疾病、结直肠癌等的风险。全谷类和杂豆可提供更多的 B 族维生素、矿物质、膳食纤维等营养成分,对控制肥胖具有重要作用。建议肥胖患者每日摄入全谷物和杂豆 50~150 g,如营养素密度较高的黑米、玉米等。在主食的选择上要粗细搭配,避免长期单纯地摄入粗粮或细粮。薯类含有丰富的淀粉、膳食纤维,并含有维生素和矿物质,建议肥胖患者每天摄入薯类 50~100 g。

2. 蔬菜和水果类的选择

减重人群应增加每日新鲜蔬菜摄入量,要保证 300~500 g(生重)甚至更多,其中深色蔬菜的摄入量应占 1/2 以上。深色蔬菜指深绿色、红色、橘红色和紫红色蔬菜,具有营养优势,尤其是其富含的 β-胡萝卜素,是膳食维生素 A 的主要来源。深绿色蔬菜有菠菜、西兰花等;橘红色蔬菜如胡萝卜、西红柿;紫红色菜如紫甘蓝、红苋菜等。蔬菜的种类有上千种,含有的营养素和植物化学物种类也各不相同,因此挑选和购买蔬菜时要多变换,每天至少达到 3~5 种。建议每天食用水果宜在 200 g 左右,同时限制食用高糖分水果,如榴梿、香蕉、荔枝、鲜枣等,且不宜饮用果汁。

3. 肉类、水产品和蛋类的选择

减重期间适宜选择高蛋白、低脂肪的肉类和水产品。鱼虾蟹贝等水产品的脂肪含量较低,且含有较多的不饱和脂肪酸,建议每周至少食用 2 次或者一周总量吃够 280~525 g,相当于每天摄入量为 40~75 g。以猪牛羊鸡为代表的畜禽肉,建议每周不要超过 500 g,每天不超过 70 g。猪、牛、羊肉要选择纯瘦肉。建议不要完全不吃红肉,避免发生贫血。蛋类摄入量要保证每周 280~350 g(≤7 个鸡蛋)。

4. 奶豆类的选择

推荐减重期间每天喝低脂或脱脂牛奶 300~500 mL。有乳糖不耐受的减重者可以选择无添加糖的低脂酸奶或无乳糖产品。如饮奶不足,注意增加优质蛋白质和钙的摄入。减重期间适宜选择豆腐、不加糖的豆浆和豆腐脑等豆制品,每天摄入大豆 15~25 g,避免选择油炸类以及含盐较高的豆制品。

5. 坚果类的选择

坚果属于高能量食物,但含有较高水平的不饱和脂肪酸、维生素 E 等营养素,故适量摄入有益健康,但其能量应该计入一日三餐的总能量之中。推荐每周平均 50~70 g(平均每天 10 g),首选原味坚果。如果摄入过多,应减少一日三餐中其他食物摄入量。

此外,减重人群还要警惕食物中那些"看不见"的脂肪。很多人认为烹调用油是膳食脂肪的唯一来源,其实日常食用的很多食物中都含有脂肪,却常常被忽视。肉类、动物内脏、坚果中均含有较多"看不见"的脂肪。这些"看不见"的脂肪容易导致膳食脂肪的过量摄入，进而造成肥胖。

三、食谱举例

按照成人肥胖食养指南基本原则，结合各地食物资源、人群膳食特点、季节，给出 1 200 kcal、1 400 kcal、1 600 kcal 能量水平食谱，见表 3-1-2～表 3-1-5。

表 3-1-2　东北地区春季食谱
（总能量约为 1 200 kcal，蛋白质 64 g，碳水化合物 164 g，脂肪 40 g）

餐次	食物内容及数量
早餐	馒头(面粉 50 g)、煮鸡蛋(鸡蛋 50 g)、低脂牛奶(250 mL)、凉拌菠菜(菠菜 100 g)
加餐	苹果(200 g)
中餐	二米饭(大米 30 g、小米 20 g)、铁锅炖鱼(草鱼 50 g、北豆腐 50 g、白菜 100 g)
晚餐	菜包饭(生菜 100 g、大米 30 g、小米 20 g、猪里脊肉 50 g、土豆 30 g)、西兰花虾皮萝卜汤(西兰花 100 g、白萝卜 30 g、虾皮 10 g)
油、盐	全天总用量：植物油 15 g，盐<5 g

表 3-1-3　华北地区夏季食谱
（总能量约为 1 400 kcal，蛋白质 70 g，碳水化合物 187 g，脂肪 38 g）

餐次	食物内容及数量
早餐	马齿苋菜团子(粗玉米面粉 20 g、面粉 10 g、豆面粉 5 g、马齿苋 80 g、猪肉 10 g、香葱 5 g)、煮鸡蛋(鸡蛋 50 g)、脱脂牛奶(250 mL)、虾皮拌菠菜(菠菜 120 g、虾皮 3 g)
加餐	桃子(150 g)
中餐	糙米饭(糙米 40 g、大米 20 g)、豉香蒸鲈鱼(淡水鲈鱼 60 g、葱姜丝 5 g、香菜 10 g)、蛤蜊豆腐汤(蛤蜊带壳 50 g、小白菜 50 g、南豆腐 40 g)
晚餐	肉片豆角焖面(猪瘦肉 20 g、鲜切面 60 g、土豆 50 g、鲜香菇 30 g、豆角 80 g)、清炒豌豆苗(豌豆苗 100 g、红柿子椒 10 g)、凉拌苦瓜(苦瓜 80 g、泡姜 5 g、小米辣 3 g)、绿豆汤(绿豆 5 g)
油、盐	全天总用量：植物油 21 g，盐<5 g

表 3-1-4　华东地区秋季食谱
（总能量约为 1 600 kcal，蛋白质 80 g，碳水化合物 221 g，脂肪 48 g）

餐次	食物内容及数量
早餐	青菜鸡蛋荞麦面(荞麦面条 100 g、上海青菜 50 g、鸡蛋 50 g、西红柿 40 g)、酸奶(200 g)
加餐	木瓜(60 g)
中餐	二米饭(藜麦 15 g、粳米 40 g)、清炒四季豆(四季豆 100 g)、田园小炒(干白果 20 g、荷兰豆 40 g、胡萝卜 15 g、木耳干 5 g)、清蒸鲳鱼(鲳鱼 80 g、生姜 5 g)、西红柿豆腐汤(西红柿 30 g、嫩豆腐 15 g)
加餐	橘子(毛重 80 g)
晚餐	赤小豆饭(赤小豆 20 g、粳米 30 g)、炒油麦菜(油麦菜 110 g)、凉拌昆布(干昆布 30 g)、清蒸梭子蟹(梭子蟹毛重 140 g、生姜 5 g)、蛤蜊冬瓜排骨汤(蛤蜊毛重 60 g、冬瓜 40 g、猪小排带骨 50 g)
油、盐	全天总用量：植物油 15 g，盐<5 g

表 3-1-5 西南地区冬季食谱
(总能量约 1 600 kcal,蛋白质 81 g、碳水化合物 206 g、脂肪 53 g)

餐次	食物内容及数量
早餐	燕麦粥(燕麦片 50 g、脱脂牛奶 250 mL),拌芹菜(芹菜 150 g),煮鸡蛋(鸡蛋 50 g)
中餐	杂粮饭(大米 50 g、青稞 15 g),水炝炒寒菜(冬寒菜 200 g),萝卜半汤鱼(白萝卜 150 g、鲫鱼 100 g、紫苏叶 10 g、生姜 2 g)
加餐	橙子(200 g)
晚餐	杂粮饭(大米 40 g、玉米糁 15 g),烩儿菜(儿菜 150 g、鲜蘑菇 50 g、鲜冬笋 100 g),肉末豆腐(北豆腐 120 g、猪瘦肉 25 g)
油、盐	全天总用量:植物油 24 g,盐<5 g

根据李大爷存在的营养膳食问题,为实现所制定的营养膳食目标,特制定如下膳食指导方案:

从能量摄入调整、食物选择与搭配、饮食规律与习惯培养、饮食注意事项、随访与评估等方面制定李大爷的个性化膳食指导方案。

详情请扫二维码。

李大爷膳食指导方案

课程育人

我国肥胖防控已刻不容缓

巩固提升

老年肥胖的膳食指导

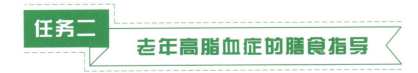

任务二　老年高脂血症的膳食指导

知识索引

关键词:高脂血症;能量;蛋白质;脂肪;碳水化合物;无机盐;维生素;膳食指导。

理论(技能)要点:

1. 高脂血症的相关概念;
2. 导致高脂血症的危险因素;
3. 高脂血症对人体的危害。

重点: 老年高脂血症的膳食原则;老年高脂血症的食物选择。

难点: 老年高脂血症的个性化膳食指导方案设计;纠正老年高脂血症个体的饮食观念。

任务目标

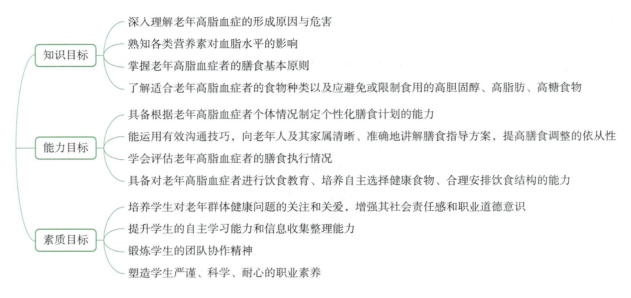

- 知识目标
  - 深入理解老年高脂血症的形成原因与危害
  - 熟知各类营养素对血脂水平的影响
  - 掌握老年高脂血症者的膳食基本原则
  - 了解适合老年高脂血症者的食物种类以及应避免或限制食用的高胆固醇、高脂肪、高糖食物

- 能力目标
  - 具备根据老年高脂血症者个体情况制定个性化膳食计划的能力
  - 能运用有效沟通技巧,向老年人及其家属清晰、准确地讲解膳食指导方案,提高膳食调整的依从性
  - 学会评估老年高脂血症者的膳食执行情况
  - 具备对老年高脂血症者进行饮食教育、培养自主选择健康食物、合理安排饮食结构的能力

- 素质目标
  - 培养学生对老年群体健康问题的关注和关爱,增强其社会责任感和职业道德意识
  - 提升学生的自主学习能力和信息收集整理能力
  - 锻炼学生的团队协作精神
  - 塑造学生严谨、科学、耐心的职业素养

情境聚焦

张大爷,70岁,身高165 cm,体重78 kg。近期体检发现血液中总胆固醇(TC)为7.2 mmol/L,甘油三酯(TG)为3.5 mmol/L,低密度脂蛋白胆固醇(LDL-C)为4.8 mmol/L,高密度脂蛋白胆固醇(HDL-C)为1.0 mmol/L。患有轻度冠心病,日常活动量较少,喜欢下棋、看电视等休闲活动。早餐习惯吃一碗白粥,搭配两根油条或两个肉包子,偶尔会喝一杯加糖的豆浆。午餐主食通常为3~4两米饭,偏爱肥肉较多的红烧肉、回锅肉等菜肴,蔬菜摄入量较少,每餐100~150 g,且烹饪时放较多油盐。晚餐与午餐类似,主食以馒头或面条为主,常吃一些油炸食品如炸鱼、炸丸子等,蔬菜种类单一,以白菜、土豆居多,也会喝一碗汤,汤中油脂含量较高。喜欢嗑瓜子、吃花生等坚果,每天摄入量为50~100 g,还经常吃一些糕点、饼干等甜食,尤其是在下午或晚上看电视时。每天都会喝2~3杯浓茶,很少喝白开水,偶尔会喝少量白酒,每周约2~3次,每次50~100 mL。

学习准备

从知识(能力)、资料收集、思考问题、学习工具等方面准备。详情请扫二维码。

学习准备单

知识储备

知识点一　认识老年高脂血症

引导问题：情境聚焦中的张大爷是否存在高脂血症情况？分析情境资料，张大爷的膳食结构存在哪些问题？

一、核心概念

高脂血症是指脂肪代谢或运转异常所导致的血浆中一种或多种脂质高于正常范围的疾病。血脂一般包括胆固醇和甘油三酯，其中以胆固醇升高为主的称为高胆固醇血症；以甘油三酯升高为主的称为高甘油三酯血症；如果两种成分同时升高，称为混合型高脂血症。

二、危险因素

造成高脂血症的常见原因有高脂高热量饮食、肥胖、高龄、饮酒、吸烟、体力活动减少等。高脂血症也是很多心脑血管疾病如冠心病、脑出血、脑梗死、高血压等的危险因素。因高脂血症对身体的损害往往具有隐匿性、渐进性和全身性的特点，早期没有特异的症状或不适，而一旦引起血黏稠度增高、血流缓慢，血液中过多的脂质将沉积于血管壁上，就会导致血管动脉粥样硬化的发生，无论发生在脑血管还是心脏血管，其结果都是致命性的。导致高脂血症的常见危险因素如图3-2-1所示。

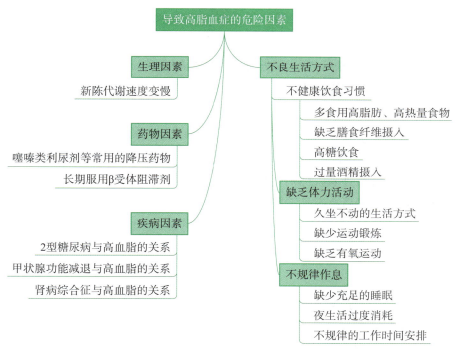

图3-2-1　导致高脂血症的常见危险因素

1. 生理因素

随着年龄的不断增长，人体的新陈代谢速度会逐渐变慢。比如，中老年人的身体各项机能相较于年轻人有所下降，肝脏对胆固醇等脂质的代谢能力也会减弱，使得脂质更容易在血液中堆积，进而增加高脂血症的发病风险。

2. 饮食习惯

不良的饮食习惯也是导致高脂血症的重要因素。长期大量食用动物内脏、蛋黄、蟹黄等高胆固醇食物,会使外源性胆固醇摄入过多,引发高脂血症。经常吃油炸食品、肥肉以及各种油腻的糕点等富含饱和脂肪酸的食物,导致血液中甘油三酯等脂肪成分升高。过多摄入糖果、甜饮料、各类精制糕点等高糖食物,身体会将多余的糖分转化为甘油三酯等脂质成分进行储存,导致血液中甘油三酯含量增加,促使高脂血症的发生。

3. 疾病因素

(1) 糖尿病。患者因体内胰岛素分泌不足或作用缺陷,影响机体对糖、脂肪等物质的正常代谢。一方面,胰岛素缺乏使脂肪分解增加,血液中游离脂肪酸增多;另一方面,它还会抑制脂蛋白酯酶活性,使甘油三酯清除减少,导致血脂升高,尤其是甘油三酯和低密度脂蛋白胆固醇水平出现异常。

(2) 甲状腺功能减退症。甲状腺激素具有促进机体新陈代谢,加速脂肪、胆固醇等物质分解代谢的作用。当患有甲状腺功能减退症时,甲状腺激素分泌减少,身体代谢速度放慢,胆固醇等脂质的代谢也会受到影响,因而造成胆固醇在血液中堆积,引起血脂升高。

(3) 肾病综合征。这类患者由于大量蛋白质从尿液中流失,肝脏会代偿性地增加蛋白质以及脂蛋白的合成,其中包括富含胆固醇的脂蛋白。而且,脂蛋白代谢也会出现紊乱,导致血液中胆固醇、甘油三酯等血脂成分升高,增加高脂血症发病概率。

4. 药物因素

老年人常常需要服用多种药物来控制慢性疾病,而一些药物可能会增加高脂血症的风险。例如,噻嗪类利尿剂等常用的降压药物,在发挥利尿、降压作用的同时,会影响机体的电解质平衡以及脂质代谢,长期使用可能会使血液中的胆固醇、甘油三酯水平升高,增加高脂血症风险,不过这种影响在不同个体身上表现程度可能有所差异。长期服用β受体阻滞剂,如普萘洛尔等,会出现脂质代谢异常。长期大剂量使用糖皮质激素,如泼尼松、地塞米松等,会增强肝脏中脂肪酸的合成,减少脂肪组织对脂肪酸的摄取,并且抑制脂蛋白酯酶活性,使甘油三酯等脂质在血液中积聚,容易引发高脂血症。

5. 其他因素

除了以上几个主要因素外,还有一些其他因素也可能导致老年高脂血症。长期久坐不动、运动量极少的人群,身体消耗的能量有限,脂肪得不到有效燃烧和代谢,容易在体内堆积,进而影响血脂水平。香烟中的尼古丁、焦油等有害物质进入人体后,会对血管内皮细胞造成损伤,影响血管正常的功能,同时也会干扰脂质代谢,使血液中的脂质更容易沉积在血管壁,导致血脂升高,增加动脉粥样硬化等心血管疾病的发病风险。酒精进入人体后,大部分是在肝脏中进行代谢,过量饮酒会损伤肝脏细胞,影响肝脏对脂质的正常代谢和合成功能破坏血脂平衡,促使高脂血症的发生。

三、危害

高脂血症的危害是多方面的,主要包括如图3-2-2所示的几个方面。

1. 对心脑血管的危害

高脂血症是引发冠状动脉粥样硬化的重要危险因素之一。当冠状动脉发生粥样硬化,导致管腔狭窄到一定程度时,心肌的血液供应就会减少,引起心肌缺血缺氧,也就是我们常说的冠心病。脑卒中和短暂性脑缺血发作,脑部的动脉血管出现粥样硬化后,一方面会造成脑供血不足,引发短暂性脑缺血发作,患者可能会突然出现短暂的眩晕、肢体麻木、言语不清等症状,但往往能在短时间(一般不超过24 h)内自行恢复;另一方面,若血管内的斑块破裂,形成血栓堵塞脑血管,导致局部脑组织缺血性坏死,引发脑卒中,出现偏瘫、失语、认知障碍甚至昏迷等严重后果,对老年人的生活质量造成极大影响。

2. 对肝脏的危害

过多的脂肪在肝脏内堆积,肝脏代谢脂肪的负担加重,甘油三酯在肝内积聚,形成脂肪肝。轻度脂肪

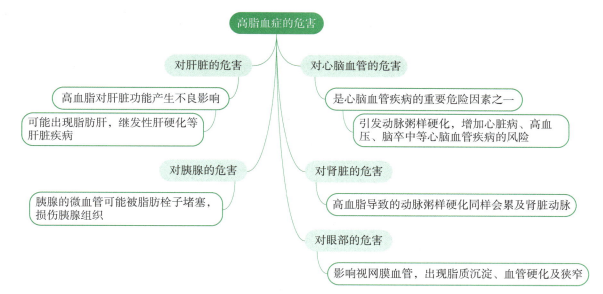

图 3-2-2 高脂血症的危害

肝可能没有明显症状,但随着病情发展,肝脏功能会受到影响,出现乏力、右上腹不适等症状,长期脂肪肝还可能发展为肝纤维化、肝硬化等严重肝脏疾病。肝功能损害、持续的高血脂状态会干扰肝脏正常的代谢、合成等功能,影响肝脏对蛋白质、凝血因子等物质的合成,导致肝功能指标异常。同时,肝脏解毒功能也可能受到削弱,使身体对有害物质的清除能力下降,进一步影响整体健康状况。

3. 对胰腺的危害

高血脂尤其是血液中甘油三酯水平过高时,会使胰腺的微血管被脂肪栓子堵塞,可损伤胰腺组织,诱发急性胰腺炎。病情严重时可发展为重症急性胰腺炎,出现休克、多器官功能衰竭等情况,死亡率较高。

4. 对肾脏的危害

高脂血症导致的动脉粥样硬化同样会累及肾脏动脉,影响肾脏的血液灌注,无法正常过滤、代谢废物以及调节水盐电解质平衡等,进而引起肾功能减退,表现为血肌酐升高、蛋白尿等症状,严重的可发展为慢性肾衰竭。对于本身患有肾脏疾病的患者来说,高脂血症会进一步加重肾脏的损伤,加速病情恶化,影响患者的预后情况,降低生活质量,同时也增加了治疗的难度和医疗成本。

5. 对眼部的危害

视网膜的血管同样可能受到高脂血症影响,出现脂质沉积、血管硬化及狭窄,影响视网膜的血液供应和营养物质输送,导致视网膜功能受损,对日常生活造成不便。

结合张大爷的实际情况及肥胖的危险因素综合分析,张大爷存在以下营养膳食问题:

(1)总热量摄入过高:主食和油脂摄入过量,且肉类多为肥肉,导致每日热量摄入远超身体所需,多余热量转化为脂肪储存,加重高脂血症症状。

(2)脂肪摄入不合理:饱和脂肪酸和反式脂肪酸摄入过多,主要来源于肥肉、油炸食品、糕点、动物油脂以及部分氢化植物油制品,从而升高胆固醇和甘油三酯水平,降低高密度脂蛋白胆固醇水平。

(3)碳水化合物质量差:早餐的白粥、晚餐的馒头和面条等多为精制碳水化合物,升糖指数高,容易引起血糖波动,促使肝脏合成更多甘油三酯,同时也不利于体重控制。

(4)膳食纤维缺乏:蔬菜和全谷物摄入不足,膳食纤维摄入量少,影响肠道对胆固醇的排泄,导致胆固醇在体内堆积。

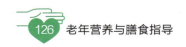

(5) 蛋白质来源不均衡：优质蛋白质如鱼类、豆类、奶类等摄入相对较少，而红肉摄入较多，不利于血脂的调节和心血管健康。

(6) 不良饮食习惯：过多食用零食，尤其是高糖、高脂肪的坚果和糕点，以及经常喝浓茶、少量饮酒等，均对血脂控制产生不利影响。

知识点二　老年高脂血症的膳食指导

引导问题： 结合张大爷的实际情况，应该为他制定什么营养目标？应该怎样为张大爷调整饮食？

老年高脂血症必须通过各种方式来降低血脂，除了药物、戒烟酒、多做运动外，饮食控制是最基本和最有效的辅助治疗措施。饮食控制是高脂血症治疗的基础，无论是否采取药物治疗，都必须进行饮食控制。高脂血症的营养治疗原则是"四低一高"，即低能量、低脂肪、低胆固醇、低糖、高纤维膳食。

> 结合张大爷的实际情况及肥胖的危险因素综合分析，为张大爷制定如下营养膳食目标：
>
> 1. 短期目标（1～3 个月）
> （1）调整膳食结构，减少饱和脂肪酸、反式脂肪酸和精制碳水化合物的摄入，增加膳食纤维、优质蛋白质和健康脂肪的摄入。
> （2）控制体重，期望在 3 个月内体重减轻 1～2 kg。
> （3）降低血脂水平，使甘油三酯降低至 2.5 mmol/L 以下，总胆固醇降低至 6.5 mmol/L 以下，低密度脂蛋白胆固醇降低至 4.0 mmol/L 以下。
>
> 2. 长期目标（6 个月～1 年）
> （1）持续的膳食调整和适量运动，逐步实现体重控制目标。
> （2）建立健康的饮食习惯和生活方式，稳定血脂水平，预防心血管疾病的发展，提高生活质量。

一、膳食指导原则

根据《成人高脂血症食养指南》（2023 年版），制定老年高脂血症膳食指导原则。

1. 吃动平衡，保持健康体重

高脂血症人群在满足每日必需营养需要的基础上，改善膳食结构，控制能量摄入，维持健康体重，减少体脂含量，有利于控制血脂。尤其对于超重和肥胖人群，应通过控制能量摄入以减重，每天可减少 300～500 kcal 的能量摄入。同时，高脂血症人群，除部分不宜进行运动人群外，无论是否肥胖，建议每周 5～7 次体育锻炼或身体活动，每次 30 分钟中等及以上强度身体运动，包括快走、跑步、游泳、爬山和球类运动等，每天锻炼至少消耗 200 kcal。

2. 调控脂肪，少油烹饪

限制总脂肪、饱和脂肪、胆固醇和反式脂肪酸的摄入，是防治高脂血症的重要措施。脂肪摄入量以占总能量 20%～25% 为宜（高甘油三酯血症者更应尽可能减少每日脂肪摄入总量），以成年人每日能量摄入 1800～2000 kcal 为例，相当于全天各种食物来源的脂肪摄入量（包括烹调油、动物性食品及坚果等食物中的油脂）在 40～55 g 之间，每日烹调油应不超过 25 g。其中，要注意：一是饱和脂肪摄入量应少于总能量的 10%，高胆固醇血症者应降低饱和脂肪摄入量，使其低于总能量的 7%；二是少吃富含胆固醇的食物，如动物脑和动物内脏等，高脂血症人群胆固醇每日摄入量应少于 300 mg，而高胆固醇血症者每日胆固醇摄入量应少于 200 mg；三是反式脂肪酸摄入量应低于总能量的 1%，即每天不宜超过 2 g，减少或避免食用部分氢化植物油等含有反式脂肪酸的食物;四是适当增加不饱和脂肪酸的摄入,特别是富含 $n-3$ 系列多不饱和脂肪酸的食物。

高脂血症人群食物制作应选择少油烹饪方式,减少食品过度加工,少用油炸、油煎等多油烹饪方法,多选择蒸、煮等方式。

3. 食物多样,蛋白质和膳食纤维摄入充足

在控制总能量及脂肪的基础上,选择食物多样的平衡膳食模式,食物每天应不少于 12 种,每周不少于 25 种。碳水化合物摄入量应占总能量的 50%～60%,以成年人每日能量摄入 1 800～2 000 kcal 为例,相当于全天碳水化合物摄入量在 225～300 g 之间。在主食中应适当控制精白米面摄入,适量多吃含膳食纤维丰富的食物,如全谷物、杂豆类、蔬菜等。膳食纤维在肠道与胆酸结合,可减少脂类的吸收,从而降低血胆固醇水平。同时,高膳食纤维可降低血胰岛素水平,提高人体胰岛素敏感性,有利于脂代谢的调节。推荐每日膳食中包含 25～40 g 膳食纤维(其中 7～13 g 水溶性膳食纤维)。多食新鲜蔬菜,推荐每日摄入 500 g,深色蔬菜应当占一半以上。新鲜水果每日推荐摄入 200～350 g。

蛋白质摄入应充足。动物蛋白摄入可适当选择脂肪含量较低的鱼虾类、去皮禽肉、瘦肉等;奶类可选择脱脂或低脂牛奶等。应提高大豆蛋白等植物性蛋白质的摄入,每天摄入含 25 g 大豆蛋白的食品,可降低发生心血管疾病的风险。

4. 少盐控糖,戒烟限酒

高脂血症是高血压、糖尿病、冠心病、脑卒中的重要危险因素,为预防相关并发症的发生,要将血脂、血压、血糖控制在理想水平。高脂血症人群膳食除了控制脂肪摄入量,还要控制盐和糖的摄入量。培养清淡口味,食盐用量每日不宜超过 5 g。同时,少吃酱油、鸡精、味精、咸菜、咸肉、酱菜等高盐食品。限制单糖和双糖的摄入,少吃甜食,添加糖摄入不应超过总能量的 10%,肥胖和高甘油三酯血症者添加糖摄入应更低。

高脂血症人群生活作息应规律,保持乐观、愉快的情绪,劳逸结合,睡眠充足,戒烟限酒,培养健康生活习惯。完全戒烟和有效避免吸入二手烟,有利于预防动脉粥样硬化性心血管疾病,并改善高密度脂蛋白胆固醇水平。研究证明即使少量饮酒也可使高甘油三酯血症人群甘油三酯水平进一步升高,因此提倡限制饮酒。

5. 会看慧选,科学食养,适量食用食药物质

对于高脂血症人群,可通过看标签来选择适合的食品,满足营养需求,如通过看营养标签选择脂肪含量低的食品,同时了解食品中能量和相关营养成分的含量,包括碳水化合物、蛋白质、膳食纤维以及钠等,做到科学合理选择。可适当多吃富含植物甾醇、多糖等植物化学物的食物,如大豆、洋葱、香菇以及深色蔬果等,每日可摄入 2 g 左右植物甾醇。

一些食药物质能调节血脂水平,高脂血症人群适量食用,可以起到辅助降低血脂的作用,食药物质及新食品原料食用量应符合相关要求。已知对某种食药物质过敏者,正在服用某些药物与食药物质有禁忌时,应在医师、执业药师及营养指导人员等专业人员指导下使用。

根据张大爷存在的营养膳食问题,为实现所制定的营养膳食目标,特制定如下膳食指导方案:

从能量摄入调整、食物选择与搭配、饮食规律与习惯培养、饮食注意事项、随访与评估等方面制定李大爷的个性化膳食指导方案。详情请扫二维码。

张大爷膳食指导方案

二、老年高脂血症食谱举例

针对张大爷的具体情况,结合膳食指导方案,特为张大爷设计了个性化的食谱,详细内容如表 3-2-1 所示。

表 3-2-1　老年高脂血症一周食谱(以张大爷为例)

星期	餐次		
	早餐	午餐	晚餐
周一	燕麦粥(燕麦 30 g),蒸红薯(红薯 100 g),水煮蛋(鸡蛋 1 个),无糖豆浆(200 mL),凉拌芹菜(芹菜 100 g)	糙米饭(糙米 100 g),虾仁炒西兰花(虾仁 100 g、西兰花 150 g),番茄蛋汤(番茄 100 g、鸡蛋 1 个)	玉米面条(玉米面条 100 g),清蒸鱼(鱼 100 g),炒白菜(白菜 150 g)
周二	蔬菜鸡蛋煎饼(蔬菜 100 g、鸡蛋 1 个、面粉 30 g),黑米粥(黑米 20 g),低脂牛奶(200 mL),清炒生菜(生菜 100 g)	荞麦面(荞麦面 100 g),去皮鸡肉炒胡萝卜(鸡肉 100 g、胡萝卜 100 g),海带汤(海带 50 g)	红薯粥(红薯 100 g、大米 30 g),素炒豆角(豆角 150 g),凉拌黄瓜(黄瓜 100 g)
周三	全麦面包夹果酱(全麦面包 2 片、果酱 10 g),酸奶(100 g),苹果(1 个),坚果(10 颗),绿茶	藜麦饭(藜麦 100 g),香煎三文鱼(三文鱼 100 g),炒芦笋(芦笋 150 g),冬瓜汤(冬瓜 100 g)	南瓜粥(南瓜 100 g、大米 30 g),卤鸡腿(去皮鸡腿 1 个),炒平菇(平菇 150 g)
周四	玉米糊(玉米粉 20 g),蒸玉米(玉米 1 根),水煮蛋(鸡蛋 1 个),豆浆(200 mL),凉拌西红柿(西红柿 100 g)	糙米饭(糙米 100 g),红烧豆腐(豆腐 150 g),白菜炒木耳(白菜 100 g、木耳 50 g),黄瓜汤(黄瓜 100 g)	绿豆粥(绿豆 30 g),白灼菜心(菜心 150 g),蒸茄子(茄子 100 g)
周五	蔬菜鸡蛋三明治(全麦面包 2 片、鸡蛋 1 个、蔬菜 100 g),酸奶(100 g),香蕉(1 根),黑咖啡	荞麦面(荞麦面 100 g),宫保鸡丁(鸡肉 100 g、花生 10 颗),炒菠菜(菠菜 150 g),菌菇汤(菌菇 100 g)	红豆粥(红豆 30 g),素炒三丝(胡萝 50 g、土豆 50 g、青椒 100 g),卤豆干(豆干 50 g)
周六	鸡蛋羹(鸡蛋 2 个),馒头(50 g),牛奶(200 mL),凉拌胡萝卜(胡萝卜 100 g),红茶	紫薯饭(紫薯 100 g、大米 30 g),番茄牛腩(牛腩 50 g、番茄 100 g),炒西兰花(西兰花 150 g),白菜汤(白菜 100 g)	蔬菜面疙瘩汤(蔬菜 100 g、面粉 50 g),卤鹌鹑蛋(鹌鹑蛋 3 个),凉拌豆芽(豆芽 150 g)
周日	牛奶燕麦片(燕麦 30 g、牛奶 200 mL),全麦面包(全麦面包 2 片),橙子(1 个),开水	糙米饭(糙米 100 g),清蒸虾(虾 100 g),炒南瓜(南瓜 150 g),海带汤(海带 50 g)	绿豆粥(绿豆 30 g),香煎鸡胸肉(鸡胸肉 100 g),炒空心菜(空心菜 150 g)

课程育人

我国古代对高脂血症及其膳食指导的相关认识

巩固提升

老年高脂血症的膳食指导

模块三 慢性病老年人膳食指导

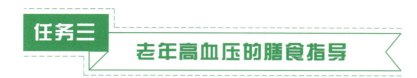

任务三 老年高血压的膳食指导

知识索引

关键词：老年高血压；膳食指导；血压控制；饮食调整；危险因素；危害。

理论(技能)要点：

1. 老年高血压的相关概念；
2. 老年高血压的危险因素；
3. 高血压对老年人的危害；
4. 老年高血压的膳食指导。

重点：老年高血压的定义；老年高血压的危险因素。

难点：老年高血压的危险因素；高血压对老年人的危害；老年高血压的膳食指导。

任务目标

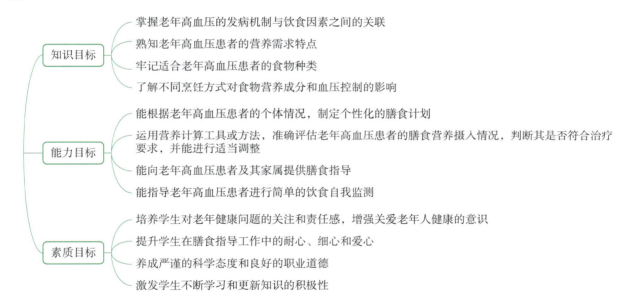

情境聚焦

王大爷,65岁,身高172 cm,体重80 kg。既往有高血压5年,血压长期维持在150～160/90～100 mmHg之间,服用降压药物控制血压。日常活动量较少,偶尔会在小区散步。饮食习惯:早餐通常吃一碗挂面,加一个煎蛋,有时还会吃些咸菜;午餐主食以3～4两米饭为主,喜欢吃红烧排骨、酱牛肉等肉类菜肴,蔬菜摄入量较少,每餐100～150 g,且烹饪时放较多盐和酱油;晚餐与午餐类似,主食会换成馒头或粥,常吃一些油炸食品,如炸鸡块、炸薯条等,蔬菜种类单一,以土豆、冬瓜居多,晚餐后还会吃一些水果,如西瓜、香蕉等;零食如薯片、锅巴等咸味零食,每天摄入量30～50 g;每天喝2～3杯浓茶,很少喝白开水,偶尔会喝少量白酒,每周3～4次,每次100～150 mL。

学习准备

从知识(能力)、资料收集、思考问题、学习工具等方面准备。详情请扫二维码。

学习准备单

知识储备

知识点一　认识老年高血压

引导问题：王大爷高血压状况是否与营养摄入有关？他存在哪些高血压的营养风险因素？若血压得不到有效控制，会对其造成哪些危害？

一、核心概念

1. 老年高血压的定义

老年高血压也称为老年人高血压或老年高血压病，是指年龄大于 65 岁(也有说法认为大于 60 岁)的人群，在未使用降压药物的情况下，血压持续或非同日 3 次测量超过正常值。具体来说，收缩压(高压)≥140 mmHg 和(或)舒张压(低压)≥90 mmHg 的老年人即可诊断为老年高血压。具体如表 3-3-1 所示。

表 3-3-1　我国成年人血压水平的定义和分类

类别	收缩压(mmHg)	舒张压(mmHg)
理想血压	<120	<80
正常高值	120~139	80~89
1 级高血压	140~159	90~99
2 级高血压	160~179	100~109
3 级高血压	≥180	≥110
单纯收缩期高血压	≥140	<90

2. 老年高血压的诊断标准

(1) 血压值：收缩压≥140 mmHg 和(或)舒张压≥90 mmHg。

(2) 测量次数：非同日 3 次测量血压均超过上述标准。

(3) 特殊情况：若患者既往有高血压病史，目前正在接受降压药物治疗，即使血压小于 140/90 mmHg，也应诊断为老年高血压。

3. 老年高血压的特点

(1) 血压波动大：老年人血压波动幅度较大，易受情绪、体位等因素影响。

(2) 脉压差增大：收缩压增高，舒张压下降，导致脉压差增大。

(3) 并发症风险：老年高血压易导致心、脑、肾等靶器官损害，增加并发症风险。

二、危险因素

高血压的危险因素主要包括：遗传因素，家族中有高血压患者，发病风险会升高；高盐饮食，摄入过多钠盐可使血压上升;长期过量饮酒,酒精刺激血管与神经;缺乏运动,身体代谢减缓,脂肪易堆积影响血管功能;肥胖,尤其是腹型肥胖,会加重心脏与血管负担;精神长期紧张、焦虑、压力过大,可致血压波动;年龄增长,血管壁弹性下降,血压也易升高。此外,吸烟及某些药物副作用等也可能诱发高血压。常见的高血压危险因素如图3-3-1所示。

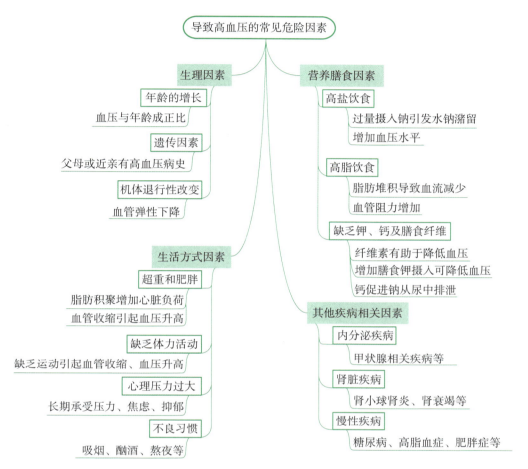

图3-3-1 导致高血压的常见危险因素

1. 生理因素

(1) 年龄增长:随着年龄的增长,血管壁弹性逐渐降低,血管内径变小,血流阻力增加,导致血压升高。此外,心脏功能的变化也可能影响血压。

(2) 遗传因素:高血压具有一定的遗传倾向。如果家族中有高血压病史,老年人患高血压的风险会相应增加。遗传因素可能影响血管的结构和功能,以及机体对血压的调节机制。

(3) 机体退行性改变:随着年龄的增长,机体功能通常会逐渐衰退,血管可能随之出现退行性改变,血管弹性下降,容易导致血压升高。

2. 营养膳食因素

(1) 高盐饮食:长期高盐饮食会导致体内钠离子浓度升高,引起水钠潴留,增加血容量,从而升高血压。此外,高盐饮食还可能激活肾素-血管紧张素-醛固酮系统,进一步升高血压。

(2) 高脂饮食:高脂饮食不仅会导致体重增加和肥胖,还会促进动脉粥样硬化的发展,增加血管阻力,导致血压升高。

(3) 缺乏钾、钙及膳食纤维:钾有助于平衡体内的钠,降低血压;钙对维持血管平滑肌的正常功能有重要作用;膳食纤维有助于降低血压。缺乏这些矿物质可能导致血压升高。

3. 生活方式因素

（1）缺乏运动：长期缺乏运动会导致身体代谢减缓，脂肪堆积，增加心血管疾病的风险，同时也会影响血压的控制。

（2）精神压力大：长期的精神紧张、焦虑、抑郁等不良情绪会导致体内的神经内分泌系统失衡，使血压升高。

（3）不良生活习惯：如吸烟、饮酒、熬夜等，这些不良生活习惯都会对血压产生不良影响。

4. 其他疾病相关因素

（1）肾脏疾病：肾脏是调节血压的重要器官。肾脏疾病如肾小球肾炎、肾衰竭等会影响水钠排泄，导致水钠潴留，进而升高血压。

（2）内分泌疾病：如甲状腺功能亢进、库欣综合征等，这些疾病会影响代谢和激素水平，导致血压升高。

（3）慢性疾病：如糖尿病、高脂血症、肥胖症等，这些疾病会影响血管的健康和代谢功能，导致血压调节异常。

三、危害

老年高血压危害严重，可引发心脑血管疾病，如冠心病、脑出血、脑梗死等，增加心脏负荷致心力衰竭，损伤肾脏血管引发肾功能减退，还会损害眼底血管，导致视力下降甚至失明，严重影响老年人生活质量与健康寿命，增加死亡风险。其主要危害如图3-3-2所示。

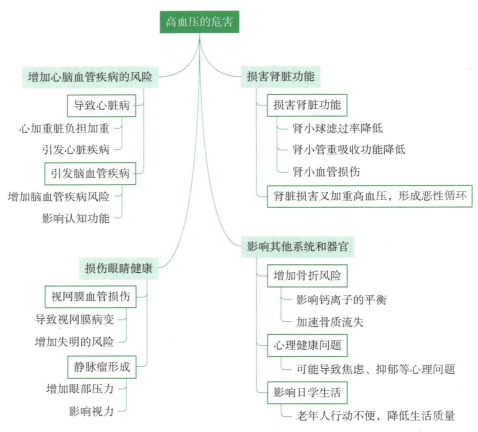

图3-3-2　高血压的常见危害

1. 对心脏的危害

（1）加重心脏负担：高血压会增加心脏的负担，使心脏需要更用力地泵血，长期如此会导致心肌细胞逐渐增生肥厚，可能出现心悸、胸闷等症状，严重时可引发心力衰竭。

(2) 引起心脏疾病：高血压可导致冠心病、心绞痛、心肌梗死等心脏疾病。高血压会使冠状动脉发生粥样硬化，导致血管狭窄、阻塞，从而影响心脏的血液供应。

2. 对脑的危害

(1) 增加脑血管疾病风险：高血压是脑血管疾病的主要危险因素之一。它可导致脑血管痉挛、狭窄、破裂等病变，引发脑梗死、短暂性脑缺血发作等，严重时可能导致脑出血，危及生命。

(2) 影响认知功能：长期高血压可能导致大脑血管损伤，影响脑部供血，进而导致记忆力减退、注意力不集中等认知功能障碍，甚至可能发展为痴呆。

3. 对肾脏的危害

(1) 损害肾脏功能：高血压会损伤肾脏的小动脉，影响肾脏的血液灌注和过滤功能，导致肾功能减退。长期高血压可引发慢性肾病，严重时可能导致肾衰竭，需要进行透析或肾移植等治疗。

(2) 恶性循环：肾脏损害又会加重高血压的病情，形成恶性循环。因为肾脏是调节血压的重要器官，肾脏功能受损会进一步影响血压的控制。

4. 对眼睛的危害

高血压会影响眼部的血液循环，造成视网膜病变，患者可能出现视力下降、视物模糊、眼底出血等症状。严重的视网膜病变可导致失明。

5. 其他危害

(1) 骨折风险增加：研究发现，高血压患者骨折风险较正常人群增加约 20%。这可能是高血压对骨密度的负面影响，导致骨质疏松。

(2) 心理健康问题：长期的高血压可能导致焦虑、抑郁等心理问题，影响老年人的心理健康。同时，高血压患者可能需要长期服药，增加了心理负担。

(3) 影响日常生活：高血压可能导致老年人日常生活受限，如头晕、乏力等症状，使老年人行动不便，降低生活质量。长期高血压还可能导致视力下降，增加跌倒风险。

结合王大爷的实际情况及高血压的危险因素综合分析，王大爷可能存在以下营养膳食问题：

(1) 高盐饮食：咸菜、酱油、盐焗零食以及烹饪过程中大量放盐，导致每日盐摄入量远超 5g 的推荐量。高盐饮食会使体内水钠潴留，增加血容量，从而升高血压。

(2) 高脂肪摄入：肉类多为肥肉或脂肪含量较高的部位，且经常食用油炸食品，导致脂肪摄入过多。饱和脂肪酸和胆固醇摄入过量会促进动脉粥样硬化的形成，加重高血压病情并增加心血管疾病风险。

(3) 碳水化合物质量不佳：早餐的挂面、晚餐的粥和馒头多为精制谷物，膳食纤维含量低，升糖指数较高，容易引起血糖波动，间接影响血压控制。

(4) 膳食纤维缺乏：蔬菜摄入不足，尤其是绿叶蔬菜和富含膳食纤维的蔬菜摄入较少，不利于肠道蠕动和钠的排泄，对血压控制产生不利影响。

(5) 不良饮食习惯：过多食用零食、喝浓茶以及少量饮酒等习惯均不利于血压稳定。浓茶中的咖啡因和茶碱可能导致血压升高，酒精则会干扰降压药物的效果，同时也会影响心血管系统的功能。

知识点二　老年高血压的膳食指导

合理膳食是防治高血压的重要手段。正常高值血压以及高血压老年人应掌握膳食管理的原则与方法，并坚持应用到日常生活和自我管理中。食物中许多的膳食成分有利于调节血压，比如钾、镁、钙。富含钾、镁、钙的食物,包括甜菜根等含有硝酸盐的新鲜蔬菜,芹菜等绿叶蔬菜,豆荚类、豆腐等豆制品,牛油果、坚果、奇亚籽等,黑巧克力,绿茶、石榴汁、甜菜根汁等饮料。有研究项目的数据分析发现,辣椒等辣膳食的主要营养素为辣椒素,通过作用于其特异性靶点辣椒素受体,促进内皮一氧化氮生成,从而扩张血管及降低血压。食用辣膳食可以一定程度上预防高血压的发生。

> **结合王大爷的实际情况及肥胖的危险因素综合分析,为王大爷制定如下营养膳食目标:**
> 1. 短期目标(1~2个月)
> (1) 调整膳食结构,严格控制盐的摄入,减少脂肪和精制碳水化合物的摄取,增加膳食纤维、优质蛋白质和蔬菜的摄入,使膳食结构初步改善。
> (2) 控制体重,期望在2个月内体重减轻1~2 kg,初步稳定血压,使血压波动范围缩小,收缩压控制在140~150 mmHg,舒张压控制在85~95 mmHg。
> 2. 长期目标(6个月~1年)
> (1) 达到并维持理想体重,根据身高计算,理想体重应为67~72 kg,通过持续的膳食调整和适量运动,逐步实现体重控制目标。
> (2) 建立健康的饮食习惯和生活方式,稳定血压水平,使血压控制在130~140/80~90 mmHg之间,减少高血压并发症的发生风险,提高生活质量。

一、膳食指导原则

1. 减少钠盐的摄入量

食盐中的钠是影响血压的主要因素之一。低盐饮食能减少钠的摄入,有助于减少体内水钠潴留从而有助于降低血压。同时,低盐饮食有助于降低胆固醇水平,降低血管壁的张力,进一步起到降低血压的作用。所有高血压老年人均应采取各种措施,限制钠盐摄入量。

(1) 轻度高血压或有家族史的老年人,每天食盐的摄入量最好在5 g以下,中度以上高血压每天食盐摄入量以1~2 g为宜。

(2) 肾功能良好者推荐选择低钠富钾替代盐。

(3) 减少烹调用盐及含钠高的调味品(包括味精、酱油),利用其他调料(辣椒、大蒜、醋、胡椒)增添味道。

(4) 避免或减少含钠盐量较高的加工食品,如咸菜、火腿、各类炒货和腌制品。

(5) 建议在烹调时尽可能使用定量盐勺,以起到警示的作用。

2. 减少脂肪和胆固醇摄入量

低脂饮食有助于限制热量的摄入,从而有助于减轻体重,降低血压。同时,低脂饮食可以改善代谢健康,从而有助于高血压老年人的整体健康。建议高血压老年人膳食中脂肪占总热量的25%以下,胆固醇小于300 mg/d。膳食中多不饱和脂肪酸与饱和脂肪酸之比为1或大于1时,降血压的效果更为理想。

(1) 减少饱和脂肪酸的摄入:动物脂肪富含饱和脂肪酸和胆固醇,易导致血脂升高、动脉粥样硬化、血液黏稠度增加,从而使血压升高。高血压老年人应减少动物脂肪、动物大脑、动物内脏、鱼子、蛋黄等高脂肪食物的摄入。

(2) 增加不饱和脂肪酸的摄入:植物油富含不饱和脂肪酸,有助于降低血脂和血压。在烹饪时,应尽量选择植物油,如橄榄油、菜籽油等作为食用油,避免使用动物油和氢化植物油。

3. 减少糖分的摄入

限制每日糖分摄入,如葡萄糖、蔗糖等。糖分摄入过多可能引起肥胖和胰岛素抵抗,进而影响血压。因此,高血压老年人应控制甜食、饮料等高糖食品的摄入,避免饮用含果糖饮料或含糖饮料,避免食用含糖分较多的蛋糕、糖果等。

4. 补充微量元素和矿物质

钾元素与血压呈负相关，多摄入含钾丰富的食物有助于降低血压，不建议服用钾补充剂（包括药物）来降低血压。蔬菜和水果是钾的最好来源，高血压老年人应多吃绿叶蔬菜（如芹菜、菠菜等），水果（如香蕉、橙子等），其他富含钾的食物有麸皮、赤豆、杏干、蚕豆、扁豆、冬菇、竹笋、紫菜等。

5. 补充适量优质蛋白质

低脂的动物性蛋白质能有效地改善某些高血压的危险因素，大豆蛋白具有显著降低血浆胆固醇的作用。高血压老年人应适量摄入优质蛋白质，如瘦肉、鱼虾、蛋清等。

6. 多吃富含膳食纤维的食物

膳食纤维能减少脂肪吸收，减轻体重，间接辅助降压。高血压老年人应多吃富含膳食纤维的食物，如绿色蔬菜、水果、玉米、燕麦、糙米等，这些食物可促进肠蠕动、加速胆固醇的排出，能够有效地防治高血压。

7. 戒烟限酒可饮茶

香烟中的尼古丁会导致心跳加快、血管收缩、血压升高，还会加速动脉粥样硬化的形成，因此，高血压老年人应戒烟。过量饮酒会增加高血压的危险，而且饮酒会降低降压药物的效果。建议每天的饮酒量限制在2杯或50 mL以内。茶叶中的茶碱有利尿降压的作用，其中以绿茶的效果最好。

二、相关饮食方案

（一）DASH饮食

得舒（Dietary Approaches to Stop Hypertension，DASH）饮食是1997年美国国立卫生研究院为控制高血压，按照"富含水果、蔬菜、蛋白质，低脂、低糖、低盐"原则特别设计的饮食模式。DASH饮食富含新鲜蔬菜、水果、低脂（或脱脂）乳制品、禽肉、鱼、大豆和坚果，少含糖饮料和红肉，其饱和脂肪和胆固醇水平低，富含钾、镁、钙等微量元素，优质蛋白质和纤维素。标准DASH饮食最快14 d就可以起到降压作用，坚持DASH饮食能够有效降低心血管事件和全因死亡风险。

（二）CHH饮食

中国心脏健康（Chinese Heart Healthy，CHH）饮食是符合中国饮食文化特点的一种健康膳食模式，根据国人健康膳食的营养素摄入标准，由连续2周不重样的早、中、晚餐主副食食谱构成。该膳食模式将每日钠的摄入量从6 g减少到3 g，同时减少摄入饱和脂肪，增加摄入蛋白质、优质碳水化合物、钾及膳食纤维。2022年发表的CHH饮食临床研究结果表明，高血压老年人食用CHH饮食可显著降低血压。

> **根据王大爷存在的营养膳食问题，为实现所制定的营养膳食目标，特制定如下膳食指导方案：**
> 从能量摄入调整、食物选择与搭配、饮食规律与习惯培养、饮食注意事项、随访与评估等方面制定王大爷的个性化膳食指导方案。详情请扫二维码。

王大爷膳食指导方案

三、老年高血压食谱举例

针对王大爷的具体情况，结合膳食指导方案，特为王大爷设计了个性化的食谱。详细内容如表3-3-2所示。

表 3-3-2 老年高血压一周食谱(以王大爷为例)

星期	餐次		
	早餐	午餐	晚餐
周一	蔬菜鸡蛋面(面条 50 g、鸡蛋 1 个、青菜 100 g、番茄 50 g)、牛奶(200 mL)、全麦面包(2 片)	糙米饭(100 g)、清蒸鲈鱼(鲈鱼 100 g)、清炒西兰花(西兰花 200 g)、菌菇汤(菌菇 50 g、鸡蛋 1 个)	玉米粥(玉米糁 30 g、大米 20 g)、香煎鸡胸肉(鸡胸肉 100 g)、凉拌三丝(胡萝卜丝 50 g、土豆丝 50 g、海带丝 50 g)、苹果(1 个)
周二	燕麦粥(燕麦 30 g)、蒸红薯(红薯 100 g)、水煮蛋(1 个)、无糖酸奶(100 g)	荞麦饭(100 g)、白灼虾(虾 100 g)、炒豆角(豆角 200 g)、西红柿鸡蛋汤(西红柿 100 g、鸡蛋 1 个)	绿豆粥(绿豆 30 g、大米 20 g)、卤鸡腿(去皮鸡腿 1 个)、炒白菜(白菜 200 g)、橙子(1 个)
周三	蔬菜鸡蛋饼(鸡蛋 1 个、面粉 30 g、蔬菜 100 g)、黑米粥(黑米 20 g)、低脂牛奶(200 mL)	藜麦饭(藜麦 100 g)、香煎三文鱼(三文鱼 100 g)、炒芦笋(芦笋 200 g)、冬瓜汤(冬瓜 100 g)	红豆粥(红豆 30 g、大米 20 g)、素炒豆腐(豆腐 150 g)、凉拌黄瓜(黄瓜 150 g)、香蕉(1 根)
周四	全麦面包夹鸡蛋生菜(全麦面包 2 片、鸡蛋 1 个、生菜 100 g)、豆浆(200 mL)、坚果(10 颗)	糙米饭(糙米 100 g)、番茄鸡肉丸子汤(鸡肉末 100 g、番茄 100 g)、炒平菇(平菇 200 g)	玉米面条(100 g)、清蒸鱼(鱼 100 g)、炒胡萝卜(胡萝卜 150 g)、梨(1 个)
周五	鸡蛋羹(鸡蛋 2 个)、馒头(50 g)、牛奶(200 mL)、凉拌西红柿(西红柿 100 g)	荞麦面(100 g)、虾仁炒西兰花(虾仁 100 g、西兰花 200 g)、海带汤(海带 50 g)	南瓜粥(南瓜 100 g、大米 20 g)、卤牛肉(牛肉 100 g)、炒空心菜(空心菜 200 g)、草莓(100 g)
周六	蔬菜鸡蛋三明治(全麦面包 2 片、鸡蛋 1 个、蔬菜 100 g)、酸奶(100 g)、苹果(1 个)、黑咖啡	糙米饭(糙米 100 g)、红烧豆腐(豆腐 150 g)、白菜炒木耳(白菜 150 g、木耳 50 g)、黄瓜汤(黄瓜 100 g)	绿豆粥(绿豆 30 g)、白灼菜心(菜心 200 g)、蒸茄子(茄子 150 g)、葡萄(100 g)
周日	玉米糊(玉米粉 20 g)、蒸玉米(1 根)、水煮蛋(1 个)、豆浆(200 mL)	紫薯饭(100 g)、宫保鸡丁(鸡肉 100 g、花生 10 颗)、炒菠菜(菠菜 200 g)、菌菇汤(菌菇 100 g)	蔬菜面疙瘩汤(蔬菜 100 g、面粉 50 g)、卤豆干(豆干 50 g)、凉拌豆芽(豆芽 150 g)、猕猴桃(1 个)

◆ **小贴士** 每日盐摄入量控制在 5 g 以内;食用油控制在 20～25 g;可根据个人口味适当调整调料用量,但要遵循低盐原则;如对某些食物过敏或不耐受,可替换同类食材;保证充足的水分摄入,以白开水为主,每天 1 500～2 000 mL。

课程育人

社区营养食堂

巩固提升

老年高血压的膳食指导

任务四 老年糖尿病的膳食指导

知识索引

关键词：老年；糖尿病；膳食。

理论（技能）要点：

1. 糖尿病的定义、危险因素；
2. 糖尿病对人体的危害；
3. 膳食因素对老年糖尿病的影响；
4. 老年糖尿病的膳食指导。

重点：糖尿病相关知识；老年糖尿病的营养需求及个性化的膳食指导计划。

难点：综合多因素制定老年糖尿病膳食指导方案；帮助老年人转变观念，提升依从性。

任务目标

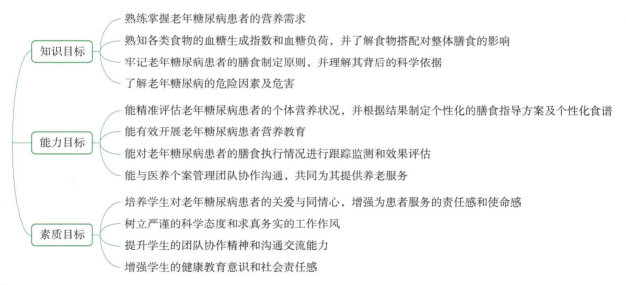

情境聚焦

赵大妈，现年68岁，身高168 cm，体重75 kg。患2型糖尿病8年，近期空腹血糖为8～9 mmol/L，餐后2小时血糖为12～14 mmol/L，糖化血红蛋白8.5%。伴有轻度高血压，日常活动量较少，以散步为主，每次约30 min，每周4～5次。饮食习惯：早餐常吃两根油条、一碗甜豆浆，偶尔加个白糖馒头；午餐主食约3两米饭，喜欢吃红烧猪蹄、回锅肉等油腻菜肴，蔬菜摄入量少，仅100 g左右，多为炒土豆丝、烧茄子等，烹饪时放油较多；晚餐主食2～3两面条或馒头，爱吃红烧猪蹄、红烧肉、炸鸡块、回锅肉等，蔬菜种类单一，如白菜炖粉条，粉条食用量较多；零食喜欢嗑瓜子、吃花生，每天约50 g，还常吃一些糕点，如桃酥、沙琪玛等；饮品每天喝2～3杯浓茶，偶尔喝少量白酒，每周2～3次，每次约100 mL。

学习准备

从知识(能力)、资料收集、思考问题、学习工具等方面准备。详情请扫二维码。

学习准备单

知识储备

知识点一　认识老年糖尿病

引导问题：情境聚焦中的赵大妈的个人和生活习惯中,哪些因素可能增加了患糖尿病的风险？我们如何从专业角度评估这些因素对老年糖尿病的影响？

一、核心概念

(一) 糖尿病的定义

糖尿病已成为现代生活的主要流行病,是一种由遗传和环境因素引起的胰岛素分泌不足或(和)胰岛素作用低下而导致的以慢性血糖增高为特征的代谢性疾病,伴有蛋白质、脂肪、水和电解质等一系列代谢紊乱。持续高血糖与长期代谢紊乱等可能导致全身组织器官,特别是眼、肾、心血管及神经系统的功能障碍和衰竭,严重者可引起酮症酸中毒和高渗昏迷,危及生命。

(二) 糖尿病的分类

糖尿病主要分为三大类：2型糖尿病、1型糖尿病、妊娠糖尿病及其他糖尿病,具体见表3-4-1。

表3-4-1　糖尿病的分类

类型	人数占比	致病机理
2型糖尿病	90%	胰岛β细胞功能缺陷导致胰岛素分泌相对减少,或胰岛素抵抗导致胰岛素对体内葡萄糖代谢能力下降,多发于肥胖、中老年群体
1型糖尿病	5%	胰岛β细胞数量减少和消失导致胰岛素分泌缺乏,受遗传因素影响,多发于儿童和青少年
妊娠糖尿病	5%	妊娠期间激素分泌过多或营养不良,引起胰岛素抵抗,一般妊娠结束后自愈
其他糖尿病		胰岛β细胞遗传缺陷、胰腺疾病、内分泌疾病或者其他疾病引起糖尿病

(三) 糖尿病的表现及诊断标准

1. 糖尿病的临床表现

糖尿病的主要临床表现为"三多一少",即多饮、多食、多尿和体重减少。患者常感到口渴而大量饮水,易饥饿而多食,尿量增多,且身体无法充分利用葡萄糖,脂肪和蛋白质消耗增加,导致体重下降,还可能伴有乏力、皮肤瘙痒等症状。具体见图3-4-1。

2. 糖尿病的诊断标准

目前国际通用的是1999年世界卫生组织(WHO)糖尿病专家委员会提出的糖尿病诊断标准。

(1) 糖尿病症状加随机血糖浓度大于等于11.1 mmol/L。典型糖尿病症状有多食、多饮、多尿和不明原因的体重下降；随机血糖是指末次进食后任意时间点测得的血糖浓度。

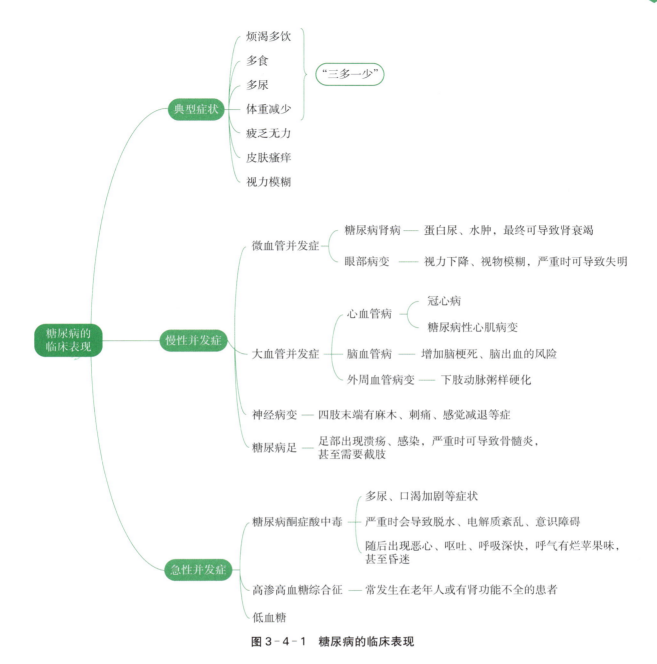

图 3-4-1 糖尿病的临床表现

（2）空腹血糖浓度≥7.0 mmol/L。只持续 8 h 以上，无任何热量摄入。

（3）口服葡萄糖耐量试验中 2 h 血糖≥11.1 mmol/L。口服葡萄糖耐量试验采用 75 g 无水葡萄糖负荷。

以上 3 种方法都可以单独用来诊断糖尿病，且需要重复试验。两次的试验结果有相关性才能确诊。2011 年世界卫生组织建议在条件具备的国家和地区采用糖化血红蛋白（glycated hemoglobin Alc, HbA1c）≥6.5% 作为糖尿病的诊断切点。国内采用标准化检测方法且有严格质量控制实验室检测的 HA1c 也可以作为糖尿病的诊断指标。

二、危险因素

引起糖尿病的因素是比较复杂的，是多种因素参与和互相作用的结果。一般认为与遗传、环境、饮食、其他疾病、身体状况等多种因素有关。糖尿病的常见危险因素如图 3-4-2 所示。

1. 遗传因素

老年糖尿病的遗传因素是指个体遗传背景中与糖尿病发展风险增加相关的基因变异，这些变异影响

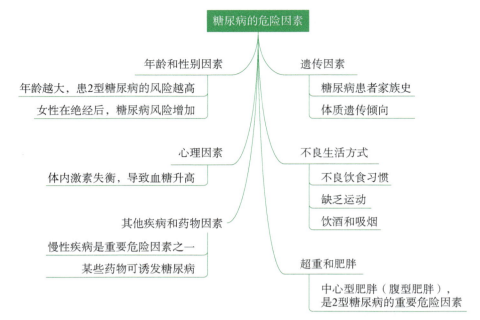

图 3-4-2 糖尿病的常见危险因素

胰岛素的分泌、作用或身体对胰岛素的敏感性。如果家族中有糖尿病患者,个体患糖尿病的风险会增加。如 1 型糖尿病有一定的遗传易感性,2 型糖尿病遗传因素占比更高,同卵双胞胎患 2 型糖尿病的一致率可达 90% 左右。

2. 生活方式因素

不健康的生活方式是老年糖尿病的重要危险因素,包括饮食习惯不良、缺乏规律的体育活动、长期吸烟和过量饮酒等。

(1) 饮食:高糖、高脂肪、高盐饮食是重要危险因素。长期大量摄入精制碳水化合物、油炸食品和高盐食物,会使血糖升高、体重增加,加大糖尿病发病风险。

(2) 运动:缺乏运动导致身体肌肉量减少,脂肪堆积,易出现胰岛素抵抗。身体活动量不足会使能量消耗减少,血糖利用降低,从而增加糖尿病患病概率。

(3) 饮酒和吸烟:长期大量饮酒可损害胰腺功能,影响胰岛素的分泌。吸烟会使胰岛素敏感性降低,并且烟草中的有害物质会损伤血管和神经,增加糖尿病及其并发症的发生风险。

3. 肥胖因素

尤其是中心型肥胖(腹型肥胖),是 2 型糖尿病的重要危险因素。腹部脂肪堆积会导致机体产生炎症反应,干扰胰岛素信号传导,产生胰岛素抵抗,进而使血糖升高。

4. 年龄和性别因素

年龄越大,患 2 型糖尿病的风险越高。因为随着年龄增长,身体的代谢功能逐渐下降,胰岛 β 细胞功能也会减退。女性在绝经后,由于雌激素水平下降,患糖尿病的风险也会增加。

5. 心理因素

长期精神紧张、焦虑、压力过大等不良心理状态,会引起体内激素失衡,导致血糖升高。例如,压力状态下会使肾上腺素、糖皮质激素等升糖激素分泌增加,影响血糖的正常代谢。

6. 其他疾病和药物因素

慢性疾病是老年糖尿病的重要危险因素之一,包括高血压、高脂血症、心血管疾病等。这些慢性疾病不仅会独立增加糖尿病的风险,还可能与糖尿病相互作用,加剧胰岛素抵抗,影响糖代谢,增加血糖控制的难度。一些药物,如糖皮质激素,长期使用可能会升高血糖,诱发糖尿病。

三、危害

糖尿病患者糖代谢异常会引起蛋白质和脂肪代谢异常,损害多个系统和脏器,对健康的危害是多方面的。详细内容见表3-4-2。

表3-4-2 糖尿病的危害

危害	机理与表现
对心脑血管的危害	糖尿病的心脑血管并发症极为致命,表现为动脉粥样硬化和微血管病变。高血糖导致红细胞膜和血红蛋白糖化,引发血管内皮细胞损伤,进而引起血管功能失调、血小板聚集和脂质沉积,形成高血糖、高血脂和高血压,显著增加心脏和血管疾病的发病率和死亡率,是非糖尿病患者的3.5倍,是2型糖尿病的主要死因之一
对肾脏的损害	由于血糖、血压和血脂水平的升高,肾小球的微循环过滤压力异常增加,加速糖尿病肾病的进展。初期症状包括蛋白尿和水肿,而到了晚期则可能导致肾功能衰竭。糖尿病使肾功能衰竭的风险增加了17倍
对周围血管的危害	由于血糖水平的增加,糖尿病患者可能会遭遇周围血管的病变,局部组织对伤害的反应变得迟钝,并且血液循环不足。当外界因素损伤或感染局部组织时,糖尿病患者比非糖尿病患者更易发生组织溃疡,尤其是足部,称为糖尿病足,出现下肢疼痛和溃疡,严重时可能导致肢端坏死,甚至截肢。糖尿病患者的截肢率是非糖尿病患者的5倍,大约40%的2型糖尿病患者和20%的1型糖尿病患者可能会发生糖尿病足
对神经的危害	糖尿病神经病变是糖尿病最常见的慢性并发症之一,是糖尿病致死和致残的主要原因。糖尿病神经病变以周围神经病变和自主神经病变最常见。其临床表现为四肢末梢麻木、灼热感或冰冷刺痛,重者辗转反侧、彻夜不眠;自主神经病变表现为排汗异常,腹胀、便秘或腹泻,站立位低血压,心动过速或过缓,尿不尽或尿失禁
对眼球的危害	除了动脉硬化、高血压引起的视网膜病变和老年性白内障之外,糖尿病性视网膜病变和糖尿病性白内障是糖尿病患者中最常见的眼部并发症,可能导致视力减退,严重时甚至导致失明,糖尿病患者失明的风险比非糖尿病患者高出10~25倍

结合赵大妈的实际情况及糖尿病的危险因素综合分析,赵大妈可能存在以下营养膳食问题:

(1)高糖高能量食物过多:油条、甜豆浆、白糖馒头、糕点等食物含糖量高,能量密度大,易导致餐后血糖急剧上升,且长期摄入过多能量使体重增加,加重胰岛素抵抗。

(2)高脂肪饮食:红烧猪蹄、回锅肉、红烧肉、炸鸡块等菜肴富含饱和脂肪酸与胆固醇,过多摄入可引起血脂异常,影响胰岛素敏感性,不利于血糖控制,同时增加心血管疾病风险。

(3)膳食纤维缺乏:蔬菜摄入不足,尤其是绿叶蔬菜和高纤维蔬菜少,且主食多为精制谷物,膳食纤维缺乏,导致肠道蠕动减慢,食物消化吸收过快,血糖波动大。

(4)不合理零食习惯:瓜子、花生虽含一定营养,但油脂含量高,过量食用易使热量超标,糕点多为高糖高油食品,进一步加重代谢负担。

(5)不良饮品习惯:浓茶含咖啡因等成分可能影响血糖稳定,酒精热量高且干扰肝脏代谢,不利于糖尿病病情控制,同时饮酒对高血压也有不良影响。

知识点二 老年糖尿病的膳食指导

引导问题: 根据赵大妈的年龄、体重、饮食习惯以及他的糖尿病状况,应该如何制定合理的膳食指导方案?请考虑如何调整饮食结构,以确保营养均衡,同时帮助其控制血糖水平。

膳食指导对老年糖尿病患者来说非常关键,是糖尿病防治的"五驾马车"之一。首先,要保证饮食定时定量,维持血糖稳定。其次,控制碳水化合物摄入,选升糖指数低的全谷物等,防止血糖骤升骤降。再者,增加优质蛋白摄入,像瘦肉、鱼类,助力肌肉力量维持,增强身体协调性。还要多吃富含膳食纤维的蔬果,预防便秘。

> **结合赵大妈的实际情况及糖尿病的危险因素综合分析,为赵大妈制定如下营养膳食目标:**
> 1. 短期目标(1～3个月)
> (1) 调整膳食结构,减少高糖、高脂肪、高盐食物摄入,增加膳食纤维丰富的食物。
> (2) 控制体重,期望3个月内体重减轻1～2 kg,初步改善血糖水平,空腹血糖降至7～8 mmol/L,餐后2 h血糖降至10～12 mmol/L。
> 2. 长期目标(6个月～1年)
> 达到并维持理想体重(63～68 kg);空腹血糖控制在6～7 mmol/L,餐后2 h血糖控制在8～10 mmol/L,糖化血红蛋白低于7%,并维持血压稳定,减少糖尿病及心血管并发症发生风险。

一、合理膳食原则

糖尿病营养膳食原则主要包括低糖、高纤维、适量蛋白与脂肪,控制主食量,多吃粗粮蔬菜,增加膳食纤维摄入;选优质蛋白、不饱和脂肪酸等;定时定量进餐等。主要膳食原则见图3-4-3。

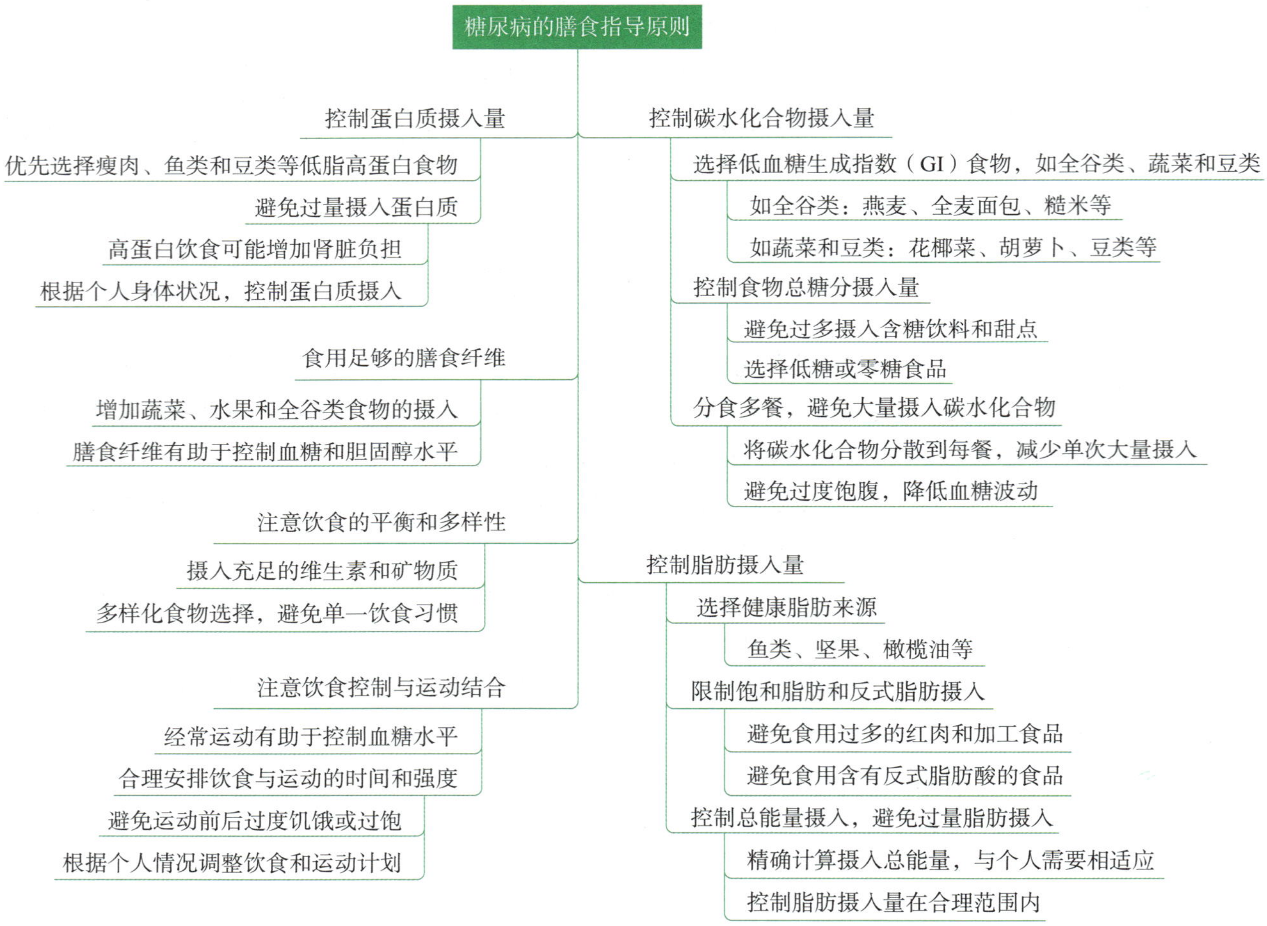

糖尿病的膳食指导原则

- **控制蛋白质摄入量**
  - 优先选择瘦肉、鱼类和豆类等低脂高蛋白食物
  - 避免过量摄入蛋白质
  - 高蛋白饮食可能增加肾脏负担
  - 根据个人身体状况,控制蛋白质摄入
- **食用足够的膳食纤维**
  - 增加蔬菜、水果和全谷类食物的摄入
  - 膳食纤维有助于控制血糖和胆固醇水平
- **注意饮食的平衡和多样性**
  - 摄入充足的维生素和矿物质
  - 多样化食物选择,避免单一饮食习惯
- **注意饮食控制与运动结合**
  - 经常运动有助于控制血糖水平
  - 合理安排饮食与运动的时间和强度
  - 避免运动前后过度饥饿或过饱
  - 根据个人情况调整饮食和运动计划
- **控制碳水化合物摄入量**
  - 选择低血糖生成指数(GI)食物,如全谷类、蔬菜和豆类
    - 如全谷类:燕麦、全麦面包、糙米等
    - 如蔬菜和豆类:花椰菜、胡萝卜、豆类等
  - 控制食物总糖分摄入量
    - 避免过多摄入含糖饮料和甜点
    - 选择低糖或零糖食品
  - 分食多餐,避免大量摄入碳水化合物
    - 将碳水化合物分散到每餐,减少单次大量摄入
    - 避免过度饱腹,降低血糖波动
- **控制脂肪摄入量**
  - 选择健康脂肪来源
    - 鱼类、坚果、橄榄油等
  - 限制饱和脂肪和反式脂肪摄入
    - 避免食用过多的红肉和加工食品
    - 避免食用含有反式脂肪酸的食品
  - 控制总能量摄入,避免过量脂肪摄入
    - 精确计算摄入总能量,与个人需要相适应
    - 控制脂肪摄入量在合理范围内

图3-4-3 糖尿病的膳食指导原则

1. 控制总能量

糖尿病患者的饮食治疗中,合理管理每日的总能量摄入是首要任务。每日所需的总能量应根据个人的体重、年龄、性别以及日常活动水平来定制。对于体重正常的人来说,摄入的能量应足以维持或接近理

想体重。而对于体重超标的人,则需要减少能量的摄入,逐步将体重降至接近正常体重标准。

2. 避免高糖食物

对于老年糖尿病患者来说,碳水化合物是他们主要的能量来源。这类食物能够迅速分解,提供能量,并且有助于减少药物治疗过程中出现低血糖的风险。在饮食计划中,选择血糖生成指数(Glycemic Index,GI)和血糖负荷较低的主食,如全谷物和杂豆类,可以占据主食摄入量的1/3。这样的饮食安排能够帮助糖尿病患者更好地控制血糖水平。

◆ **小贴士** 血糖生成指数(GI)又叫血糖指数、升糖指数,是指分别摄入某种食物与等量葡萄糖2h后血清葡萄糖曲线下面积之比。通俗地讲就是食物升高血糖的速度和能力。GI值越大,食物升高血糖的速度越快,能力越强。高GI食物消化吸收快,进食后血糖峰值高且下降快,会导致血糖波动,增加体重。而低GI食物消化吸收缓慢,胃肠停留时间长,餐后血糖峰值低且下降慢,可以起到控糖作用,对减肥也有一定的帮助。

3. 控制脂肪

糖尿病患者体内胰岛素水平较低,导致体内脂肪的分解加快,合成过程减缓。若膳食中脂肪摄入不当,脂质代谢的失衡,可能会引发或加剧高脂血症,长期高脂血症可能会进一步导致血管病变,这是糖尿病常见的并发症之一。糖尿病患者每天的胆固醇摄入量应控制在200 mg以内,避免过量食用肥肉和油炸食品,建议每周至少吃2~4次鱼,特别是含有丰富的多不饱和脂肪酸深海鱼类。此外,玉米油、米糠油和大豆油中的不饱和脂肪酸含量较高,适合作为糖尿病患者的烹饪用油。

4. 适量蛋白质

对于糖尿病患者而言,肌肉含量往往不足,保证足够的能量摄入对于防止肌肉蛋白的分解至关重要。多种慢性疾病的老年糖尿病患者,建议蛋白质摄入量为每天每千克体重1.2~1.5 g。

5. 补充维生素和矿物质

增加新鲜蔬菜的摄入量有助于降低饮食中的血糖负荷。建议每餐都包含蔬菜,每天总摄入量应达到300~500 g,其中深色蔬菜应占一半以上,尤其是绿色叶菜至少占70%。两餐之间选择低GI的水果,每次摄入量控制在100~150 g,每天不超过两次,作为加餐食用。对于老年患者,饮食习惯和咀嚼能力下降,可能会导致饮食不均衡。素食者可能容易缺乏维生素B_{12}、铁、锌和蛋白质及多不饱和脂肪酸。若蔬菜和水果的摄入量不足,可能会导致维生素、矿物质和膳食纤维的缺乏;低碳水化合物饮食可能会导致B族维生素的不足。因此,老年患者需要特别注意保证均衡的营养摄入,以满足身体对各种营养素的需求。

6. 增强膳食纤维

膳食纤维对于防治糖尿病具有显著效果,能有效改善糖代谢,降低血压,减缓血糖上升速度,减少血糖波动,并有助于调节血脂水平。此外,膳食纤维还能预防便秘,通过增加饱腹感并延缓胃的排空速度来帮助控制体重。

7. 控制饮酒

酒精是高热量食物,喝酒会导致热量摄入过多。酒精吸收快,但不能较长时间维持血糖水平。酒精可使血糖波动,空腹大量饮酒易出现严重的低血糖。

8. 合理安排饮食制度

考虑到血糖和尿糖水平的变化、用药时间以及病情是否稳定等因素,同时结合个人的饮食习惯,糖尿病患者应合理安排饮食。为了降低胰岛的负担并维持血糖稳定,建议糖尿病患者每天不少于三餐,定时定量。通常可以将一天的总能量按照大约1/5、2/5、3/5或者1/3、1/3、1/3的比例分配到三餐,这样的饮食有助于更好地控制血糖水平。

根据赵大妈存在的营养膳食问题,为实现所制定的营养膳食目标,特制定如下膳食指导方案:

从能量摄入调整、食物选择与搭配、饮食规律与习惯培养、饮食注意事项、随访与评估等方面制定赵大妈的个性化膳食指导方案。详情请扫二维码。

赵大妈营养膳食指导方案

二、老年糖尿病食谱举例

针对赵大妈的具体情况,结合膳食指导方案,特为其制定一周食谱,具体见表3-4-3。

表3-4-3 老年糖尿病一周食谱(以赵大妈为例)

星期	餐次		
	早餐	午餐	晚餐
周一	玉米糁粥(玉米糁30 g),蒸红薯100 g,水煮蛋1个,凉拌生菜(生菜150 g)	荞麦面100 g,番茄鸡肉丸子汤(鸡肉100 g、番茄150 g、青菜50 g),清炒豆苗(豆苗150 g)	糙米饭100 g,虾仁炒西兰花(虾仁100 g、西兰花200 g),白菜豆腐汤(白菜100 g、豆腐50 g)
周二	蔬菜鸡蛋煎饼(鸡蛋1个、蔬菜100 g、面粉20 g),牛奶200 mL	黑米饭100 g,清蒸鲈鱼(鲈鱼100 g),炒三丝(胡萝卜丝100 g、土豆丝50 g、青椒丝50 g)	全麦馒头100 g,素炒豆角(豆角200 g),冬瓜海带汤(冬瓜100 g、海带50 g)
周三	燕麦片粥(燕麦片30 g),蒸山药100 g,无糖酸奶100 g	玉米面条100 g,瘦猪肉炒洋葱(瘦猪肉100 g、洋葱150 g),凉拌黄瓜(黄瓜150 g)	红薯粥(红薯100 g、大米20 g),白灼基围虾(基围虾100 g),炒油麦菜(油麦菜200 g)
周四	蔬菜豆腐汤(蔬菜100 g、豆腐50 g),蒸玉米半根,水煮蛋1个	糙米饭100 g,牛肉炖胡萝卜(牛肉100 g、胡萝卜150 g),清炒白菜(白菜150 g)	全麦面条100 g,番茄炒鸡蛋(番茄150 g、鸡蛋1个),菠菜汤(菠菜100 g)
周五	牛奶燕麦片(牛奶200 mL、燕麦片30 g),苹果100 g	紫米饭100 g,香煎鸡胸肉(鸡胸肉100 g),炒芦笋(芦笋150 g),菌菇汤(各种菌菇100 g)	南瓜粥(南瓜100 g、大米20 g),凉拌豆皮(豆皮100 g),炒空心菜(空心菜200 g)
周六	鸡蛋蔬菜三明治(鸡蛋1个、蔬菜100 g、全麦面包2片),无糖豆浆200 mL	绿豆饭100 g,清蒸虾(虾100 g),炒西葫芦(西葫芦150 g),海带豆腐汤(海带50 g、豆腐50 g)	玉米1根,瘦猪肉炒青椒(瘦猪肉100 g、青椒150 g),青菜汤(青菜100 g)
周日	红枣小米粥(小米30 g、红枣3颗),蒸山药100 g,鹌鹑蛋3个	糙米饭100 g,红烧鸡腿(去皮鸡腿1个),炒豆芽(豆芽150 g),西红柿鸡蛋汤(西红柿100 g、鸡蛋1个)	全麦馒头100 g,炒西兰花(西兰花200 g),冬瓜肉丸汤(冬瓜100 g、瘦猪肉丸100 g)

课程育人

传承与创新——中国糖尿病膳食指导的发展历程

巩固提升

老年糖尿病的膳食指导

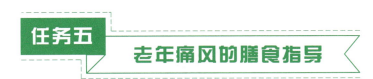

任务五 老年痛风的膳食指导

知识索引

关键词：痛风；高尿酸；嘌呤；危险因素；危害；膳食营养。

理论(技能)要点：
1. 痛风与高尿酸血症的相关概念；
2. 导致痛风的危险因素；
3. 痛风对人体的危害。

重点：痛风发病与饮食的关联；适合老年痛风患者的食物选择；膳食计划制定原则。

难点：个性化膳食计划定制；改变老年痛风者固有饮食习惯；应对痛风急性发作期和缓解期的不同膳食调整；结合老年人其他疾病（如糖尿病、高血压）进行综合膳食指导。

任务目标

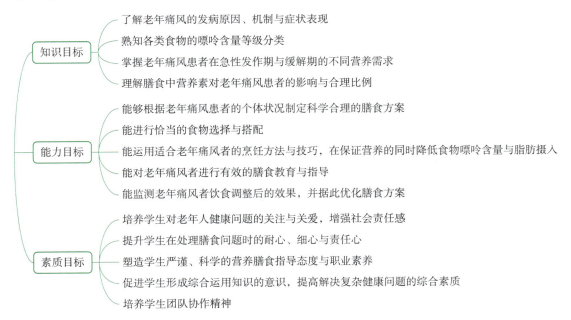

情境聚焦

赵大爷，72岁，身高168 cm，体重80 kg，腰围92 cm。既往有痛风病史8年，2型糖尿病病史5年。目前空腹血糖波动在 7~9 mmol/L 之间,餐后 2 h 血糖波动在 10~13 mmol/L 之间,糖化血红蛋白(HbA1c)7.8%。近日相关实验室检查显示:血尿酸 720 μmol/L,24 小时尿酸排泄量 6.5 mmol,血肌酐 135 μmol/L;C 反应蛋白 25 mg/L,血沉 40 mm/h。赵大爷偏好精细米面,每日主食摄入量约 300~350 g;经常食用猪肉、牛肉等红肉,每周至少 4~5 次,每次摄入量约 100~150 g;偶尔进食虾、蟹等;豆类及豆制品摄入极少;蔬菜每日摄入量仅 150~200 g,且种类单一,以白菜、土豆为主。此外,赵大爷每天至少饮用 1~2 罐可乐或其他含糖饮料;每天食用 30~50 g 花生、瓜子等坚果;每周饮用白酒 3~4 次,每次约 100~150 mL。

学习准备

从知识(能力)、资料收集、思考问题、学习工具等方面准备。详情请扫二维码。

学习准备单

知识储备

知识点一　认识老年痛风

引导问题:赵大爷存在哪些导致痛风问题的危险因素?尿酸是如何产生的?为什么会导致痛风?高尿酸血症等于痛风吗?痛风会有什么危害?

一、核心概念

1. 嘌呤代谢

嘌呤是脱氧核糖核酸(DNA)、核糖核酸(RNA)的组成碱基,人体内的嘌呤主要有两个来源,一是从食物中摄取的外源性嘌呤,二是体内自身合成/代谢产生的内源性嘌呤。嘌呤代谢是一个复杂的过程,而尿酸是嘌呤代谢的终产物,如图 3-5-1 所示。

2. 痛风的定义

痛风是单钠尿酸盐沉积在关节所致的晶体性关节炎,其发病基础是嘌呤代谢中尿酸生成过多和(或)尿酸排泄障碍导致的高尿酸血症。常表现为反复发作的急性关节炎、慢性痛风石性关节炎等,严重者可出现关节破坏、肾功能损害,常伴发高脂血症、高血压病、糖尿病、动脉硬化及冠心病。目前我国痛风患病率为 1%~3%,男女比为 15∶1,平均年龄约为 48 岁,患病率随年龄而增加。

3. 高尿酸血症的定义

高尿酸血症是嘌呤代谢障碍所致的慢性代谢性疾病,由尿酸盐生成过量和(或)肾脏尿酸排泄减少,或两者共同引起。5%~12% 的患者会发展为痛风,是我第

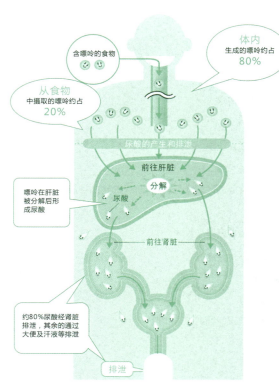

图 3-5-1　嘌呤代谢

二大代谢性疾病。高尿酸血症患者中合并慢性肾脏病的比例为 8.4%~13.3%，合并高血压的比例为 30.3%~47.2%，合并脂代谢紊乱的比例为 67%，合并糖尿病的比例为 12.2%，是代谢异常及心血管事件发生发展的独立危险因素，老年人应高度重视，加强防治。非同日 2 次检测空腹血尿酸水平＞420 μmol/L，即可诊断为高尿酸血症。

4. 痛风辅助检查

痛风急性发作期，多数患者红细胞沉降率和 C 反应蛋白升高。慢性尿酸盐肾病时，尿常规显示低比重尿、小分子蛋白尿、白细胞尿、轻度血尿及管型尿。关节 X 线片可见单钠尿酸盐沉积导致的关节软骨下骨质破坏，表现为偏心性圆形或卵圆形囊性变，甚至呈虫噬样、穿凿样缺损，骨缺损边缘可呈悬挂边缘征。虽然高尿酸血症是痛风的基础，但并非高尿酸血症的患者均会出现痛风，无关节炎症状的单纯高尿酸血症并不能诊断为痛风。

5. 痛风的分期

传统的痛风自然病程分为无症状高尿酸血症期、急性发作期、发作间歇期和慢性痛风石病变期。详细内容见表 3-5-1。

表 3-5-1　痛风的分期及临床表现

分期	临 床 表 现
无症状高尿酸血症期	痛风发病的前期阶段。此期仅表现为血尿酸水平升高，通常男性血尿酸浓度超过 420 μmol/L，女性超过 360 μmol/L，但尚未出现痛风性关节炎、痛风石等典型的痛风症状。患者一般没有自觉症状，常在体检或因其他疾病检查时偶然发现血尿酸升高
急性发作期	痛风的典型发作阶段。通常起病急骤，多在午夜或清晨突然发作，受累关节出现剧烈疼痛，疼痛程度如同刀割或咬噬，数小时内关节红肿、发热、压痛明显，活动受限。首次发作多累及单关节，最常见的是第一跖趾关节（大脚趾关节），约占半数以上；其次是足背、足跟、踝关节、膝关节等下肢关节，上肢关节如手指、手腕等也可受累，但相对较少。发作前多有诱发因素，多为饮酒、高嘌呤饮食、受冷和剧烈运动
发作间歇期	两次痛风急性发作之间的时期称为间歇期。在间歇期，患者的关节症状消失，无明显疼痛和红肿，但血尿酸水平依然可能处于较高水平。间歇期的长短因人而异，早期患者间歇期可能较长，可达数月甚至数年；但随着病情的进展，间歇期会逐渐缩短。此时期是控制痛风病情发展的关键阶段，通过合理的药物治疗和饮食控制，降低血尿酸水平，可以有效减少痛风的发作频率和严重程度
慢性痛风石病变期	如果痛风长期得不到有效控制，尿酸盐结晶会在关节及其周围组织中不断沉积，形成痛风石。同时，关节会出现慢性炎症，导致关节骨质破坏、关节畸形，影响关节功能。痛风石大小不一，小的如芝麻粒，大的可如鸡蛋。常见于关节周围、耳轮、鹰嘴、跟腱、指间等部位。痛风石表面的皮肤菲薄，破溃后可排出白色的尿酸盐结晶，且不易愈合，容易合并感染

二、危险因素

痛风的危险因素主要包括内源性和外源性两方面。内源性因素有遗传因素，部分患者存在家族遗传倾向，体内尿酸代谢相关酶的缺陷或异常导致尿酸生成过多或排泄减少；还有年龄和性别因素，痛风多发于中老年男性，这与男性体内雄激素水平较高影响尿酸排泄有关。外源性因素主要是饮食，长期大量摄入高嘌呤食物，像动物内脏、海鲜、肉汤等，会促使尿酸生成增加；饮酒，特别是啤酒，其中的成分会干扰尿酸代谢；肥胖，肥胖人群体内尿酸生成增多且排泄减少。此外，某些疾病如高血压、糖尿病、肾脏疾病也会影响尿酸的代谢和排泄，增加痛风的发病风险。具体如图 3-5-2 所示。

1. 遗传因素

痛风呈现出一定的家族聚集性，遗传在其发病进程中扮演关键角色。多项研究表明，10%~25% 的痛风患者具备痛风家族遗传背景。特定的基因突变，可致使体内嘌呤代谢关键酶活性失常，如次黄嘌呤-

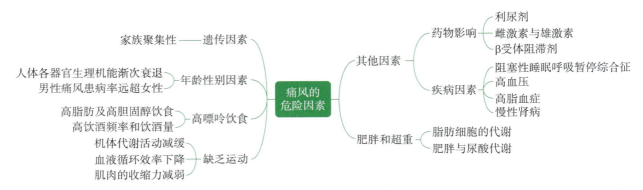

图 3-5-2 痛风的危险因素

鸟嘌呤磷酸核糖转移酶(HGPRT)、磷酸核糖焦磷酸合成酶(PRPP)等,其活性改变会干扰正常嘌呤合成与代谢路径,造成尿酸生成过量,使机体血尿酸水平长期处于高位。

2. 年龄性别因素

伴随年龄递增,人体各器官生理机能渐次衰退,肾脏作为尿酸排泄核心脏器,受害尤深。步入中老年后,肾小球滤过率逐步下滑,肾小管重吸收及分泌功能紊乱,尿酸排泄能力大打折扣,血液中尿酸蓄积。男性痛风患病率远超女性,雄激素倾向于促进肾脏对尿酸重吸收,削减尿酸排泄效率;雌激素能助力尿酸排出体外,育龄期女性因雌激素"保驾护航",患痛风风险相对较低。

3. 饮食习惯

高嘌呤食物摄入过多,大量食用动物内脏、海鲜、肉类等高嘌呤食物,会使体内尿酸生成增加。饮酒过量,酒精代谢产生的乳酸会抑制肾脏对尿酸的排泄,同时酒精还会促进嘌呤分解,使尿酸生成增多。啤酒与痛风的相关性最强。果糖摄入过量,过量摄入富含果糖的饮料、水果等,会促进内源性尿酸生成,同时也会影响肾脏对尿酸的排泄,进而使血尿酸水平升高,增加痛风发病概率。

4. 缺乏运动

长期缺乏运动可导致机体代谢活动减缓,表现为基础代谢率降低和能量消耗减少,进而增加脂肪积累和体重失控,从而加剧肥胖的风险。此外,缺乏运动还会导致血液循环效率下降,使得尿酸在关节等部位沉积的风险增加,形成尿酸盐结晶的可能性升高。肌肉的收缩力减弱,无法有效促进骨骼关节的血液循环,进而影响尿酸的排泄。在静态生活模式下,尿酸代谢过程受阻,增加了痛风发作的风险。

5. 肥胖

肥胖者体内的脂肪细胞会产生一些细胞因子和激素,影响机体代谢过程,导致胰岛素抵抗,进而影响肾脏对尿酸的排泄,使血尿酸水平升高。而且肥胖者通常饮食摄入较多,也容易摄入更多嘌呤,增加痛风发病风险。

6. 其他因素

除了以上几个主要因素外,还有一些其他因素也可能导致痛风。例如,药物因素,包括噻嗪类利尿剂、ACE抑制剂、β受体阻滞剂等,可能增加尿酸水平;一些并发症,如阻塞性睡眠呼吸暂停综合征、高血压、高脂血症和慢性肾病等,与高尿酸血症相关,增加了痛风的风险。

三、痛风的危害

痛风不仅仅是关节疼痛,它对身体的影响可能是深远而广泛的。除了反复发作的急性关节炎、慢性痛风石性关节炎以外,痛风的并发症和伴发症也严重威胁机体的健康。其危害如图3-5-3所示。

1. 肾脏病变

在痛风的发病过程中,尿酸盐也可沉积在泌尿系统,导致急性或慢性尿酸盐肾病、尿酸性尿路结石。

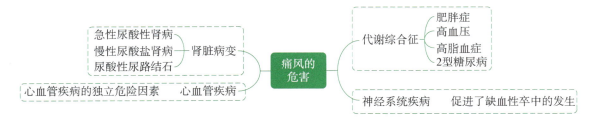

图 3-5-3 痛风的危害

(1) 急性尿酸性肾病：由于血和尿中尿酸浓度急剧上升，大量尿酸沉积并堵塞于肾小管、集合管等处，导致急性尿路梗阻。临床表现为急性少尿、无尿，急性肾衰竭，尿中可见大量尿酸结晶。这种情况在原发性痛风中少见，多见于因恶性肿瘤及其放化疗（即肿瘤溶解综合征）等继发原因引起。

(2) 慢性尿酸盐肾病：亦称痛风性肾病，持续高尿酸血症时尿酸钠结晶沉积在远端集合管和肾间质，特别是肾髓质和乳头区，从而激活局部肾素-血管紧张素-醛固酮系统，损伤内皮细胞，进而引起肾小球高压力、慢性炎症反应、间质纤维化等病理改变，导致慢性尿酸盐肾病。临床表现为由于尿浓缩功能下降所致夜尿增多，晚期因肾小球滤过功能下降出现肾功能不全的表现，如高血压、水肿、贫血等。

(3) 尿酸性尿路结石：尿中尿酸浓度过度饱和时，在泌尿系统沉积并形成结石，有痛风病史的高尿酸血症患者中肾结石发生率为 20%～25%，可出现在痛风关节炎之前。结石导致尿路梗阻时可引起肾绞痛、血尿和排尿困难，严重者继发泌尿系感染、肾盂扩张积水等。

2. 代谢综合征

痛风患者往往伴有体内代谢异常，易并发肥胖症、高血压、高脂血症、2型糖尿病等。

3. 心血管疾病

高尿酸血症是心血管疾病的独立危险因素，同时与许多传统的心血管危险因素相互作用，参与心血管疾病的发生、发展及转归。研究显示，血尿酸浓度每升高 60 μmol/L，女性心血管病病死率增加 26%，缺血性心脏病病死率增加 30%，男性分别增加 9% 和 17%。高尿酸血症是女性全因死亡和冠心病死亡的独立危险因素。高尿酸血症对男性和女性冠心病的发生及预后影响不同，女性更大，可能与雌激素水平有关。

4. 神经系统疾病

血尿酸水平与神经系统疾病关系复杂，高尿酸血症促进了缺血性卒中的发生，并与预后不良相关；但生理浓度的血尿酸水平对神经系统同时有一定的保护作用，血尿酸水平过低则有可能增加神经退行性疾病发生的风险。

结合赵大爷的实际情况及痛风的危险因素综合分析，赵大爷可能存在以下营养膳食问题：

(1) 高嘌呤食物摄入过多：肉类、海鲜以及部分坚果（如花生）均属于中高嘌呤食物，长期大量摄入导致体内尿酸生成过多，是诱发痛风发作的重要因素。

(2) 高糖饮食问题：甜饮料富含大量添加糖，不仅会影响血糖控制，还可能通过影响嘌呤代谢间接升高尿酸水平。

(3) 膳食纤维缺乏：蔬菜摄入量不足且种类单一，导致膳食纤维摄入严重不足，不利于肠道健康和血糖、血脂的调节，也不利于尿酸排泄。

(4) 不合理的脂肪摄入：虽整体脂肪摄入量未明显超标，但红肉中饱和脂肪酸比例较高，可能对心血管系统产生不良影响，同时也可能干扰尿酸代谢。

知识点二　老年痛风的膳食指导

引导问题：根据赵大爷的基本情况及其膳食方面存在的问题，请为他制定一份个性化的膳食指导方案。在进行膳食指导时应把握好什么原则？

老年痛风的膳食指导至关重要。随着年龄增长，老年人身体机能衰退，痛风对其健康影响更为显著。痛风源于体内嘌呤代谢紊乱导致血尿酸水平升高，尿酸盐结晶沉积于关节及周围组织引发炎症反应。膳食因素在老年痛风发病与控制中起关键作用。不合理饮食，如长期高嘌呤饮食、过量饮酒、高糖饮料摄入以及膳食纤维缺乏等，可导致血尿酸波动，诱发痛风发作或加重病情。

> **结合赵大爷的实际情况及痛风的危险因素综合分析，为赵大爷制定如下营养膳食目标：**
> 1. 短期目标（1～3个月）
> （1）血尿酸控制：血尿酸水平从当前的较高值下降10%～20%。
> （2）血糖稳定：空腹血糖控制在6.5～8 mmol/L范围内，餐后2 h血糖控制在9～12 mmol/L之间。
> （3）体重管理：在3个月内实现体重减轻2～3 kg。
> （4）饮食习惯改善：让赵大爷能够熟练识别高嘌呤、高糖、高脂肪食物并自觉规避。
> 2. 长期目标（3个月以上）
> （1）达到并维持理想体重，根据身高计算，理想体重应为67～72 kg。
> （2）建立健康的饮食习惯和生活方式，稳定血压水平，减少高血压并发症的发生风险，提高生活质量。

一、膳食指导的原则

1. 适宜能量

痛风患者多伴有超重或肥胖，应控制能量摄入，使患者体重尽量达到或稍低于理想体重，最好能低于理想体重10%～15%。推荐痛风患者的能量供给平均为25～30 kcal/(kg·d)。超重肥胖者应适当减重，减少能量应循序渐进，切忌骤减，否则引起体脂分解过快会导致酮症，抑制尿酸排出，诱发痛风症急性发作。

2. 适量蛋白质

食物中的核酸多与蛋白质合成核蛋白存在细胞中，适量限制蛋白质供给可控制嘌呤的摄取。供给量为0.8～1.0 g/(kg·d)或50～70 g/d，优质蛋白质优先选用不含或(和)少含核蛋白的乳类、干酪、鸡蛋等。其次选用适量的肉、鱼、禽类等。肉类烹饪前煮沸弃汤可除去部分嘌呤。慢性高尿酸血症肾病如出现中度或重度肾功能不全，应给予低蛋白饮食，蛋白质给予0.6 g/(kg·d)。如无肥胖等因素，能量供给应充足，一般给予30～35 kcal/(kg·d)，以保证正氮平衡。

3. 适量碳水化合物

碳水化合物有抗生酮作用和增加尿酸排泄的倾向，应是能量的主要来源，占总能量的55%～65%。但果糖会增加痛风的风险，应减少其摄入量。宜选择低血糖生成指数的碳水化合物类食物，每天全谷物食物不低于主食量的30%，膳食纤维摄入量达到25～30 g。

4. 低脂饮食

脂肪可减少尿酸排泄，应适量限制，可采用低量或中等量，为40～50 g/d，占总能量的20%～25%，并用蒸、煮、炖、卤、煲、焯等用油少的烹调方法。

5. 充足维生素和矿物质

各种维生素，尤其是B族维生素和维生素C应足量供给。尿液的pH与尿酸盐的溶解度有关。pH

在5.0时,每分钟只能溶解尿酸盐60 mg,而pH在6.6时,几乎所有的尿酸盐均呈游离状态。急性痛风性关节炎患者尿pH最好保持在6.5~6.8,不仅可以防止尿酸盐结晶,而且可以使已形成的尿酸盐结石溶解。由于痛风患者易患高血压、高脂血症和肾病,应限制钠盐摄入,通常用量为2~5 g/d。

6. 充足的水分摄入

每天摄入充足的水分有利于体内尿酸的排出,痛风患者只要肾功能正常,每天饮水应达到2 000 mL以上,伴肾结石者最好达到3 000 mL。睡前或夜间亦应补充水分以防止尿液浓缩。水分摄入应以白开水、淡茶水、矿泉水等为主。

7. 戒酒

酒精不仅增加尿酸合成,而且使血乳酸浓度升高,抑制肾小管分泌尿酸,造成肾脏排泄尿酸减少。近年来研究发现,痛风与饮酒的相关性不仅与酒量有关,而且与酒的类型也有关。啤酒与痛风的相关性最强,烈酒次之,中等量以下的红酒并不增加痛风的危险性。啤酒中含有大量嘌呤,且以鸟嘌呤核苷为主。鸟嘌呤核苷比其他核苷、核苷酸或者碱基更易吸收。

8. 适当运动

适当的运动可预防痛风的发作,减少内脏脂肪,减少胰岛素抵抗。运动的种类包括散步、游泳、健美操、太极拳及羽毛球等有氧运动。注意需避免与体力不相称的剧烈运动,因剧烈运动是无氧运动,可产生大量乳酸与尿酸竞争排泄,同时肌肉ATP的分解加速而导致尿酸生成增加。在保证安全的原则下,循序渐进地进行运动锻炼,逐步提升心肺功能和肌肉耐力、力量、柔韧性等,增强代谢与免疫功能。运动强度以低、中强度的有氧运动为主,应从低强度开始,逐步过渡至中等强度,避免过量运动。有氧运动以每周4~5次、每次30~60 min为宜,可选择对关节冲击力小或无的慢跑、走路、骑自行车、太极拳、八段锦、游泳等运动项目,并适量进行力量和柔韧性练习。

9. 良好的饮食习惯

一日三餐应有规律,也可少食多餐。忌暴饮暴食或随意漏餐。烹饪方法也应注意,一些调味品如辣椒、胡椒、芥末及生姜等能兴奋自主神经诱导痛风急性发作,故烹饪时应尽量减少或避免使用。

10. 避免高嘌呤食物

高嘌呤饮食可使血尿酸浓度升高,甚至达到痛风患者的水平,常可造成急性痛风性关节炎的发作。一般人日常膳食嘌呤摄入量为600~1 000 mg。在急性期应严格限制嘌呤摄入少于150 mg/d,可选择嘌呤含量低的食物。在缓解期,视病情可适量增选嘌呤含量中等的食物,确保正常平衡膳食。无论在急性期还是缓解期,均应避免嘌呤含量高的食物。食物的嘌呤含量分类见表3-5-2。无症状高尿酸血症期与痛风间歇期食谱见表3-5-3。

表3-5-2 食物的嘌呤含量分类表

食物嘌呤含量分类	嘌呤含量范围(每100 g)	食物嘌呤含量分类	嘌呤含量范围(每100 g)
1类高嘌呤食物	150~1 000 mg	3类较低嘌呤食物	小于50 mg
2类中嘌呤食物	50~150 g	4类低嘌呤食物	小于25 mg

表3-5-3 无症状高尿酸血症期与痛风间歇期内陆地区四季食谱示例

季节	餐次	食谱
春季	早餐	玉米面馒头(玉米面粉30 g、面粉40 g),煮鸡蛋(鸡蛋50 g),脱脂牛奶(30 mL),凉拌芹菜丝(芹菜100 g)
	茶饮	菊花菊苣茶(菊花3 g、菊苣3 g)

续 表

季节	餐次	食 谱
	午餐	杂粮饭(大米80 g、小米40 g、薏苡仁9 g),青椒炒肉丝(柿子椒100 g、猪瘦肉50 g),醋熘白菜(白菜100 g),春笋萝卜汤(春笋50 g、白萝卜50 g)
	加餐	草莓(200 g)
	晚餐	紫薯饭(紫薯40 g、大米50 g),西葫芦炒鸡蛋(西葫芦100 g、鸡蛋30 g),凉拌马兰头(马兰头100 g),白灼芥兰(芥兰100 g)
	油盐	全天总用量:植物油(25 g),盐(4 g)
夏季	早餐	土豆丝饼(土豆50 g、百合6 g、全麦面粉60 g),煮鸡蛋(鸡蛋50 g),低脂牛奶(30 mL),凉拌海带丝(芹菜50 g)
	茶饮	金银花葛根茶(金银花3 g、葛根3 g)
	午餐	菠菜面(菠菜20 g、鲜菊苣叶20 g、面粉100 g),西兰花炒肉片(西兰花100 g、牛瘦肉50 g),西红柿炒西葫芦(西红柿100 g、西葫芦200 g)
	加餐	李子(150 g)
	晚餐	紫薯饭(紫薯40 g、大米50 g),素炒三丝(胡萝卜丝50 g、黄瓜丝100 g、柿子椒50 g),蒜蓉红薯尖(红薯叶100 g),西红柿鸡蛋汤(西红柿100 g、鸡蛋20 g)
	油盐	全天总用量:植物油(25 g),盐(4 g)
秋季	早餐	鸡蛋饼(鸡蛋50 g、面粉60 g、菊苣粉20 g、圆白菜50 g),低脂牛奶(30 mL),凉拌莴笋丝(莴笋100 g)
	茶饮	山楂薏仁饮(山楂6 g、薏仁6 g)
	午餐	杂粮饭(紫米30 g、大米70 g、薏仁9 g),青椒炒肉丝(柿子椒150 g、猪瘦肉50 g),白灼生菜(生菜100 g),西红柿鸡蛋汤(西红柿100 g、鸡蛋20 g)
	加餐	梨(200 g)
	晚餐	紫杂粮锅盔(全麦面粉20 g、面粉40 g),蒜香西兰花(西兰花100 g),凉拌蒜蓉茄子(茄子200 g、柿子椒50 g),小白菜豆腐汤(小白菜150 g、豆腐50 g)
	油盐	全天总用量:植物油(25 g),盐(4 g)
冬季	早餐	青菜包(油菜30 g、鲜香菇10 g、面粉60 g),煮鸡蛋(鸡蛋50 g),低脂牛奶(30 mL),凉拌胡萝卜丝(胡萝卜100 g)
	茶饮	生姜葛根茶(生姜3 g、葛根6 g)
	午餐	玉米饭(玉米30 g、大米100 g),西兰花炒牛肉(西兰花100 g、牛瘦肉50 g),豆豉鲮鱼油麦菜(鲮鱼20 g、油麦菜200 g),萝卜海带汤(白萝卜50 g、海带10 g)
	加餐	橙子(200 g)
	晚餐	杂粮馒头(玉米面粉30 g、面粉15 g、黑麦面粉15 g、淀粉10 g),蒜蓉金针菇(金针菇100 g),西红柿炒菜花(西红柿100 g、菜花100 g),冬瓜丸子汤(冬瓜100 g、猪肉馅50 g)
	油盐	全天总用量:植物油(25 g),盐(4 g)

根据赵大爷存在的营养膳食问题,为实现所制定的营养膳食目标,特制定如下膳食指导方案:

从能量摄入调整、食物选择与搭配、饮食规律与习惯培养、饮食注意事项、随访与评估等方面制定赵大爷的个性化膳食指导方案。详情请扫二维码。

赵大爷膳食指导方案

二、老年痛风食谱举例

针对赵大爷的具体情况及结合膳食指导方案,特为其制定一周食谱,具体见表3-5-4。

表3-5-4 老年痛风一周食谱(以赵大爷为例)

星期	餐次		
	早餐	午餐	晚餐
周一	牛奶燕麦粥(牛奶 250 mL、燕麦 30 g),蒸玉米(半根),水煮蛋(1 个),凉拌黄瓜(黄瓜 100 g)	糙米饭(100 g),清炒虾仁(虾仁 100 g、胡萝卜 50 g)、炒油麦菜(油麦菜 200 g),冬瓜汤(冬瓜 100 g)	红薯粥(红薯 100 g、大米 20 g),去皮烤鸡腿(1 个),炒西兰花(200 g),水果沙拉(苹果 100 g、梨 100 g)
周二	蔬菜鸡蛋煎饼(鸡蛋 1 个、面粉 30 g、蔬菜 100 g),黑咖啡,无糖酸奶(100 g)	荞麦面(100 g),番茄鸡肉丸子汤(鸡肉末 100 g、番茄 150 g),凉拌豆芽(豆芽 200 g)	玉米面条(100 g),清蒸鱼(鱼 100 g),炒白菜(白菜 200 g),香蕉(1 根)
周三	全麦面包夹煎蛋生菜(全麦面包 2 片、煎蛋 1 个、生菜 100 g),豆浆(250 mL)	藜饭(100 g),香煎豆腐(豆腐 150 g),炒芦笋(芦笋 200 g),海带汤(海带 50 g)	南瓜粥(南瓜 100 g、大米 20 g),卤牛肉(100 g,少量食用),炒空心菜(空心菜 200 g),橙子(1 个)
周四	鸡蛋羹(鸡蛋 2 个),馒头(50 g),牛奶(250 mL),凉拌西红柿(西红柿 100 g)	糙米饭(100 g),虾仁炒冬瓜(虾仁 100 g、冬瓜 200 g),炒平菇(平菇 200 g)	绿豆粥(绿豆 30 g、大米 20 g),白灼虾(虾 100 g),炒胡萝卜(胡萝卜 150 g),葡萄(100 g)
周五	蔬菜鸡蛋三明治(全麦面包 2 片、鸡蛋 1 个、蔬菜 100 g),低脂酸奶(100 g),苹果(1 个)	荞麦面(100 g),红烧鸡腿(去皮鸡腿 1 个),炒豆角(200 g),菌菇汤(菌菇 100 g)	红豆粥(红豆 30 g、大米 20 g),素炒三丝(土豆丝 50 g、青椒丝 100 g、胡萝卜丝 50 g),卤豆干(50 g),草莓(100 g)
周六	玉米糊(玉米粉 20 g),蒸红薯(100 g),水煮蛋(1 个),绿茶	紫薯饭(100 g),宫保鸡丁(鸡肉 100 g、花生 10 颗少量),炒菠菜(菠菜 200 g),白菜汤(白菜 100 g)	蔬菜面疙瘩汤(蔬菜 100 g、面粉 50 g),卤鹌鹑蛋(3 个),凉拌黄瓜(黄瓜 150 g),猕猴桃(1 个)
周日	牛奶泡全麦谷物片(牛奶 250 mL、谷物片 30 g),香蕉(1 根),坚果(10 g)	糙米饭(100 g),清蒸蟹肉(蟹肉 100 g 少量),炒白菜(白菜 200 g),豆腐汤(豆腐 100 g)	小米粥(小米 30 g),香煎鸡胸肉(100 g),炒芦笋(芦笋 200 g),梨(1 个)

课程育人

常见食物嘌呤含量表的正确打开方式

巩固提升

老年痛风的膳食指导

任务六 老年骨质疏松症的膳食指导

📚 知识索引

关键词：骨质疏松症；易感人群；危害；膳食指导。

理论（技能）要点：

1. 骨质疏松症的概念及类型；
2. 骨质疏松症的典型症状；
3. 骨质疏松症的日常防护与膳食指导；

重点：老年骨质疏松症的发病机制与饮食因素关联；膳食结构的整体平衡对预防和改善骨质疏松症的重要性；不同程度骨质疏松症患者的膳食调整原则。

难点：复杂的营养素相互作用对骨骼代谢的影响；根据老年人个体差异制定个性化膳食方案；纠正老年人不良饮食习惯并提高饮食依从性。

📋 任务目标

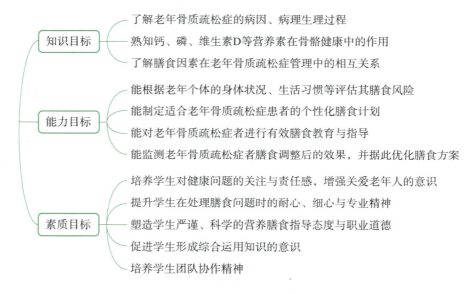

🧹 情境聚焦

钱奶奶，75岁，身高158 cm，体重50 kg。既往无其他重大疾病史，有轻微胃食管反流症状，偶尔会服用一些胃药缓解。饮食方面：主食以精细米面为主，每天摄入量为250～300 g，很少食用粗粮。蛋白质来源主要是猪肉、鸡肉等肉类，每周4～5次，每次摄入量为80～100 g；鱼类食用较少，每月仅1～2次；偶尔食用豆类及豆制品，每周不足1次；很少喝牛奶或食用其他奶制品，每周最多喝1～2次酸奶，每次约100 mL。蔬菜每天200～250 g，以绿叶青菜、土豆为主。水果摄入，每周3～4次，每次1～2个苹果或香蕉等。喜欢吃一些饼干、糕点类零食，每周3～4次，每次30～50 g。常喝浓茶，每天至少2～3杯，很少喝白开水。

学习准备

从知识(能力)、资料收集、思考问题、学习工具等方面准备。详情请扫二维码。

学习准备单

知识储备

知识点一 认识老年骨质疏松症

引导问题：钱奶奶当前营养膳食的主要问题有哪些？如果不进行膳食调整，钱奶奶可能会罹患什么疾病或对其健康有什么危害？

一、核心概念

1. 骨质疏松症的概念

骨质疏松症是一种以低骨量和骨组织微细结构破坏为特征，导致骨骼脆性增加，易发生骨折的代谢性疾病。骨质疏松症各年龄期均可发生，但常见于老年人，尤其是绝经后的女性。骨质疏松症是一种临床综合征，其发病率为所有代谢性骨病之最。

2. 骨质疏松症的类型

骨质疏松症分为3类，具体内容如表3-6-1所示。

表3-6-1 骨质疏松症的类型及特点

类型	特点
原发性骨质疏松症	受激素、营养、运动、生活方式和心理等多方面影响，分为两种亚型，即Ⅰ型(绝经后骨质疏松症)和Ⅱ型(老年型骨质疏松症)。前者主要是由于雌激素缺乏所致，女性的发病率是男性的6倍以上。此型主要由破骨细胞介导，多数患者的高转化率增高，亦称高转化率骨质疏松症。Ⅱ型多见于65岁以上的老年人，女性的发病率是男性的2倍以上，主要累及的部位是脊柱和髋骨
继发性骨质疏松症	由其他疾病或药物等因素所诱发的骨质疏松症，如性腺功能减退症、甲状腺功能亢进症、1型糖尿病、库欣综合征、尿毒症、血液病、胃肠道疾病等。长期大剂量使用糖皮质激素也是重要原因之一
特发性骨质疏松症	一些发病原因不明的骨骼疾病，分为特发性青少年骨质疏松症和特发性成年骨质疏松症。特发性青少年骨质疏松症较为罕见，特发性成年骨质疏松症较常见。患者多伴有家族遗传史，女性多于男性。也有人把妇女妊娠及哺乳期所发生的骨质疏松症列入特发性骨质疏松症的范围

3. 老年骨质疏松症的临床表现

骨质疏松症的初期无任何症状，因此被称为"寂静的凶手"或"无声的杀手"，只有发展到一定程度，才会有躯体感应。常见的骨质疏松症的临床表现如下。

(1)疼痛乏力：疼痛是骨质疏松症最常见的临床表现，多表现为腰背痛，约占67%。骨质疏松症的病程较长，初期症状较为轻微，疼痛时间也短，多在安静状态转向开始活动时出现腰背痛，但棘突压痛不明显。逐渐加重后，腰背痛可转为持续性痛，并在久坐、久立或双手向上举物、用力开窗等日常活动时诱发和加剧。骨质疏松严重者可因神经根或脊髓受压迫而出现四肢的放射痛或麻木，但这种情况较少。骨质疏松症患者仰卧或坐位时疼痛减轻，直立后拉伸时疼痛加剧，白天疼痛轻，夜晚和清晨疼痛加重。

乏力常见于劳累或活动后加重,负重能力下降或不能负重。除腰背痛外,膝关节、肩部、手指、上臂疼痛也很常见。

（2）骨折:骨折也是骨质疏松症患者的典型表现,且常因轻微活动,如扭转身体、弯腰取物、挤压等发生,跌倒发生骨折的概率也大大增加。骨质疏松症患者的骨折多发生于股骨颈骨折、脊椎骨骨折、桡骨远端骨折。其中股骨颈骨折危险性最大,脊柱压缩性骨折多见于绝经后骨质疏松症患者,股骨颈骨折以老年性骨质疏松症患者为多见。

（3）并发症:骨质疏松症患者还容易发生身高变短及驼背畸形等外形改变。驼背畸形严重时,下胸的肋骨和盆骨的髂峰缘发生摩擦,引起局部疼痛。驼背和胸廓畸形者常伴有胸闷、气短、呼吸困难的症状,甚至发绀等表现,极易引发上呼吸道和肺部感染。

二、老年骨质疏松症的危险因素

骨骼是人体的支撑组织,支撑着人体的形态。骨骼主要由基质、钙、磷3部分组成。正常人体内的钙总量为1000 g,磷的总量为550 g,其中99%的钙和85%的磷分布在骨骼。与身体其他器官的新陈代谢一样,骨骼的这种新陈代谢是靠骨骼内的成骨细胞和破骨细胞完成的。成骨细胞将血液中的钙沉淀于骨骼,而破骨细胞活跃起来,骨骼就脱钙。30岁之前,以成骨细胞为主;30~40岁,二者均衡发展;40岁以后,破骨细胞比较活跃,骨量就开始下降,如图3-6-1所示。

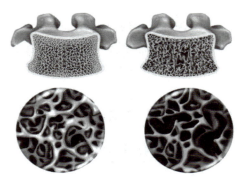

图3-6-1　骨质疏松示意图

作为一种代谢性骨病,骨质疏松症的发生与诸多因素有关,如性别、年龄、种族、遗传、体型体重、运动、饮食习惯等,更年期的女性、老年人、低钙摄入者、长期服用激素类药物者、不良生活习惯者、缺乏运动者等均是骨质疏松症的高发人群。具体到老年人而言,发生骨质疏松的原因如图3-6-2所示。

1. 钙的来源与吸收不足

骨的形成分为3个步骤,即成骨细胞产生有机质,钙盐沉积于基质中,并与骨蛋白基质结合,形成骨。相关调查显示,我国成人每人每天的摄入量仅为540 mg,远低于世界卫生组织的推荐量。除了钙本身来源不足,在转化方面,因为饮食结构中蛋白质营养缺乏影响了骨的合成。一方面是食物中摄入钙的来源少,另一方面是有限的钙质来源无法有效转化,很容易引发骨质疏松症。

2. 维生素D转化吸收降低

维生素D是人体内影响钙吸收的关键载体,钙从胃肠道吸收需要有活性维生素D的帮助。日常饮食中含有麦角固醇(来自植物)和7-去氢胆固醇(来自动物),它们进入人体后储存于皮下,借助于阳光中的紫外线转化为维生素D。老年人由于活动量,尤其是室外活动量减少,皮肤合成的维生素D的数量只有青年人的25%,同时伴随年龄的增长,肝肾功能减退,造成老年人肠道对维生素D的吸收减低,因此造成骨代谢异常,因而引发骨质疏松症。

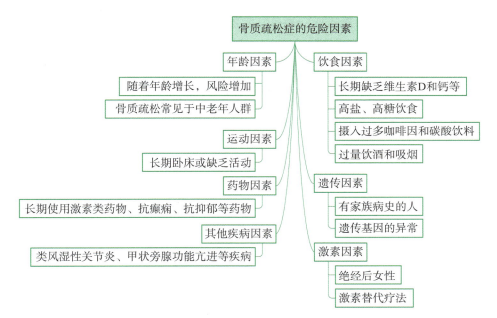

图 3-6-2　骨质疏松症的危险因素

3. 激素的改变影响骨代谢

随着年龄的增长,老年人性腺功能衰退,性激素尤其是雌激素生成不足,影响骨代谢。一方面雌激素可通过影响成骨细胞的活性,提高成骨细胞的数量,因而增加骨质的形成。另一方面,通过组织破骨细胞对骨的吸收,诱发破骨细胞的凋亡,减少骨质的流失。雌激素还能通过影响降钙素的分泌以及甲状旁腺素的活性间接影响骨质的形成。雌激素受体也存在于肠细胞中,具有直接促进钙传递以及钙在肠道内吸收的作用。同时,雌激素还能调节维生素 D 在肠道内的吸收,间接影响肠道对钙的吸收。因此,雌激素的缺乏,必然引发骨质代谢的异常,使骨形成和吸收之间的平衡遭到破坏,导致骨流失,最终造成骨质疏松症。

4. 运动量减少

随着年龄的增长,老年人的活动量,尤其是户外活动量不断减少,使骨髓内血液循环大幅度降低,骨细胞活动能力减少,骨量丢失,成骨受到影响,也是造成老年人骨质疏松症的常见因素。

5. 遗传因素

受遗传影响,不同的基因影响骨骼的健康。遗传因素决定个人的峰值骨量和骨骼大小。峰值骨量越高,骨骼越重,到老年发生骨质疏松症的危险就越小。

此外,不健康的饮食习惯,如抽烟、酗酒、过多饮用碳酸饮料、咖啡等都是造成骨质疏松症的重要元凶。

三、危害

骨质疏松症最常见的症状为骨痛,罹患骨质疏松症的老年人还会出现弯腰驼背、身高变矮;脊柱变形,导致胸廓的压缩,引起呼吸困难。其最严重的后果是导致骨折,且往往发生在咳嗽、弯腰、持物等日常活动中。骨折一旦发生,再发生率高,是老年人致残致死的重要原因之一。

根据国际骨质疏松基金会报告,全球每 3 s 就发生一起骨质疏松性骨折,好发部位主要包括腕部、椎体和髋部。20% 发生髋部骨折的患者一年后死亡,30% 终身残疾,80% 可影响日常生活,给老年人带来极大的不便和负担。目前临床上仍没有能够有效治愈骨质疏松症的方法,应做到早预防,早治疗。

结合钱奶奶的实际情况及骨质疏松症的危险因素综合分析,钱奶奶可能存在以下营养膳食问题:

(1) 钙摄入不足:奶制品摄入极少,且其他高钙食物如豆制品、鱼虾等食用频率低,导致钙摄入严重不足,难以满足钱奶奶每日对钙的需求。

(2) 维生素D缺乏:饮食中缺乏富含维生素D的食物(如深海鱼、蛋黄等),维生素D摄入不足,影响钙的吸收与利用。

(3) 蛋白质来源不均衡:以肉类为主的蛋白质来源,其中饱和脂肪酸含量相对较高,而植物性蛋白质(如豆类)摄入不足,不利于骨骼健康和整体营养平衡。

(4) 膳食纤维缺乏:粗粮和蔬菜摄入不足,膳食纤维缺乏,影响肠道健康,间接影响钙等营养素的吸收,且易导致便秘等问题,增加老年人跌倒风险,进一步影响骨骼健康。

(5) 不良饮食习惯影响:常喝浓茶,降低钙的吸收;过多食用饼干、糕点等高糖高盐零食,增加了能量摄入,可能导致体重增加,对骨骼造成额外负担,同时高盐饮食也会增加钙的排泄。

知识点二 老年骨质疏松症的膳食指导

引导问题:针对钱奶奶的实际情况,结合其膳食中存在的问题,思考应该从哪些方面对她的膳食结构进行调整?

老年骨质疏松症膳食指导是一项针对老年人骨骼健康的重要干预措施。钙对骨量维持很关键,老年人钙吸收降低、流失增加,需从奶制品、豆制品等多源摄入足量钙;要有维生素D助力吸收,可经日晒与深海鱼等食物获取。蛋白质适量且注重优质来源与平衡,维生素K也有益。膳食应整体平衡,控盐糖脂摄入,依个体状况制定方案,培养良好饮食习惯,以此降低骨折风险,推动健康老龄化。

结合钱奶奶的实际情况及骨质疏松症的危险因素综合分析,为钱奶奶制定如下营养膳食目标:

1. 短期目标(1~3个月)

(1) 钙摄入增加:调整饮食,增加富含钙食物的摄入,使每日钙摄入量达到800 mg左右。

(2) 补充维生素D:每天晒太阳20~30 min,并适当增加富含维生素D食物的摄入。

(3) 改善肠道功能:增加膳食纤维摄入,并适当增加粗粮摄入,改善肠道功能。

(4) 调整蛋白质结构:提高植物性蛋白质占比;适量减少红肉的摄入,增加鱼肉摄入。

2. 长期目标(3个月以上)

(1) 维持钙平衡:保证钙摄入稳定在每日1000~1200 mg,根据个体情况适当补充钙剂。

(2) 优化营养结构:建立均衡的膳食模式,确保营养素的全面均衡摄入。

(3) 预防并发症与跌倒风险:管理维持健康体重;改善身体状况,增强肌肉力量,提高身体平衡能力。

(4) 骨密度改善与稳定:坚持营养干预,适当运动锻炼,半年至一年内骨密度有所改善或至少保持稳定。

一、膳食指导原则

治疗骨质疏松症只能延缓骨质流失,不能复原骨质和治愈疾病。因此,骨质疏松症重在预防。中老年人骨质疏松症防治原则主要包括补钙、运动与膳食调节3方面。

1. 充足的钙摄入

钙是骨矿物质中最主要的成分。从胎儿到出生后30年左右,成年人体内有1.0~1.2 kg的钙。骨质疏松症重在预防,年轻时应摄入充足的钙,以提高峰值骨量,维持峰值骨量的时间,为骨形成提供充足的钙源,才能延缓骨质疏松症的发生并减轻其严重程度。老年人钙的推荐摄入量为每日1 000~1 200 mg。优先选择富含钙的食物,如牛奶、酸奶、奶酪等奶制品,还有豆制品(豆腐、豆浆),深绿色蔬菜(西兰花、菠菜)。此外,骨头汤中虽然含钙量有限,也是百姓餐桌习惯的补钙类食物,在烹饪的时候可加入适量的醋来促进钙的溶出。必要时可在医生指导下使用钙补充剂,最好在餐后服用,以减少胃肠道不适。

需要注意的是,食物中的钙含量虽然重要,但钙的吸收率也同样关键。因此,在补钙的同时,还应确保摄入足够的维生素D和其他有助于钙吸收的营养素。

2. 保证维生素D供给

维生素D摄入与钙摄入是营养骨骼健康的两个相辅相成的因子。个体随着年龄的增长,可能会出现维生素D缺乏,同时机体也失去了激活维生素D的能力,导致骨质疏松症的过早发展。因此,个体为了维持骨骼健康,降低罹患骨质疏松症的风险,应同时合理补充钙及维生素D的摄入。适当晒太阳,每天15~30 min,促进皮肤合成维生素D。同时,增加富含维生素D食物的摄入,如深海鱼(三文鱼、沙丁鱼),蛋黄等。若食物摄入和日照不足,可在医生指导下补充维生素D制剂。

3. 适量优质蛋白质的摄入

蛋白质是骨骼的主要成分(即骨胶原蛋白),大约占骨骼体积的一半。蛋白质缺乏,骨基质蛋白合成不足,会影响新骨的形成,从而导致骨质疏松。因此,在中老年人膳食结构中,应适当增加蛋白含量较高的食物,植物蛋白如豆类、谷物、坚果、蔬菜,动物蛋白如肉、蛋、奶等。蛋白质摄入量应占总热量的15%~20%,并且保持动植物蛋白的合理比例。避免摄入过多高蛋白食物,尤其是含硫氨基酸丰富的动物蛋白,以免增加尿钙排泄。

4. 其他营养素的摄入

骨形成的过程是一个多种营养素综合作用的过程,除了蛋白质、钙及维生素D起着关键作用外,其他矿物质、维生素对于骨骼健康也有一定的作用。如维生素C是赖氨酸和脯氨酸羟基化的复合因子,对骨骼的胶原纤维交联化具有重要作用;维生素K对骨钙素的合成具有调节作用。微量元素镁涉及骨矿物质的平衡,在骨骼晶体成长稳定中发挥重要作用。补充适量的微量元素,能明显改善老年骨质疏松,使得骨代谢紊乱得到有效改善,甚至可以调节其免疫功能。

5. 饮食方式调整

少食多餐,避免暴饮暴食。对于胃肠功能较弱的老年人,可将食物切碎、煮软,便于消化吸收。烹饪方式尽量采用蒸、煮、炖、烩等,避免油炸、油煎等高脂肪、高热量的烹饪方式。避免饮用浓茶、咖啡和大量饮酒,这些可能会影响钙的吸收或增加钙的排泄。

根据钱奶奶存在的营养膳食问题,为实现所制定的营养膳食目标,特制定如下膳食指导方案:

从能量摄入调整、食物选择与搭配、饮食规律与习惯培养、饮食注意事项、随访与评估等方面制定钱奶奶的个性化膳食指导方案。详情请扫二维码。

钱奶奶膳食指导方案

二、老年骨质疏松症食谱举例

针对钱奶奶的具体情况及结合膳食指导方案,特为其制定一周食谱,具体见表3-6-2。

表3-6-2 老年骨质疏松症一周食谱(以钱奶奶为例)

星期	餐次		
	早餐	午餐	晚餐
周一	牛奶燕麦粥(牛奶250 mL、燕麦30 g)、蒸红薯(100 g)、水煮蛋(1个)、凉拌菠菜(菠菜100 g焯水)	糙米饭(100 g),豆腐炖鱼(豆腐100 g、鲈鱼100 g),清炒时蔬(胡萝卜100 g、香菇50 g、青菜100 g混合)	玉米面条(100 g),虾仁炒西兰花(虾仁80 g、西兰花100 g),白菜豆腐汤(白菜100 g、豆腐50 g),水果沙拉(苹果100 g、橙子100 g)
周二	蔬菜鸡蛋煎饼(鸡蛋1个、面粉30 g、蔬菜100 g),黑咖啡,无糖酸奶(100 g)	荞麦面(100 g),番茄鸡肉丸子汤(鸡肉末100 g、番茄150 g),凉拌豆芽(豆芽200 g)	红薯粥(红薯100 g、大米20 g),去皮烤鸡腿(1个),炒芦笋(芦笋200 g),香蕉(1根)
周三	全麦面包夹煎蛋生菜(全麦面包2片、煎蛋1个、生菜100 g),豆浆(250 mL)	藜麦饭(100 g),香煎豆腐(豆腐150 g),炒平菇(平菇200 g),海带汤(海带50 g)	南瓜粥(南瓜100 g、大米20 g),卤牛肉(100 g,少量食用),炒空心菜(空心菜200 g),苹果(1个)
周四	鸡蛋羹(鸡蛋2个),馒头(50 g),牛奶(250 mL),凉拌西红柿(西红柿100 g)	糙米饭(100 g),虾仁炒冬瓜(虾仁100 g、冬瓜200 g),炒豆角(豆角200 g)	绿豆粥(绿豆30 g、大米20 g),白灼虾(虾100 g),炒胡萝卜(胡萝卜150 g),葡萄(100 g)
周五	蔬菜鸡蛋三明治(全麦面包2片、鸡蛋1个、蔬菜100 g),低脂酸奶(100 g),苹果(1个)	荞麦面(100 g),红烧鸡腿(去皮鸡腿1个),炒青菜(青菜200 g),菌菇汤(菌菇100 g)	红豆粥(红豆30 g、大米20 g),素炒三丝(土豆丝50 g、青椒丝100 g、胡萝卜丝50 g),卤豆干(50 g),草莓(100 g)
周六	玉米糊(玉米粉20 g),蒸玉米(1根),水煮蛋(1个),绿茶	紫薯饭(100 g),宫保鸡丁(鸡肉100 g、花生10颗),炒菠菜(菠菜200 g),白菜汤(白菜100 g)	蔬菜面疙瘩汤(蔬菜100 g、面粉50 g),卤鹌鹑蛋(3个),凉拌黄瓜(黄瓜150 g),猕猴桃(1个)
周日	牛奶泡全麦谷物片(牛奶250 mL、谷物片30 g),香蕉(1根),坚果(10 g)	糙米饭(100 g),清蒸蟹肉(蟹肉100 g少量),炒白菜(白菜200 g),豆腐汤(豆腐100 g)	小米粥(小米30 g),香煎鸡胸肉(鸡胸肉100 g),炒芦笋(芦笋200 g),梨(1个)

课程育人

我国古代营养与膳食发展史

巩固提升

老年骨质疏松症的膳食指导

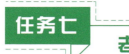

任务七 老年肌少症的膳食指导

📚 知识索引

关键词：肌少症；危险因素；危害；膳食指导。

理论（技能）要点：

1. 肌少症的概念；
2. 肌少症的危险因素及危害；
3. 肌少症的膳食指导；

重点：肌少症的概念、危险因素及危害、膳食原则；特殊人群膳食指导；膳食补充剂知识。

难点：个性化膳食方案制定；特殊人群复杂情况处理；膳食补充剂的合理应用。

📋 任务目标

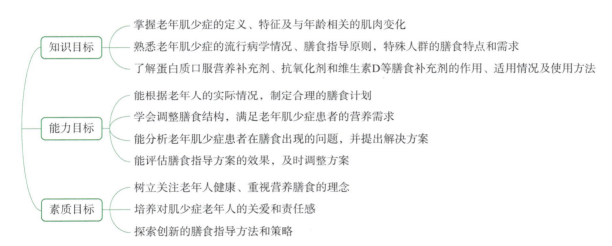

🧹 情境聚焦

徐爷爷，75 岁，身高 165 cm，体重 60 kg。早餐通常是粥、馒头和咸菜；午餐和晚餐以米饭、蔬菜和少量肉类为主。很少吃水果，喜欢喝浓茶；偏爱油炸和腌制食品，不喜欢吃乳制品。一日三餐规律，两餐之间会有少量零食。

🏠 学习准备

从知识（能力）、资料收集、思考问题、学习工具等方面准备。详情请扫二维码。

学习准备单

知识储备

知识点一　认识老年肌少症

引导问题：徐爷爷的饮食习惯与老年肌少症的哪些危险因素相关？从老年肌少症的角度来看，长此以往会给他带来哪些危害？其中涉及的发病机制有哪些？

一、核心概念

（一）概念

肌少症又称肌肉衰减症或肌容积减少，是与年龄相关的肌肉质量的减少，对机体的力量、代谢率、功能等产生负性的影响，最终导致生活质量的下降。

（二）流行病学

肌少症在老年人群中发生率较高，与老年人跌倒、骨折乃至残疾密切相关。50岁以后，骨骼肌量每年减少1%～2%，60岁以上慢性肌肉丢失约30%，80岁以上约丢失50%。肌肉减少30%将影响肌肉的正常功能。在70岁以下的老年人群中，有6%～24%患有肌少症，而80岁以上的老年人中，此类患者超过50%。肌少症是促使骨质疏松、骨关节炎等疾病发展，造成老年人残疾和行动障碍的重要因素之一。

二、危险因素

老年肌少症是一种与年龄增长相关的肌肉量减少、肌肉力量下降和（或）躯体功能减退的综合征，如图3-7-1所示。

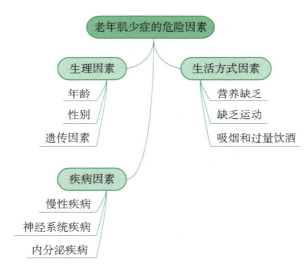

图3-7-1　老年肌少症的危险因素

1. 生理因素

（1）年龄：随着年龄的增加，人体的肌肉蛋白质合成能力下降。从30岁左右开始，肌肉质量每年会减少1%～2%，到80岁时，肌肉质量可能减少30%～50%。这主要是因为老年人身体内促进肌肉生长的激素如睾酮、生长激素等分泌减少，同时肌肉细胞对这些激素的敏感性也降低。

（2）性别：男性比女性更容易患肌少症。这是因为男性在衰老过程中，雄激素水平下降更为明显。雄激素对于维持肌肉量和肌肉力量有着重要的作用，其缺乏会导致肌肉蛋白合成减少，肌肉纤维萎缩。

（3）遗传因素：某些基因的突变或多态性可能会影响肌肉的生长、修复和代谢过程。例如，ACTN3基因被称为"运动基因"，它的R577X多态性与肌肉力量和运动能力有关。携带XX基因型的个体可能更容易出现肌肉功能减退。如果家族中有肌少症患者,个体患肌少症的风险会增加。

2. 生活方式因素

(1) 营养缺乏:蛋白质摄入不足是重要因素。肌肉的主要成分是蛋白质,当蛋白质摄入不能满足身体需求时,身体会分解肌肉蛋白来提供能量或用于其他生理功能。老年人由于食欲下降、咀嚼和消化功能减退等原因,往往不能摄入足够的优质蛋白质。

(2) 缺乏运动:长期久坐不动或卧床会加速肌肉的流失。肌肉遵循"用进废退"的原则,身体活动可以刺激肌肉蛋白合成,增加肌肉力量和耐力。当老年人活动量减少时,肌肉受到的刺激减少,蛋白合成通路受到抑制,而蛋白分解代谢相对增强。

(3) 吸烟和过量饮酒:吸烟会导致血管收缩,减少肌肉的血液供应,从而影响肌肉的营养物质输送和代谢废物的清除。同时,烟草中的有害物质可能会干扰肌肉细胞的正常代谢过程。过量饮酒会损害肝脏等器官的功能,影响蛋白质的合成和营养物质的代谢。例如,酒精会干扰肠道对维生素和氨基酸的吸收,间接影响肌肉的营养状况。长期大量饮酒还可能导致神经肌肉功能障碍,降低肌肉力量。

3. 疾病因素

(1) 慢性疾病:患有慢性炎症性疾病如类风湿关节炎、慢性阻塞性肺疾病等会导致机体长期处于炎症状态。炎症因子会促进肌肉蛋白的分解,同时抑制肌肉蛋白的合成。例如,在类风湿关节炎患者中,关节疼痛和炎症会限制患者的活动,而且炎症本身会对肌肉造成损害,加速肌肉量的减少和力量的下降。对于慢性阻塞性肺疾病患者,呼吸困难会导致活动受限,身体的缺氧状态也会影响肌肉代谢,导致肌少症。

(2) 神经系统疾病:如帕金森病、脑血管疾病等。由于神经系统受损,帕金森病患者会出现肌肉僵硬、运动迟缓等症状,影响肌肉的正常活动和锻炼,导致肌肉萎缩。脑血管疾病可能会引起肢体偏瘫,患侧肢体长期不活动,肌肉会在短时间内出现失用性萎缩。

(3) 内分泌疾病:如果糖尿病患者血糖控制不佳,长期高血糖状态会引起神经和血管病变,影响肌肉的神经支配和血液供应。同时,高血糖还会干扰蛋白质的代谢,导致肌肉量减少。甲状腺功能减退症患者,甲状腺激素分泌不足,身体代谢率降低,肌肉蛋白合成减少,也容易出现肌少症。

三、危害

1. 跌倒

肌少症造成肌肉力量的下降,下肢抗重力肌表现尤为突出,踝背屈肌、股四头肌肌容积减少30%即可明显增加跌倒风险。伴随肌容积的减少,神经反应速度下降,均使老年人无法很好地应对周围环境的变化,进一步增加了跌倒的风险。

2. 骨折

肌容积的减少导致骨应力的下降,骨骼缺乏刺激,骨母细胞活动减少引起骨质疏松。

3. 生活质量下降

主要表现为提重物、下肢负重、久行久站等活动受限,职业活动能力、交际能力和日常生活活动能力逐渐减退,并导致生活质量的下降。

4. 增加死亡风险

老年人过快地出现严重的四肢肌肉减少,体重指数下降,死亡率随之增加。体重过低(BMI≤15)死亡率增加2.8倍。

结合徐爷爷的实际情况及肌少症的危险因素综合分析,徐爷爷可能存在以下营养膳食问题:

(1) 能量摄入:根据张爷爷的年龄、身体活动水平和体重,每日能量摄入约为1800 kcal。

(2) 蛋白质：蛋白质摄入量约为 60 g/d，其中优质蛋白（如瘦肉、鱼类、豆类）占比约 60%。

(3) 脂肪：脂肪摄入约 60 g/d，主要来源于动物脂肪和食用油。

(4) 碳水化合物：碳水化合物摄入量约为 220 g/d，主要来自谷物和薯类。

(5) 维生素和矿物质：维生素和矿物质摄入不足，尤其是维生素 D、钙、铁等。

知识点二　老年肌少症的膳食指导

引导问题：针对徐爷爷的实际情况，结合其膳食中存在的问题，应该从哪些方面对他的膳食结构进行调整？

老年肌少症膳食指导需着重关注优质蛋白质摄入，多吃瘦肉、鱼类、豆类等，以助于维持肌肉量。同时增加富含维生素 D 和钙的食物，如牛奶、深绿色蔬菜等，促进骨骼健康。控制脂肪与盐分，减少油炸、腌制食品。注重食物多样化，保证营养均衡，搭配合理的饮食，助力老年人提升肌肉力量与身体机能。

结合徐爷爷的实际情况及肌少症的危险因素综合分析，为徐爷爷制定如下营养膳食目标：

(1) 短期目标：在 1 个月内增加蛋白质摄入量至 70 g/d，提高优质蛋白比例至 70%；增加维生素 D 和钙的摄入量，达到每日推荐量。

(2) 长期目标：在半年内提高肌肉量和肌肉力量，改善身体活动能力，降低跌倒风险。

根据《肌少症膳食指导与营养补充剂使用共识》，肌少症的膳食指导主要包括以下几个方面。

一、采用地中海饮食等健康膳食模式

地中海饮食是健康膳食模式的代表，该膳食模式首选自然食物，重视食物规划。它具有以下特点：蔬菜、水果、全谷类、豆类和坚果摄入量较高；适量摄入奶制品；适量摄入红酒和鱼类等海产品；肉类及其制品摄入量较低；食物加工程度低而新鲜度高；橄榄油是主要的食用油，也是主要的脂肪来源。

二、食物选择推荐

1. 食物多样，谷类为主，杂粮占 1/4～1/2

谷类中富含的碳水化合物是神经系统的主要能源，杂粮富含 B 族维生素（维生素 B_1、烟酸、维生素 B_2）、镁等，它们在维持神经肌肉的线粒体功能、抑制凋亡中发挥着重要作用。

2. 适量吃鱼、禽、蛋、瘦肉、奶制品、豆制品，保证优质蛋白摄入

鱼肉富含 n-3 脂肪酸和维生素 D；动物性蛋白质中支链氨基酸含量较高，鱼肉和鸡肉的支链氨基酸含量尤为丰富；牛奶中乳清蛋白的吸收较快，并且含有丰富的支链氨基酸，尤其是亮氨酸；乳清蛋白属于快消化蛋白，可引起餐后血液必需氨基酸浓度更高、更快地上升，从而更好地促进肌肉蛋白质合成，提高肌肉含量和肌肉功能；动物蛋白和植物蛋白联合可以进一步提高餐后肌肉蛋白质合成反应。

3. 多吃深色蔬菜水果

有研究表明，每天摄入 5 份蔬菜，比每天摄入 2 份蔬菜水果，具有增加握力的趋势，蔬菜水果可能通过抗氧化作用（如类胡萝卜素）和碱盐发挥保存肌肉量的作用。

4. 控烟限酒

如饮酒，一天摄入的酒精不超过 15 g。饮酒通过增加自噬、破坏肠道微生态等机制诱发肌少症。建议吸烟者积极戒烟。戒烟后食欲增加时，注意多增加蔬菜、水果等食物的摄入，不要吃高热量的零食。吸烟是引起慢性阻塞性肺疾病的主要原因，慢性阻塞性肺疾病可以增加肌少症的风险；慢性阻塞性肺疾病使

人体处于炎症状态,进而导致肌肉量下降和功能丧失。

三、特殊人群膳食推荐

1. 肥胖

建议对合并肥胖的肌少症老年人进行适度能量限制,达到既防治肌少症又不会引起营养不良的目的。少肌型肥胖已成为重要的健康挑战。一项在老年衰弱人群中进行的随机对照试验显示,联合运动和饮食控制(较能量需要量减少 500~750 kcal)比单独运动或饮食控制,更能提高力量、平衡、步速、峰值氧耗、功能状态问卷评分,并且肌肉和骨密度下降更少。

2. 肝硬化

充足能量、蛋白质,注意适量选择芳香族氨基酸含量较低的植物蛋白,常用支链氨基酸丰富的食物(鱼肉、鸡肉、牛奶),重视夜间加餐。可根据老年人的体型、营养状况给予适当的能量(25~40 kcal/kg)、蛋白质(1.2~1.5 g/kg),肝性脑病老年人需要适当减少蛋白质的摄入。深夜加餐(21:00~23:00)至少 50 g 碳水化合物有助于增加瘦体组织,支链氨基酸补充可提高肝硬化老年人肌肉力量。

3. 肾病

根据老年人的肾功能、疾病活动、依从性等因素制定个体化营养方案,并与运动相配合,达到延缓或逆转肌少症的目的。注意保证透析病人充足的蛋白质摄入量。慢性肾脏病老年人在晚期需要限制蛋白质摄入量,因此罹患肌少症的风险增加。慢性肾脏病和肌少症的治疗在蛋白质摄入量方面存在矛盾,目前尚不能确定慢性肾脏疾病合并肌少症老年人的蛋白质摄入量,建议根据老年人的肾功能、疾病活动、依从性等因素,个体化制定合理的蛋白质摄入量。单纯的饮食干预常不能有效改善骨骼肌肌量、躯体功能和肌力,因此饮食必须与运动相结合,老年人的运动方案应是个体化的,并需要在监护下进行。

4. 吞咽障碍

需要对吞咽困难的病人进行评估,如能经口进食,提供不同咀嚼难度的食物。肌少症(特别是咀嚼肌的减少)和吞咽障碍常互为因果,导致老年人进食量不能满足身体需要量,形成恶性循环。可根据吞咽障碍评估情况,选择不同稠度的液体食物和不同质地的固体食物。如不能经口进食或经口进食量不足目标量的 60%,应给予管饲喂养。

四、膳食补充剂的使用

1. 蛋白质口服营养补充剂

当膳食中蛋白质和(或)能量摄入不足时,可口服蛋白质和(或)含蛋白质营养制剂补充;蛋白质补充量不少于 20 g/d。一项随机开放性研究显示,膳食中蛋白质的摄入或通过蛋白质口服补充,使蛋白质摄入量在 1.2~1.5 g/(kg·d),可改善四肢肌肉质量指数。在临床中,老年人因消化功能、味觉的减退,加 1 种或多种共病的存在,膳食中能量和蛋白质的摄入往往不足,故而口服营养补充剂是常用的补充能量和蛋白质的手段。摄入 20~40 g 的优质蛋白质如肉类、乳清蛋白或 10~20 g 的必需氨基酸可促成营养的最大合成代谢反应。

2. 抗氧化剂和维生素 D

血清 25-羟维生素 D 水平不足的老年人,应补充维生素 D 制剂。近年来,关于抗氧化剂与肌少症防治的相关研究也在逐渐增加。其理论依据是骨骼肌中活性氧的过量产生会导致衰老过程中肌肉质量和肌肉功能的丧失,尤其是线粒体损伤刺激活性氧的堆积。这被认为可能是肌少症发展的关键,其中补充维生素 E 联合维生素 D 和蛋白质、镁、儿茶素,以及增加水果和蔬菜的摄入量是目前最优的选择。

根据徐爷爷存在的营养膳食问题,为实现所制定的营养膳食目标,特制定如下膳食指导方案:

从能量摄入调整、食物选择与搭配、饮食规律与习惯培养、饮食注意事项、随访与评估等方面制定徐爷爷的个性化膳食指导方案。详情请扫二维码。

徐爷爷膳食指导方案

五、老年肌少症食谱举例

针对徐爷爷的具体情况,结合膳食指导方案,特为其制定一周食谱,具体见表 3-7-1。

表 3-7-1　老年肌少症一周食谱(以徐爷爷为例)

星期	餐　次		
	早餐	午餐	晚餐
周一	燕麦粥:燕麦 30 g、水 300 mL 蒸红薯:红薯 150 g 水煮蛋:鸡蛋 60 g	糙米饭:糙米 150 g 番茄炒牛肉:番茄 200 g、牛肉 100 g 清炒西兰花:西兰花 150 g	玉米粥:玉米糁 30 g、水 300 mL 香煎鱼块:鱼块 120 g 凉拌黄瓜:黄瓜 150 g
周二	牛奶:250 mL 全麦面包:60 g 苹果:150 g	荞麦面:荞麦面 120 g 虾仁炒胡萝卜:虾仁 80 g,胡萝卜 100 g 冬瓜汤:冬瓜 150 g	小米粥:小米 30 g、水 300 mL 卤鸡腿:卤鸡腿 120 g 清炒白菜:白菜 200 g
周三	豆浆:黄豆 20 g、水 300 mL 南瓜饼:南瓜 150 g、面粉 50 g 坚果:坚果 30 g	红豆饭:红豆 30 g、大米 120 g 清蒸排骨:排骨 150 g 炒油麦菜:油麦菜 200 g	绿豆粥:绿豆 30 g、水 300 mL 炒猪肝:猪肝 100 g 凉拌豆芽:豆芽 150 g
周四	酸奶:150 g 玉米馒头:玉米粉 60 g、面粉 40 g 香蕉:香蕉 150 g	糙米饭:糙米 150 g 红烧鱼:鱼 150 g 炒菠菜:菠菜 200 g	山药粥:山药 150 g、大米 30 g、水 300 mL 瘦猪肉炒豆角:瘦猪肉 80 g、豆角 150 g 凉拌生菜:生菜 150 g
周五	鸡蛋羹:鸡蛋 60 g、水 100 mL 全麦面包:60 g 橙子:橙子 150 g	荞麦面:荞麦面 120 g 牛肉炒洋葱:牛肉 100 g、洋葱 150 g 番茄蛋汤:番茄 100 g、鸡蛋 60 g	小米粥:小米 30 g、水 300 mL 清蒸虾:虾 150 g 炒豆苗:豆苗 150 g
周六	燕麦片:燕麦 30 g、水 300 mL 水煮蛋:鸡蛋 60 g 葡萄:葡萄 150 g	糙米饭:糙米 150 g 清炒时蔬:各种时蔬(如小青菜、胡萝卜等)共 200 g 豆腐汤:豆腐 100 g	黑米粥:黑米 30 g、水 300 mL 红烧鸡块:鸡块 150 g 凉拌黄瓜:黄瓜 150 g
周日	牛奶:250 mL 蒸玉米:玉米 150 g 苹果:苹果 150 g	米饭:大米 150 g 炒虾仁:虾仁 100 g 清炒油麦菜:油麦菜 200 g	玉米粥:玉米糁 30 g、水 300 mL 清蒸鱼:鱼 150 g 炒白菜:白菜 200 g

课程育人

肌少症——逐渐被医学界重视的老年综合症

巩固提升

老年肌少症的膳食指导

模块四

老年人照料设施营养膳食服务与管理

📖 模块导读

本教学模块聚焦于营养膳食管理,分为3个主要任务,旨在全面提升对老年人营养膳食管理的专业能力。

"营养膳食服务"这一教学任务涉及为老年人提供适宜的营养膳食服务。就餐环境的适宜性设计旨在创造舒适、安全且有利于老年人进食的环境;就餐方式的陪伴性设计考虑到老年人可能需要的特殊关怀和陪伴,确保他们能够愉快地用餐。

"营养膳食管理"这一教学任务包括营养厨房的设计要求,食物采购、处理、储存、烹饪管理,营养膳食供餐过程管理以及膳食及食品的卫生监控管理。"认识膳食厨房的规范化设计"这一知识点重点在于规划和设计一个符合营养膳食制备要求的厨房,包括合理的空间布局、设备配置等,以保障食物的高效处理和烹饪。"认识食物采购、处理、储存、烹饪管理"这一知识点详细阐述了食物从采购源头到最终烹饪的全过程管理,包括如何选择优质食材、安全处理食材、科学储存食材以及合理烹饪,确保食物的营养和安全。"认知营养膳食供餐过程管理"这一知识点关注供餐过程中的细节管理,如送餐时间、送餐方式等,确保老年人能够按时、安全地享用到营养膳食。"认识膳食及食品的卫生监控管理"这一知识点强调对膳食和食品卫生的严格监控,防止食品污染和食源性疾病的发生,保障老年人的身体健康。

"营养膳食制度建设"这一教学任务包括营养膳食部门建设、营养膳食人才队伍建设等。营养膳食部门建设主要涉及营养膳食管理部门的组织架构和职责分工,确保部门运作的高效性和协调性。营养膳食人才队伍建设着重于培养和组建一支专业的营养膳食人才队伍,包括对人员的专业技能培训、服务意识培养等,以提供高质量的营养膳食服务。

通过本模块的系统学习,同学们能够全面掌握老年人照料设施中营养膳食服务与管理的核心知识实践技能,包括营养与膳食服务、营养膳食管理及营养膳食制度建设等的关键环节,从而能够为老年人提供科学、安全、个性化的营养膳食服务,有效提升老年人的生活质量和幸福感,实现优质养老服务的专业化和人性化。

🗺 模块导图

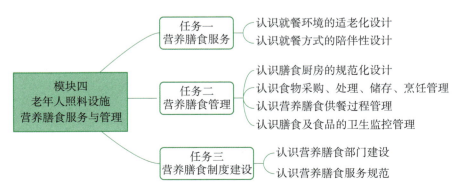

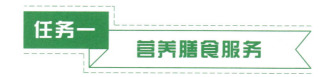

任务一 营养膳食服务

知识索引

关键词：就餐环境；就餐方式；适老化设计；陪伴性设计。

理论(技能)要点：

1. 就餐环境的适老化设计，就餐方式的陪伴性设计；
2. 老年人照料设施营养膳食管理；
3. 老年人照料设施营养膳食制度建设。

重点：合理设计就餐环境；规划有效的就餐陪伴方式；按照科学要求设计营养厨房；规范食物采购、处理、储存和烹饪流程等。

难点：将适老化设计理念和陪伴性设计策略灵活运用到实际设计中，考虑到不同老年人的个体差异和多样化需求，设计出既实用又富有创意的就餐环境与方式。

任务目标

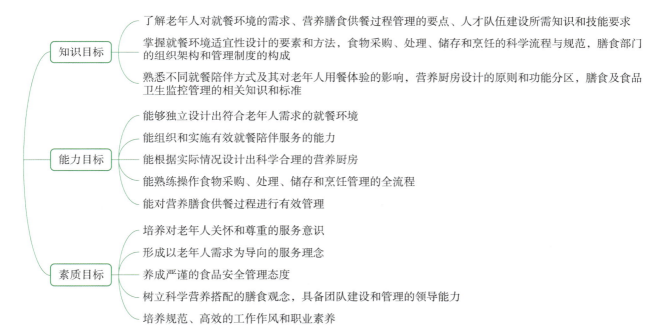

情境聚焦

某老年人照料中心是一家集居住、护理、康复、娱乐等功能于一体的综合性老年人照料机构，目前收住了200名不同健康状况和自理能力的老年人，年龄范围在65～90岁之间。运营之初，对公共餐厅进行了重新规划，将空间划分为就餐区、自助取餐区和休闲交流区。就餐区桌椅摆放宽敞，桌椅间距保证轮椅能自由通行，桌椅高度可调节。安装了智能照明系统，可根据不同时段自动调节光线亮度和色温，营造舒适的视觉环境。同时，配备了中央空调系统，将室内温度常年控制在22～24℃，并保持良好的通风换气。餐厅入口和内部通道设置了无障碍坡道，卫生间为无障碍卫生间，配备了扶手、紧急呼叫按钮等设施。墙壁装饰以暖色调的壁画和老年人的摄影作品为主,营造温馨、亲切的氛围。招募了20名志愿者,经过专业培训后,在就餐时间为有需要的老年人提供陪伴服务。根据老年人的兴趣爱好、健康状况和居住楼层等因素,将老年人分为10个就餐小组。

学习准备

从知识(能力)、资料收集、思考问题、学习工具等方面准备。详情请扫二维码。

学习准备单

知识储备

知识点一　认识就餐环境的适老化设计

引导问题:老年人照料中心在就餐区桌椅高度可调节的设计上,采用了哪些具体的调节机制或装置,以满足不同身高老年人的需求?在实际使用过程中,如何保障老年人的操作便捷性和安全性?智能照明系统在满足老年人视觉舒适需求方面,是基于哪些老年人视觉生理特点或研究数据进行设置的?有无对不同视力状况老年人进行针对性的照明效果评估与优化?

就餐环境是指在老年人照料设施中为老年人提供集中服务的公共空间。与普通餐厅就餐环境不同的是,老年人照料设施中的就餐环境除了满足老年人的用餐需求外,也是老年人彼此交流、闲暇休息、举办集体活动及与亲友聚会的场所。根据老年人的生理、心理、社会特点,老年人照料设施就餐环境需进行适老化设计。一般来说,老年人照料设施的餐厅可分为两大类,一类是公共餐厅,一类是各楼层或护理单元的团组餐厅,本部分内容主要是针对公共餐厅的就餐环境适老化设计。

一、空间布局设计

1. 整体布局原则

(1)安全便捷:确保通道宽敞无障碍,地面防滑,桌椅摆放合理,方便老年人进出和行动,减少碰撞风险。确保餐厅入口和通道宽敞,方便轮椅、助行器等辅助器具通行。公共餐厅集中就餐区的通道一般分为主通道(包括取餐通道)、次通道、邻桌通道3种,其宽度设置要求有所区别,具体如表4-1-1所示。

表4-1-1　老年人照料设施公共餐厅通道设置

通道类型	具 体 要 求
主通道	宽度需大于1.8 m,可满足两辆轮椅或餐车并行通过
次通道	宽度一般不应小于1.2 m,可满足一辆轮椅及一人并行通过
邻桌通道	宽度需大于0.6 m,可满足单人拄拐杖步行通过
备注	减少地面高度差,如需设置平缓的坡道代替台阶,坡道坡度不宜大于1∶12,方便行动不便的老年人进出餐厅。通道地面应采用防滑、耐磨的材料,如防滑地砖或橡胶地板,减少滑倒风险

(2)舒适宜人:营造温馨、安静、整洁的就餐环境,灯光柔和不刺眼,温度和通风适宜,色彩搭配舒缓。

(3)功能齐全:具备就餐区、取餐区、餐具回收区、备餐区等基本功能区域,且各区域相互协调,流程顺畅。

2. 合理分区

老年人照料设施的集中就餐餐厅一般可分为就餐区、取餐区、餐具回收区、备餐区及其他设施布局。不同规模及定位的养老设施，可根据实际情况，选择配置相应的功能空间。各区域之间布局合理，方便老年人就餐流程的顺畅。在就餐区设置不同类型的座位布局，有适合单人就餐的小桌，也有适合多人聚餐的大桌，以满足老年人不同的社交需求。具体见表4-1-2。

表4-1-2　老年人照料设施集中就餐餐厅布局

餐厅分区		具 体 要 求
就餐区	桌椅布置	采用适合老年人身高和身体状况的桌椅，桌椅高度适中，有扶手，方便老年人起身和坐下。以四人桌或六人桌为主，可根据餐厅空间灵活组合；每张桌子之间预留足够的空间(1.2~1.5 m)，方便轮椅通行和护理人员协助。对于行动不便的老年人，设置部分靠墙或角落的单人餐桌，提供更宽敞和私密的就餐空间
	座位安排	考虑老年人的社交需求和特殊照顾需求，将较为活跃、熟悉的老年人安排在一起，便于交流互动；对于需要特殊饮食或护理的老年人，安排在靠近服务台或易于观察到的位置，方便工作人员及时提供帮助。可以在餐厅的不同区域设置一些特色座位，如靠窗的观景座位，让老年人在就餐时能欣赏到室外的景色，增加就餐的愉悦感
取餐区	位置选择	位于餐厅入口附近或靠近厨房的位置，方便老年人进入餐厅后能快速、便捷地取到餐食，减少行走距离。与就餐区之间保持合理的通道宽度(1.5~2 m)，避免取餐时造成拥堵
	设施配备	设置保温餐台或加热设备，确保餐食在分发过程中保持适宜的温度。餐台设计应符合人体工程学，高度适中(0.7~0.8 m)，方便取放餐盘。餐台上可设置分隔栏，将不同菜品的餐盘分开摆放。在取餐区旁边设置餐具发放处，提供干净、卫生的餐具，并确保餐具摆放整齐、易于拿取
餐具回收区	布局位置	通常设置在餐厅出口附近或较为隐蔽，但又方便使用的角落位置，避免与取餐区和就餐区的人流相互干扰。与就餐区和通道之间保持一定的空间，以便顺利将使用后的餐具送至回收区，同时也方便清理和运输回收的餐具
	回收设施	配备大容量的餐具回收容器，如分类垃圾桶或专门的餐具回收推车。容器的高度应适合老年人投放，一般不超过0.6~0.7 m，且开口较大，便于操作。在回收区周围设置明显的标识和引导牌，提醒老年人将不同类型的餐具和垃圾分别投放
备餐区	功能分区	与厨房相连，包括食品储存区、菜品加工区、餐具清洗区等部分 ① 食品储存区：设置冷藏柜、冷冻柜和常温货架，用于储存新鲜食材、半成品和调味品等 ② 菜品加工区：配备洗菜池、切菜台、炉灶、蒸锅、烤箱等烹饪设备，满足不同菜品的制作需求 ③ 餐具清洗区：配备餐具清洗设备，以及足够数量的清洗水槽；附近设置餐具晾干架或烘干设备
	人员通道	在备餐区设置专门的工作人员通道，通道宽1~1.2 m，连接厨房和餐厅的各个功能区域，确保工作人员在备餐、送餐过程中能够高效、安全地通行，同时避免与老年人的活动路线相互交叉
其他设施布局	服务台	设立在餐厅较为显眼的位置，靠近就餐中心或入口处，方便老年人咨询和寻求帮助。服务台配备电话、电脑等办公设备，用于处理就餐相关的事务；还应储备一些常用的药品、急救设备，以应对老年人在就餐过程中可能出现的突发状况
	饮水区	在餐厅的角落或靠近就餐区的位置设置饮水区，提供常温、热水和温水3种选择，满足老年人不同的饮水需求。饮水设备应易于操作，配备清晰的使用说明和防烫标识。饮水区周围设置排水设施，同时放置一些一次性水杯或可重复使用的水杯，并定期进行清洁和消毒
	卫生间	卫生间的数量应根据餐厅的规模和人数合理确定，一般每20~30位老年人配备一个卫生间。卫生间应设置在餐厅内部或附近，且通道应无障碍。内部空间应宽敞，门的宽度足够轮椅进出(0.8~1 m)，内部设施齐全。坐便器的高度和形状应适合老年人使用，扶手应安装在合适的位置，方便起身和站立。还应保持良好的通风和照明，定期进行清洁和消毒，确保卫生环境达标

二、桌椅选择与布置

1. 桌椅尺寸

餐桌高度宜在 70～75 cm 之间，便于老年人坐在轮椅上或使用助行器时能舒适就餐。餐椅的高度应与餐桌相匹配，一般在 40～45 cm，椅面要有一定的柔软度和弹性，提供良好的坐感，减轻久坐的不适感。桌椅的边角应采用圆润处理，避免尖锐边角对老年人造成意外伤害。

2. 桌椅材质

餐桌可选用木质或防火板材质，表面光滑平整，便于清洁和擦拭。餐椅优先选择木质或带有柔软坐垫的金属材质，木质材质给人温馨的感觉，金属材质则更加坚固耐用，同时坐垫能增加舒适度。

3. 布置方式

桌椅的摆放应保证足够的间距，以便老年人能够轻松进出座位，相邻桌椅之间的间距一般不应小于 0.8 m。根据餐厅空间大小和形状，采用灵活多样的布置方式，如行列式、围合式等，营造出舒适、温馨的就餐氛围，如图 4-1-1 所示（仅供参考）。

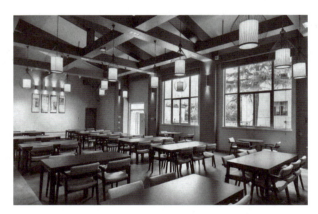

图 4-1-1　桌椅选择与布置

三、照明设计

1. 整体照明

餐厅应设置充足的整体照明，亮度以能清晰看清食物、桌面及周围环境为宜，一般照度值在 200～300 lx 之间。可采用吊灯、吸顶灯等多种灯具组合的方式来实现均匀的照明效果。照明灯具应选择光线柔和、无眩光的产品，避免强光直射老年人的眼睛，造成不适或视觉障碍。

2. 局部照明

餐桌上方设置局部照明灯具，如壁灯或台灯，重点照亮餐桌区域，方便老年人更清楚地看到食物，便于就餐。局部照明的亮度可适当高于整体照明，一般照度值在 300～500 lx 之间。对于有阅读需求的老年人，在就餐区附近设置可调节角度的阅读灯，满足他们在就餐过程中阅读报纸、书籍等的需求。

四、色彩搭配

1. 整体色调

餐厅的整体色调宜采用柔和、温暖的颜色，如米黄色、浅黄色、淡橙色等，能给人温馨、舒适的感觉，有助于提升老年人的就餐情绪。避免使用过于鲜艳、刺眼或对比度过高的颜色，以免引起老年人视觉上的不适或产生烦躁情绪。

2. 局部色彩点缀

餐厅的装饰、窗帘、桌布等，可适当使用一些色彩稍鲜艳的元素点缀，如淡蓝色的窗帘、带有小花图案的桌布等,增加餐厅的活力和趣味性,但要注意把握好色彩的搭配和比例,使其与整体色调相协调。

五、声音环境控制

1. 降噪处理

餐厅的墙面、地面和天花板可采用吸音材料装饰,如吸音板、吸音棉等,降低餐厅内的噪音水平,营造安静的就餐环境。合理安排厨房设备、空调等设备的位置,尽量远离就餐区,减少设备运行产生的噪音对就餐环境的影响。

2. 背景音乐设置

餐厅内适当设置背景音乐,选择舒缓、柔和的音乐,如古典音乐、轻音乐等,音量控制在既能听到又不影响老年人之间交流的程度,一般以 30～40 dB 为宜。背景音乐可以营造轻松、愉悦的就餐氛围,缓解老年人的紧张情绪。

六、无障碍设施配备

1. 扶手设置

通往餐厅的通道两侧、卫生间门口以及餐厅内的一些关键位置(如靠近餐桌的通道边)设置扶手,扶手高度一般在 80～90 cm 之间,方便老年人行走、站立和就座时借力。扶手的材质应选用防滑、手感舒适的材料,如不锈钢或木质外包橡胶,确保老年人抓握时的安全性和舒适性。

2. 无障碍卫生间

餐厅附近应配备无障碍卫生间,卫生间内设置无障碍马桶、带扶手的洗手盆等设施,方便老年人在就餐前后使用卫生间,确保其如厕过程的便利性和安全性。

七、装饰与细节设计

1. 文化氛围营造

餐厅墙壁上挂一些具有文化底蕴的字画、老照片等,营造出浓厚的文化氛围,勾起老年人的回忆,增加他们对就餐环境的认同感和归属感,并定期更换装饰内容,展示不同的主题,保持餐厅环境的新鲜感。

2. 绿植布置

餐厅内适当布置一些无毒、无刺、易于养护的绿色植物,如绿萝、吊兰、君子兰等,既能净化空气,又能为餐厅增添生机和活力。

知识点二　认识就餐方式的陪伴性设计

引导问题:针对不同健康状况的老年人,志愿者在就餐陪伴服务中有哪些具体的差异化服务策略和沟通技巧?这些策略和技巧是如何根据老年人的实际需求进行调整和优化的?如何通过就餐陪伴服务促进小组内老年人之间的互动交流?如何评估就餐小组划分和陪伴服务模式对老年人社交情感需求满足的有效性?

一、同桌共餐陪伴设计

1. 家庭式餐桌布置

采用较大尺寸的圆形或长方形餐桌,模仿家庭聚餐的形式,营造温馨的氛围。这种餐桌可容纳多位老年人一起就餐,促进他们之间的互动交流,减少孤独感。例如,一张可容纳 6～8 人的圆形餐桌,让老年人围坐在一起,就像在家中与家人用餐一样,方便分享食物、聊天说笑,如图 4-1-2 所示(仅供参考)。

2. 灵活座位安排

根据老年人的社交关系、兴趣爱好等因素进行座位安排。可以将熟悉的朋友、有共同话题的老年人

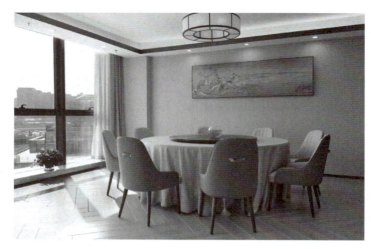

图 4-1-2　家庭式餐桌布置

安排在一起,便于他们在就餐过程中畅所欲言。比如,将喜欢下棋的几位老年人安排在一桌,在吃饭时就可以聊聊棋局趣事,分享下棋心得,增加就餐的趣味性。

3. 工作人员陪餐

安排养老机构的工作人员(如护理员、营养师等)定期与老年人同桌共餐。工作人员在就餐过程中可以与老年人亲切交谈,了解他们的饮食喜好、身体状况,给予关心和陪伴。例如,营养师在陪餐时可以针对老年人的饮食情况进行现场指导,解答他们关于饮食营养的疑问,让老年人感受到专业的关怀。

二、分餐与合餐结合陪伴设计

1. 分餐制保障健康

实行分餐制,由工作人员将食物按份分配到每位老年人的餐盘里,确保每位老年人的饮食量得到合理控制,避免因争抢食物或分配不均而产生矛盾,同时也符合卫生要求,减少疾病传播的风险。比如,对于患有糖尿病、高血压等慢性疾病的老年人,分餐制便于准确控制饮食成分和摄入量,保障其健康需求。

2. 合餐互动环节

在分餐的基础上,设置一些合餐互动环节。例如,准备一些适合分享的食物(如水果拼盘、点心等),放在餐桌中间,鼓励老年人自行取用,分享品尝,既保证了饮食的健康管理,又能在一定程度上恢复传统合餐的互动氛围,让老年人在就餐时有更多的交流机会,增强彼此之间的感情。

三、个性化陪伴就餐设计

1. 一对一陪伴服务

针对部分身体状况较差、行动不便或情绪低落的老年人,提供一对一的陪伴就餐服务。安排专门的护理人员或志愿者坐在老年人身边,协助进食,与他们聊天,给予情感上的支持。比如,对于患有帕金森病的老年人,护理人员可耐心地帮助他们拿起餐具,一口一口地喂饭,同时轻声安慰鼓励,让老年人在就餐过程中感受到温暖和关怀。

2. 根据兴趣陪伴

了解每位老年人的兴趣爱好,在就餐时提供与之相关的陪伴服务。例如,对于喜欢听故事的老年人,可以安排工作人员或志愿者在就餐时为他们讲述有趣的故事;对于喜欢音乐的老年人,可以播放他们喜欢的音乐作为背景音乐,营造轻松愉悦的就餐氛围,让老年人在享受美食的同时,也能满足其兴趣需求。

四、社交活动融入就餐陪伴设计

1. 主题聚餐活动

定期举办主题聚餐活动,如节日主题(春节、中秋节等),文化主题(地方特色美食节、诗词文化餐等),兴趣主题(摄影爱好者聚餐、书法爱好者聚餐等)等。在这些主题聚餐活动中,老年人围绕共同的主题进行交流讨论,分享各自的经历和感受,不仅丰富了他们的饮食生活,也增强了他们之间的社交互动,让就餐变得更有意义。

2. 就餐与表演结合

在一些特殊场合,将就餐与表演相结合。例如,邀请当地的文艺团体或养老机构内部的文艺爱好者进行表演,老年人在就餐的同时可以欣赏节目,为他们的就餐时光增添乐趣,同时也促进了老年人与外界的交流互动。

五、科技助力陪伴就餐设计

1. 视频通话陪伴

利用科技手段,在餐厅设置视频通话设备。那些想念家人的老年人可以在就餐时通过视频与家人进行实时通话,让家人远程陪伴老年人就餐,缓解老年人的思念之情。

比如,在重阳节等节日,老年人可以通过视频通话向家人展示自己的美食,与家人一起分享节日的喜悦,虽然身处异地,但仿佛家人就在身边。

2. 智能陪伴设备

引入智能陪伴机器人等设备,与老年人进行简单的对话互动,讲笑话、猜谜语、播报新闻等,在就餐过程中为老年人提供娱乐和陪伴。例如,智能陪伴机器人在老年人就餐时可以主动询问老年人今天的饭菜口味如何,给老年人讲一些有趣的生活小故事,让老年人在就餐时不会感到孤单。

3. 虚拟陪伴就餐

(1)虚拟人物互动:利用虚拟现实(VR)或增强现实(AR)技术,创建虚拟人物陪伴老年人就餐。这些虚拟人物可以根据老年人的喜好定制,比如模拟老年人的亲人、年轻时的朋友等形象和性格特点。在就餐过程中,虚拟人物可以和老年人进行自然的对话互动,询问老年人今天的饭菜如何,分享过去的回忆等,让老年人仿佛真的在和亲人、朋友一起用餐,缓解老年人因思念亲人朋友而产生的孤独感。

(2)虚拟场景营造:同样借助VR或AR技术,为老年人营造虚拟的就餐场景。例如,为喜欢海边的老年人营造出在海边沙滩上就餐的场景,老年人可以看到海浪、沙滩、海鸥等,听到海浪声和海鸥叫声,仿佛身临其境。这种虚拟场景与美食相结合的方式,能给老年人带来新奇的就餐体验,同时也能在一定程度上满足老年人的心理需求,起到陪伴作用。

六、记忆共享陪伴就餐

1. 记忆相册与故事分享

在餐厅设置专门的区域摆放老年人的个人记忆相册,相册里可以是他们从小到大不同阶段的照片,以及与之相关的简短故事或回忆描述。在就餐时,鼓励老年人互相翻阅彼此的相册,分享照片背后的故事。例如,工作人员可以定期组织"记忆午餐会",每次选取几位老年人的相册进行展示和分享,老年人一边品尝美食,一边沉浸在彼此的人生故事中,增进了解与情感交流,同时也能唤起自己美好的回忆,让就餐氛围更加温馨且富有意义。

2. 记忆主题餐

根据老年人印象深刻的美食或特定时期的饮食特色,设计制作记忆主题餐。比如,对于一些经历过战争年代的老年人,推出以当时艰苦条件下常见的简单、质朴食物为蓝本的主题餐。在就餐过程中,工作人员可以讲述那个年代的生活故事，让老年人仿佛回到过去，引发情感共鸣，不仅能在饮食上满足老年人的怀旧心理，还能通过共同的回忆话题加强老年人之间以及老年人与工作人员之间的互动陪伴。

七、宠物陪伴就餐

1. 宠物友好就餐区

设立专门的宠物友好就餐区，允许老年人携带自己的宠物（如小型犬、猫等）一同就餐。当然，需要确保宠物经过良好训练且符合卫生标准，同时餐厅要做好相应的清洁和管理工作。老年人可以一边和宠物互动，比如摸摸宠物、给宠物喂食等，一边享受美食，宠物的陪伴能给老年人带来极大的心理安慰，尤其是那些与宠物感情深厚的老年人，会让他们在就餐时更加放松和愉悦。

2. 宠物主题活动融入就餐

在特定时间举办宠物主题就餐活动，比如宠物生日派对餐、宠物领养纪念餐等。活动中，可以邀请所有携带宠物的老年人参加，大家一起为宠物庆祝，分享宠物的趣事，同时享用精心准备的美食。这类活动不仅丰富了老年人的就餐生活，还能通过宠物这个纽带促进老年人之间的社交互动，增强陪伴感。

八、社区居民互动陪伴就餐

1. 社区居民志愿者融入就餐

定期邀请社区居民作为志愿者参与养老机构的就餐活动。志愿者可以来自不同年龄层和职业，在就餐时与老年人坐在一起，分享自己的生活、工作经历，倾听老年人的故事，为老年人带来不同视角的新鲜信息。比如，邀请当地学校的学生作为志愿者，他们可以为老年人表演节目、讲述校园趣事，老年人则可以给学生们讲述过去的历史和生活经验，跨代际互动能让就餐氛围更加活跃，也为老年人提供了丰富的陪伴体验。

2. 社区共享餐活动

举办社区共享餐活动，邀请周边社区居民到养老机构与老年人共同就餐。活动可以设置一些互动环节，如共同制作美食、举办美食评选等。通过这种方式，加强养老机构与社区的联系，让老年人有机会与更多人交流互动，拓展社交圈，同时也让社区居民更加了解养老机构的老年人，促进社区的和谐发展，在就餐过程中为老年人提供了更广泛的陪伴。

课程育人

《养老机构膳食服务基本规范》

巩固提升

营养膳食服务

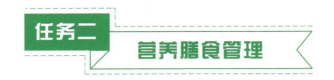

任务二 营养膳食管理

知识索引

关键词：老年人照料设施；营养膳食；管理。

理论(技能)要点：
1. 膳食厨房的规范化设计；
2. 食物采购、处理、储存、烹饪管理；
3. 营养膳食供餐过程管理；
4. 膳食及食品的卫生监控管理。

重点：膳食厨房的规范化设计与食品安全保障；营养膳食的个性化供餐与特殊需求满足。

难点：食物烹饪过程中的营养控制与口味平衡；膳食及食品卫生监控管理的系统性与动态性。

任务目标

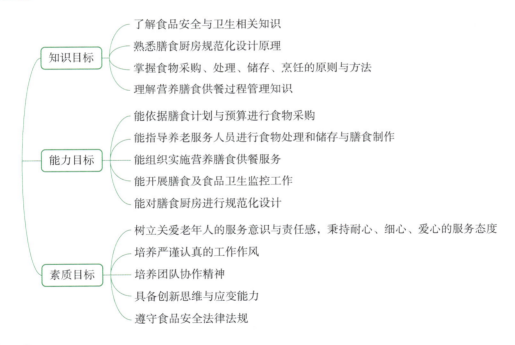

情境聚焦

阳光老年公寓是一家中等规模的老年人全日照料设施，收住了150位年龄在65～90岁之间的老年人。老年人身体状况各异，患有不同程度的慢性疾病，如高血压、糖尿病、心血管疾病等，且饮食习惯也有所不同。公寓一直致力于为老年人提供优质的生活照料服务，其中营养膳食管理是重要的一环。近期，公寓迎来了一次重要的评估检查，同时还面临着一些日常运营中的挑战，需要工作人员妥善解决。

学习准备

从知识(能力)、资料收集、思考问题、学习工具等方面准备。详情请扫二维码。

学习准备单

知识储备

知识点一 认识膳食厨房的规范化设计

引导问题：如何在评估检查中，在膳食厨房的规范设计这一方面顺利通过评估检查？

一、总体布局规划

1. 功能分区明确

养老机构膳食厨房应划分出食材接收区、储存区、粗加工区、细加工区、烹饪区、备餐区、餐具清洗消毒区以及垃圾处理区等不同功能区域，确保各区域之间既相对独立又相互衔接，以保证膳食制作流程的顺畅进行。例如，食材接收区靠近厨房入口，方便食材的搬运和验收；烹饪区与备餐区相邻，便于将烹饪好的食物快速送到备餐区进行分装。具体见表4-2-1、图4-2-1。

表4-2-1 老年人照料设施的集中厨房分区

功能区	清点储藏区		加工区				备餐区				回收区			后勤办公区					
	进货区	库房		主食加工		副食加工		备餐区			回收处	洗消间		办公区		后勤区			
功能空间	清货区	堆放区	常温库	冷库	米饭制作区	面食制作区	点心制作区	粗加工区	烹调区	凉菜(水果)间	特餐制作区	配餐区	餐车停放处	外卖外送窗口	餐具摆放处	垃圾暂存处	洗碗区	消毒区	储碗区	办公室	营养师办公室	更衣间	淋浴间	卫生间	清洁间	员工休息室
配置建议	■	□	■	■	□	□	■	■	□	□	□	■	□	□	■	■	■	■	■	□	□	□	□	□
备注			■表示须配置			□视情况配置			与其他建筑类型的厨房相比，需格外注意																	

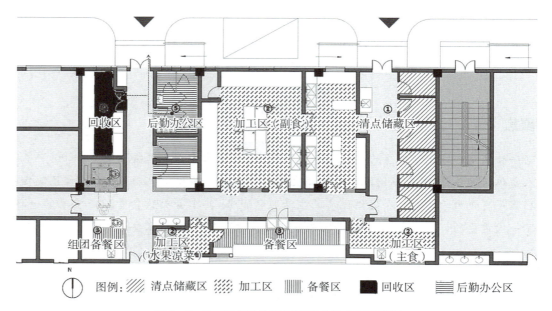

图4-2-1 养老机构膳食厨房功能分区示意图

2. 合理的工作流程

设计厨房布局时要充分考虑膳食制作的工作流程,一般按照食材接收→储存→粗加工→细加工→烹饪→备餐的顺序进行布局,避免出现工作流程交叉、逆流的情况,提高工作效率,减少食品安全隐患。比如,粗加工后的食材能直接进入细加工区,细加工完成后可顺利进入烹饪区,烹饪好的食物再进入备餐区,整个流程一气呵成。参考如图4-2-2所示。

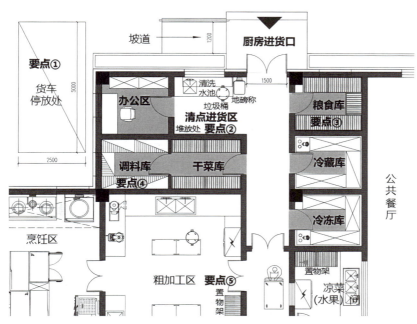

图4-2-2 养老机构膳食厨房布局示意图

二、空间尺寸与通道设计

1. 充足的空间面积

根据养老机构的规模和预计就餐人数确定厨房的面积大小。一般来说,每百位就餐老年人对应的厨房面积不应少于 50 m^2,以确保有足够的空间放置设备、储存食材以及工作人员操作。例如,一个可容纳300位老年人就餐的养老机构,其膳食厨房面积至少应为 150 m^2。

2. 宽敞的通道设置

厨房内通道应保持宽敞,以便工作人员能够轻松推着餐车或搬运食材、设备等通过。通道宽度一般不应小于1.2 m,且通道地面应采用防滑、耐磨的材料,如防滑地砖或橡胶地板,防止工作人员滑倒。比如,在烹饪区与备餐区之间的通道,要能让装满食物的餐车顺利通行,确保备餐工作及时完成。

三、食材接收与储存区设计

1. 食材接收区

设立专门的食材接收区,靠近厨房入口且通风良好。该区域应配备电子秤、地磅等计量设备,用于食材的验收和称重,确保食材数量和质量符合要求。例如,在接收蔬菜、水果等生鲜食材时,可以通过电子秤准确测量其重量,同时检查其新鲜度和品质。

2. 储存区

养老设施每日均有新鲜食材的进货要求,并且会有粮食、干菜、调料等的补给需求。厨房的清点储藏区主要用于各类货物的清点、查验及分类储存。清点储藏区又分为进货区和库房。进货区一般会配置清点货物的设备和相应的堆放空间,库房包括常温库及冷库。当厨房规模较小时,可将库房中的部分货架、冰柜合并设置在加工区内。示例见图4-2-3。

（1）分类储存：将食材按照种类（如生鲜、干货、冷藏品、冷冻品等）进行分类储存，分别设置生鲜库、干货库、冷藏库和冷冻库等不同类型的储存库。

（2）储存条件：生鲜库要保持适宜的温度和湿度，一般温度控制在0～4℃，湿度在85%～95%；干货库要保持干燥通风，温度控制在15～20℃，湿度在50%～60%；冷藏库温度设置在-2℃～4℃；冷冻库温度则在-18℃以下。

（3）货架设计：储存库内要配备合适的货架，货架高度应便于工作人员取放食材，一般不超过2 m，且货架要坚固耐用，能承受较重的食材重量。肉类、禽类、鱼类等冷冻食材存放在冷冻库的货架上，要确保其在低温环境下保持良好的品质，防止变质。

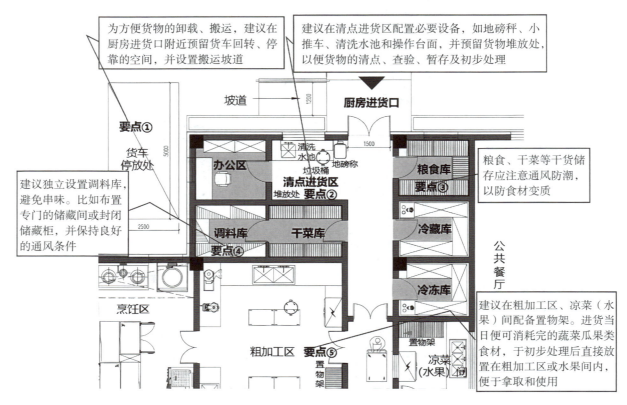

图4-2-3 储存区设计示例

四、加工区设计

加工区是集中厨房最核心的功能空间，通常占厨房总建筑面积的一半以上，主要的烹调设备均集中布置在加工区。加工区通常分为主食加工区和副食加工区两大部分。主食加工区主要承担米饭、面食、点心等的制作；副食加工区主要用于肉类、蔬菜等食材的粗加工和烹调，以及水果、凉菜的制作。一些养老设施除提供正餐外，还会为老年人准备水果茶点。部分水果茶点为生食，需格外注意食品卫生，宜为其设置独立制作区。若集中厨房布置了凉菜间，可利用凉菜间制作水果茶点。详细内容见表4-2-2，示例见图4-2-4。

表4-2-2 膳食厨房加工区设计

加工区分类	具 体 要 求
粗加工区	配备洗菜池、去皮机、切菜机等粗加工设备，用于清洗、去皮、切割等初步处理食材的工作。洗菜池应采用不锈钢材质，且分为不同大小的池子，以便分别清洗不同种类的食材。例如，在清洗蔬菜时，可以先在较大的洗菜池中浸泡、冲洗，然后在较小的池子中进行二次清洗，确保蔬菜干净卫生

续表

加工区分类	具体要求
细加工区	配备切肉机、绞肉机、搅拌机等细加工设备，用于对食材进行更精细的切割、搅拌等处理。该区域应靠近烹饪区，以便加工好的食材能迅速进入烹饪区进行烹饪。例如，将切好的肉类通过绞肉机绞成肉馅，然后直接送到烹饪区制作肉饼等菜肴

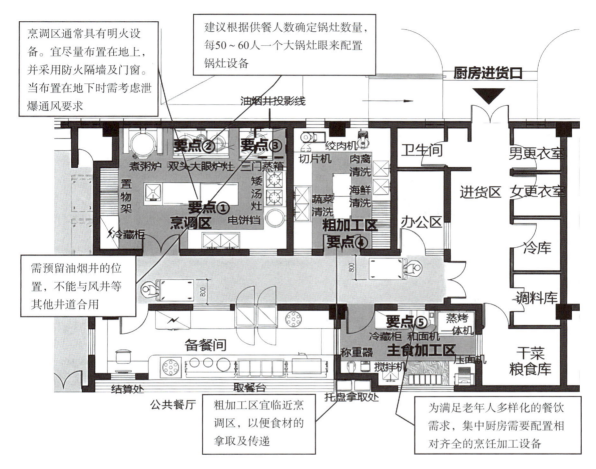

图 4-2-4 膳食厨房加工区设计示例

五、烹饪区设计

老年人照料设施烹饪区需要充分考虑老年人的特殊需求、食品安全与卫生、操作流程的合理性以及空间利用等因素。其主要设备见表 4-2-3 所示。

表 4-2-3 膳食厨房烹饪区设计

主要设备	具体要求	备注
炉灶与炊具	配备多种类型的炉灶，如燃气炉灶、电磁炉灶等，以满足不同的烹饪需求。同时，要配备齐全的炊具，如炒锅、蒸锅、汤锅等，确保能够制作出各种口味和种类的菜肴	燃气炉灶适合大火爆炒，电磁炉灶则适合小火慢炖等不同的烹饪方式，根据菜肴的要求选择合适的炉灶和炊具进行烹饪
通风与排烟系统	烹饪区应设置良好的通风与排烟系统，安装大功率的抽油烟机或排烟罩，将烹饪过程中产生的油烟、热气及时排出室外，保持厨房内空气清新	在炒制辛辣菜肴时，强大的通风与排烟系统能有效防止油烟弥漫整个厨房，以免影响工作人员的健康和工作环境

六、备餐区设计

备餐区是老年人照料设施的厨房区别于其他建筑类型厨房的主要功能区域。它主要用于加热、分配制作好的餐食,及加工、处理特殊餐食,如将食物打碎为流食或半流食。其主要设备详情见表4-2-4,布局示例如图4-2-5所示。

表4-2-4 膳食厨房备餐区设施设备

主要设备	具体要求	备注
分装设备	备餐区应配备餐盒、餐盘、餐具等分装设备,用于将烹饪好的食物按照规定的分量分装到餐盒或餐盘里,准备送往餐厅供老年人就餐	根据老年人的饮食需求和食量,将饭菜准确分装到合适的餐盒中,确保每位老年人都能得到适量的食物
保温设备	配备保温餐车、保温柜等保温设备,用于保持食物的温度,防止食物在送往餐厅的过程中变凉	在冬季,将烹饪好的热汤放入保温餐车或保温柜中,确保老年人在就餐时能喝到热汤,提高就餐体验

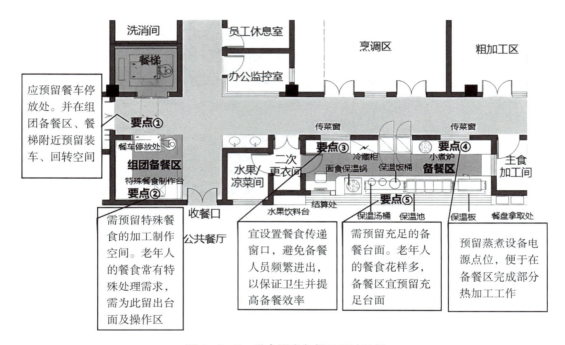

图4-2-5 膳食厨房备餐区设计示例

七、餐具清洗消毒区设计

1. 清洗设备

配备洗碗机、洗菜池(用于清洗餐具)等清洗设备,用于清洗用过的餐具。洗碗机应选择适合养老机构规模的型号,确保能够高效清洗大量餐具。例如,对于规模较大的养老机构,选用大型商用洗碗机,可快速清洗大量餐盘、餐碗等餐具。

2. 消毒设备

配备消毒柜、紫外线消毒灯等消毒设备,用于对清洗后的餐具进行消毒处理,确保餐具的卫生安全。例如,将清洗后的餐盘放入消毒柜中进行高温消毒,或者在餐具摆放区域设置紫外线消毒灯进行消毒处理,防止细菌滋生。

八、垃圾处理区设计

1. 垃圾分类

在垃圾处理区应设置不同类型的垃圾桶,将垃圾按照可回收物、厨余垃圾、有害垃圾等分类收集,便于后续的垃圾处理。垃圾分类如图4-2-6所示。例如,将用过的易拉罐、塑料瓶等可回收物放入可回收物垃圾桶;将剩菜剩饭等厨余垃圾放入厨余垃圾桶;将过期的食品添加剂等有害垃圾放入有害垃圾桶。

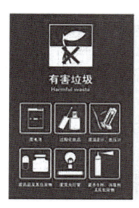
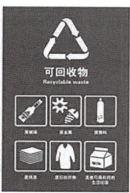
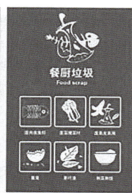
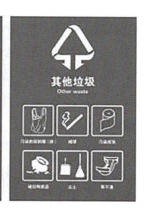

图4-2-6 垃圾分类示意图

2. 垃圾暂存与处理

垃圾处理区应具备一定的暂存能力,设置垃圾暂存容器,确保垃圾在运出厨房之前有地方存放。同时,要根据当地的垃圾处理政策和要求,合理安排垃圾的处理方式,如定期由环卫部门清运等。例如,在垃圾暂存容器中暂存一天的垃圾量,然后由环卫部门按照规定的时间和方式进行清运处理。

九、安全与卫生设计

1. 食品安全保障

厨房的墙面、地面应采用易清洁、耐腐蚀的材料,如瓷砖、不锈钢等,防止细菌滋生。所有设备、货架等应定期进行清洁和维护,确保其卫生状况良好。例如,瓷砖墙面在沾染油污后容易擦拭清洁,不锈钢货架在使用后可以通过擦拭保持光亮洁净,保障食材和餐具的卫生安全。

2. 消防安全措施

配备灭火器、灭火毯、消防栓等消防设备,并在厨房内明显位置张贴消防警示标志,对工作人员进行消防安全培训,确保厨房在发生火灾时能够及时采取措施进行扑救。例如,在烹饪区附近放置灭火器和灭火毯,以便在发生炉灶起火等情况时能够迅速扑救,保障厨房的消防安全。

知识点二 认识食物采购、处理、储存、烹饪管理

引导问题:在阳光老年公寓的营养膳食管理中,如何根据不同老年人的健康状况,制定合理的食物采购、处理、储存和烹饪计划,确保满足每位老年人的营养需求,同时又能控制成本,保证食品安全和新鲜度?

一、食物采购管理

1. 供应商选择

严格筛选供应商,优先选择具有良好信誉、资质齐全(如食品生产许可证、经营许可证等)的正规供应商。考察供应商的生产环境、卫生条件、产品质量控制等方面,确保所供食材符合食品安全标准。例如,对于肉类供应商,要查看其是否有定点屠宰资质,肉类产品是否经过严格的检验检疫;对于蔬菜水果供应商,要了解其种植基地的农药使用情况、灌溉水源等是否达标。

2. 采购计划制定

根据入住老年人的数量、饮食需求、季节变化等因素制定合理的采购计划。考虑不同年龄段、健康状况（如患有糖尿病、高血压等慢性疾病的老年人比例）老年人对各类营养素的需求差异，确定食材的种类和数量。比如，在冬季可适当增加高热量、富含维生素C的食材采购量，以满足老年人保暖和增强免疫力的需求；对于患有糖尿病的老年人较多的机构，要控制高糖食材的采购，增加低糖、高纤维食材的采购。

3. 食材质量把控

在采购环节，要对食材的外观、色泽、气味、质地等进行仔细检查，拒绝接收变质、异味、有明显损伤的食材。同时，要求供应商提供质量检验报告，如农产品的农药残留检测报告、肉类的检验检疫合格证明等。例如，采购蔬菜时，要确保蔬菜新鲜、无黄叶、无明显虫蛀痕迹；采购鱼类时，要检查鱼的体表是否完整、鳞片是否有脱落、鱼鳃是否鲜红等。

二、食物处理管理

1. 粗加工管理

（1）清洗环节：对采购回来的食材，如蔬菜、水果要进行充分清洗，去除表面的泥沙、农药残留、杂质等。可采用浸泡、冲洗、搓洗等多种方式，必要时使用洗菜机辅助清洗。例如，叶菜类蔬菜可先在清水中浸泡10~15 min，以去除部分农药残留，然后再用流动水冲洗干净。

（2）去皮、切割等处理：根据烹饪需求，对食材进行去皮、切块、切丝、切丁等粗加工操作。使用专业的切菜机、去皮机等设备可以提高效率，但要注意设备的清洁和安全使用。例如，土豆、胡萝卜等根茎类蔬菜可先去皮，然后切成合适的块状或丝状备用。

2. 细加工管理

对粗加工后的食材进行更精细的处理，如将肉类绞成肉馅、把面粉揉成面团等。在细加工过程中，要确保操作规范，避免交叉污染。例如，绞肉前要确保绞肉机的清洁，绞肉后要及时清理绞肉机，防止肉馅残留滋生细菌。对于需要腌制、调味的食材，要按照科学合理的配方操作，确保口味适宜且符合老年人的饮食健康要求。比如，腌制肉类时要控制盐、酱油等调味料的用量，避免过咸，尤其对于患有高血压的老年人要格外注意。

三、食物储存管理

1. 分类储存原则

将食材按照种类、性质、储存条件等进行分类储存，便于管理和保持食材的品质。一般可分为生鲜类（如蔬菜、水果、肉类、水产等）、干货类（如大米、面粉、豆类、干货调料等）、冷藏类（如奶类、部分肉类、新鲜蛋类等）、冷冻类（如速冻饺子、包子、冷冻肉类等）。例如，把苹果、香蕉等水果存放在通风良好的水果架上；将大米、面粉等干货存放在干燥、通风的仓库里；把牛奶、酸奶等奶类产品放入冷藏柜；将速冻食品放入冷冻柜。

2. 储存条件控制

不同类食物的储存条件存在一定的差异，具体如表4-2-5所示。

表4-2-5 不同食物的储存条件

食物分类	储 存 条 件
生鲜类	蔬菜、水果应存放在阴凉、通风良好的地方，部分易腐坏的蔬菜（如叶菜类）可适当喷水保持湿度，但要避免积水导致腐烂。肉类、水产等生鲜食材应尽快放入冷藏柜，温度控制在0~4℃，以延缓变质速度
干货类	保持仓库干燥、通风，温度控制在15~20℃，湿度在50%~60%，防止干货受潮发霉或生虫

续 表

食物分类	储 存 条 件
冷藏类	冷藏柜温度应稳定在设定范围内,如2~4℃,定期检查冷藏设备的运行情况,确保冷藏效果;同时注意生熟分开,以防止交叉污染
冷冻类	冷冻柜温度需维持在－18℃以下,且要保证冷冻设备的持续供电,防止因停电等原因导致冷冻食品解冻变质;解冻后的食品不应再次冷冻,以防止食品变质

3. 库存管理

建立完善的库存管理制度,定期盘点库存食材,记录食材的出入库情况,包括日期、数量、品种等信息。及时清理过期、变质的食材,避免其混入正常食材中被使用。例如,每周进行一次库存盘点,发现有即将过期的食材,可提前安排合理使用或处理,对于已经变质的食材要立即报废处理。

四、食物烹饪管理

1. 烹饪人员要求

配备专业的厨师或经过专业烹饪培训的工作人员,他们应熟悉老年人的饮食特点和健康需求,了解不同食材的烹饪特性,具备一定的营养知识。例如,厨师要知道如何根据老年人的健康状况(如患有糖尿病、高血压等)调整烹饪方式和调味料的使用,以满足老年人的营养需求和口味偏好。

2. 烹饪方式选择

多采用健康、营养的烹饪方式,如蒸、煮、炖、烩、清炒等,减少油炸、油煎等高油脂、高热量的烹饪方式。对于一些质地较硬的食材,可采用长时间炖煮的方式使其软烂,便于老年人咀嚼和消化。例如,用蒸的方式制作鱼、肉,既能保留食材的营养成分,又能使其口感鲜嫩;用炖煮的方式处理排骨、牛肉等,可让其变得更加软烂可口。

3. 调味料使用控制

合理控制调味料的使用量,避免过咸、过甜、过辣等,以适应老年人较弱的味觉和身体状况。特别是对于患有高血压、糖尿病、肾病等慢性疾病的老年人,要根据其病情严格控制盐、糖、酱油等调味料的用量。例如,为高血压老年人烹饪菜肴时,盐的用量应严格控制在每日不超过5 g的标准内;为糖尿病老年人制作食物时,要尽量减少白糖、冰糖等添加糖的使用。

4. 烹饪过程监控

在烹饪过程中,要对食物的烹饪时间、温度、火候等进行监控,确保食物熟透且符合口感要求。同时,要注意食品安全卫生,避免食物受到污染。例如,在烤制面包时,要控制好烤箱的温度和烤制时间,确保面包表面金黄、内部熟透;在烹饪肉类时,要确保肉类达到规定的内部温度,以保障食品安全。

5. 成品质量检查

烹饪完成后,要对食物的外观、色泽、气味、口感等进行检查,确保食物符合质量要求,能够满足老年人的饮食需求。如发现食物有异味、色泽异常、口感不佳等情况,应及时处理,不得提供给老年人食用。例如,检查炒菜的色泽是否正常、味道是否鲜美;检查汤品的浓度是否合适、是否有异味等。

知识点三　认识营养膳食供餐过程管理

引导问题:在阳光老年公寓的供餐过程中,如何确保每位老年人都能及时、准确地获得符合其健康状况和饮食需求的餐食,并且能有效应对突发状况,保证整个供餐流程的高效、有序?

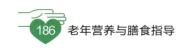

一、餐前准备管理

1. 供餐计划确认

根据入住老年人的营养评估结果、饮食需求以及当日预定的用餐人数,再次确认供餐计划。确保每餐提供的菜品、主食、汤品等种类和数量能够满足老年人的营养需求且避免浪费。例如,对于患有糖尿病的老年人较多的养老机构,确认供餐计划中是否有足够的低糖、高纤维食物;对于行动不便需要特殊照顾的老年人,核实是否安排了合适的供餐方式。

2. 食材准备与检查

按照供餐计划,从储存区域取出所需食材,并进行最后的检查。确保食材新鲜、无变质、无异味,符合食品安全标准。如检查蔬菜是否鲜嫩、无黄叶;肉类是否色泽正常、无异味;水果是否完整、无腐烂等。

3. 餐具准备

准备干净、消毒后的餐具,包括餐盘、餐碗、餐筷、汤勺等。餐具应无破损、无污渍,且数量要与用餐人数相符。可提前将餐具放置在备餐区,按照一定的摆放顺序摆放整齐,方便后续分装食物。

4. 环境准备

对餐厅环境进行清洁和整理,包括擦拭餐桌、餐椅,清扫地面,确保就餐环境整洁、舒适。调整餐厅的照明、温度和通风情况,营造适宜的就餐氛围。例如,将餐厅温度控制在 22~24℃,保持空气清新,光线柔和明亮。

二、餐食制作管理

1. 烹饪过程监控

在烹饪过程中,厨师要严格按照既定的食谱和烹饪方法进行操作。确保食物的烹饪时间、温度、火候等参数准确无误,以保证食物熟透且口感良好。例如,蒸制包子时要控制好蒸制时间和火候,确保包子外皮松软、馅料熟透;炒菜时要掌握好油温、翻炒频率,使菜品色香味俱佳。

2. 营养搭配调整

根据老年人的实际用餐情况和特殊需求,在烹饪过程中可对营养搭配进行微调。比如,发现某老年人当天食欲不佳,可适当增加菜品的调味或调整食物的质地,使其更易消化吸收;对于患有贫血的老年人,可在烹饪过程中增加一些富含铁元素的食材或调味料。

3. 食品安全保障

严格遵守食品安全相关规定,在烹饪过程中注意食品卫生。厨师要穿戴整洁的工作服、帽子和口罩,避免头发、汗水等污染食物。处理生熟食材的厨具要分开使用,防止交叉污染。例如,切生肉的案板和刀不能用来切熟食,要使用不同颜色或标识的厨具加以区分。

三、餐食分装管理

1. 分量控制

根据老年人的饮食需求和食量,将烹饪好的食物准确分装到餐盘或餐盒中。对于食量较小的老年人,可适当减少分量;对于食欲较好的老年人,可提供适量的加餐选项。如将主食、菜品、汤品按照一定的比例分装,确保每份餐食营养均衡,且能满足不同老年人的需求。

2. 特殊需求处理

针对有特殊饮食需求的老年人,如患有糖尿病、高血压、肾病等慢性疾病的老年人,要按照其特定的饮食方案进行分装。例如,为糖尿病老年人分装低糖、高纤维的食物;为高血压老年人分装低盐食物;为肾病老年人分装低蛋白、低钾、低钠的食物等。

3. 标识区分

对于有特殊饮食需求的餐食,要做好明显的标识区分,以便工作人员在送餐和老年人用餐时能够清楚识别。可以使用不同颜色的餐盘、餐盒或在餐盘上贴上特殊标识贴纸等方式进行区分。

四、送餐服务管理

1. 送餐人员安排

安排经过培训的工作人员负责送餐服务。送餐人员要熟悉养老机构的布局和老年人的居住位置,具备良好的服务态度和沟通能力。例如,了解哪些老年人行动不便需要特殊照顾,在送餐时能够及时提供帮助。

2. 送餐时间把控

严格按照规定的送餐时间送餐,确保老年人能够按时用餐。一般早餐可在 6:00—7:30 之间送达,午餐在 11:00—12:30 之间送达,晚餐在 17:00—18:30 之间送达。同时,要考虑到老年人的个体差异,对于身体状况特殊或有特殊需求的老年人,可根据实际情况适当提前或推迟送餐时间。

3. 送餐过程保障

在送餐过程中,要使用保温设备(如保温餐车、保温袋等)保持食物的温度,确保老年人能吃到热乎的饭菜。要注意送餐的安全,避免餐食打翻、洒落等情况发生。如遇到通道狭窄、地面湿滑等情况,要小心慢行。

五、用餐服务管理

1. 就餐协助

工作人员在老年人就餐期间要在餐厅或老年人房间内提供必要的协助。对于行动不便的老年人,要帮助他们入座、拿取餐具、调整食物位置等。例如,为使用轮椅的老年人将餐盘放置在合适的高度和位置,方便他们就餐。

2. 饮食指导

营养师或医护人员可在就餐时适时给予老年人饮食指导。针对老年人的营养状况、健康问题以及当前的用餐情况,给予合理的建议。例如,告诉患有骨质疏松症的老年人要多摄入富含钙的食物;指导患有糖尿病的老年人合理选择食物,控制血糖。

3. 用餐监督

关注老年人的用餐情况,包括食欲、进食量、进食速度等。若发现老年人有异常情况,如食欲不振、进食困难等,要及时记录并报告给相关人员(如医护人员、营养师等)。例如,观察到某老年人连续几天进食量很少,要及时了解原因并采取相应措施,如调整饮食方案、提供额外的营养补充等。

六、餐后清理管理

1. 餐具回收

在老年人用餐结束后,及时回收餐具。工作人员要将餐盘、餐碗、餐筷、汤勺等餐具收集起来,送往餐具清洗消毒区进行清洗消毒。在回收餐具过程中,要注意检查餐具是否有破损、丢失等情况,如有,要及时记录并处理。

2. 剩余食物处理

对于老年人未吃完的剩余食物,要根据具体情况进行处理。如果剩余食物量较少且未变质,可考虑收集起来作为动物饲料等合理利用;如果剩余食物量较多或已变质,要按照垃圾分类要求进行处理。例如,将剩余的米饭、馒头等收集起来喂养家禽家畜;将剩余的肉类、蔬菜等变质食物作为厨余垃圾处理。

3. 环境清洁

对餐厅环境进行再次清洁,包括擦拭餐桌、餐椅,清扫地面,保持就餐环境整洁干净。同时,要对餐厅的照明、温度和通风等情况进行检查和调整,为下一次就餐做好准备。

知识点四　认识膳食及食品的卫生监控管理

引导问题：在阳光老年公寓的膳食及食品卫生监控管理中,如何确保食品加工、储存及供应环节的卫生标准符合相关法规和健康要求?针对不同慢性疾病老年人的特殊饮食需求,怎样进行有效的卫生监督和管理,以预防食源性疾病的发生。同时,在评估检查时,如何能提供全面、可靠的卫生记录?

一、食品采购环节监控

1. 供应商资质审核

严格审查食品供应商的各类资质证件,包括营业执照、食品生产许可证、食品经营许可证、卫生许可证等,确保其具备合法合规的生产经营资格。定期核实供应商资质的有效期,避免与资质过期的供应商继续合作,从源头上保障食品的安全性。例如,对于肉类供应商,需查看其是否有定点屠宰资质以及肉类检验检疫合格证明;对于蔬菜水果供应商,要确认其能提供农产品质量安全检测报告。

2. 采购合同规范

在与供应商签订的采购合同中,明确详细的食品卫生条款。要求所供食品必须严格符合国家及地方的食品安全标准,不得含有任何有害物质,且要保证食品的新鲜度、质量和包装完整性等。同时,明确规定供应商在出现食品安全问题时应承担的责任,如赔偿责任、配合调查责任等,以法律文书的形式保障养老机构采购食品的卫生质量。

3. 采购现场检查

安排专人在采购现场对食品进行细致检查。除核对食品的品种、数量是否与订单相符外,重点关注食品的感官指标,如外观、色泽、气味、质地等。坚决拒绝接收任何存在变质、异味、污染迹象或不符合质量要求的食品。例如,采购蔬菜时要检查叶片是否完整、有无黄叶、是否有明显的农药残留;采购肉类时要查看肉的色泽是否正常、表面有无黏液、是否有异味等。

二、食品储存环节监控

1. 储存环境维护

定期监测食品储存场所(如仓库、冷藏库、冷冻库等)的环境条件,包括温度、湿度、通风情况等。针对不同类型的食品,设定并维持适宜的储存环境。例如,生鲜类食品(蔬菜、水果、肉类、水产等)冷藏库温度应控制在0~4℃,冷冻库温度需保持在-18℃以下;干货类食品(大米、面粉、豆类、干货调料等)储存环境要干燥通风,温度控制在15~20℃,湿度在50%~60%。安装温湿度监测设备,以便实时掌握环境参数,一旦发现异常,及时采取措施调整,如开启除湿设备、维修制冷设备等,防止因环境因素导致食品变质。

2. 食品分类储存监督

严格监督食品是否按照分类储存原则存放,即将食品分为生鲜类、干货类、冷藏类、冷冻类等不同类别,并分别存放在相应的区域。避免出现混放现象,防止交叉污染。例如,不能将生鲜肉类与干货调料放置在一起,要确保各类食品在储存过程中保持相对独立且卫生的环境。同时,检查食品的包装是否完好,对已开封的食品,应及时密封或妥善处理,防止食品受到外界污染。

3. 库存管理与清理

建立完善的库存管理制度,详细记录食品的出入库情况,包括日期、数量、品种、供应商等信息。按照先进先出的原则使用库存食品,确保食品的新鲜度。定期对库存食品进行全面清理和检查,及时发现并处理过期、变质的食品。在清理过程中,仔细查看每一种食品的状态,如发现食品有异味、变色、发霉、生虫等情况,立即进行报废处理,并做好相关记录,以便追溯查询。

三、食品加工环节监控

1. 人员卫生规范

要求所有参与食品加工的人员（厨师、帮厨等）严格遵守个人卫生规范。进入加工区前，必须穿戴整洁的工作服、工作帽、口罩，头发要全部束起并藏于帽内，且须洗净双手。在加工过程中，若接触了生食品后再接触熟食品，必须重新洗手消毒，防止交叉污染。定期组织加工人员进行健康检查，确保其身体健康，无传染性疾病，且持有有效的健康证。一旦发现加工人员身体不适或患有传染性疾病，应立即停止其工作，待痊愈后重新上岗。

2. 加工区域清洁

每日对食品加工区域（包括洗菜池、切菜板、炉灶、炊具等设备设施）进行全面清洁消毒。使用合适的清洁剂和消毒剂，按照规定的方法进行操作，确保加工区域无污渍、无异味、无细菌滋生。保持加工区域良好的通风条件，及时排除加工过程中产生的油烟、水汽等，避免环境潮湿导致细菌滋生。

3. 加工流程监督

严密监督食品加工流程是否符合卫生标准。

（1）生熟分开。生熟厨具（如刀、砧板）须严格区分，建议通过颜色标识（红色生肉、绿色熟食）及分区存放实现隔离，使用后彻底清洗消毒。

（2）温度控制。肉类中心温度需≥70℃维持30秒（碎肉、禽肉≥75℃），蛋类应完全凝固。

（3）避免交叉污染。生食加工区与即食区分隔，操作人员接触生食后须洗手再处理熟食。

四、食品配送环节监控

1. 配送容器卫生保障

在食品配送前，必须对盛放食品的容器（如餐盒、餐盘、保温餐车等）进行严格检查，确保其符合卫生标准。

（1）清洁与消毒。容器应无破损、无污渍，并经过规范消毒（如高温消毒柜≥120℃/15分钟，或紫外线消毒30分钟），消毒后需密封存放，避免二次污染。

（2）保温设备检查：保温餐车等设备需定期清洁消毒，并测试其保温性能——热食配送温度应≥60℃，冷食配送温度应≤5℃，确保食物在运输过程中温度符合食品安全要求。

2. 配送人员要求

配送人员的卫生状况直接影响食品安全，因此需遵守以下规范。

（1）个人卫生。穿戴整洁的工作服、工作帽，配送前彻底洗手，接触食物时佩戴一次性手套。

（2）健康管理。所有配送人员必须持有有效健康证，并定期体检，如出现腹泻、皮肤感染等症状，应立即暂停工作。

3. 配送路线规划

合理的配送路线能有效降低食品安全风险，具体要求包括：

（1）高效配送。优化路径，缩短运输时间，减少食物在常温下的暴露时间。

（2）环境避让。避开垃圾站、污染区等高风险区域，确保运输环境清洁。

（3）动态调整。利用GPS或配送管理软件实时监控，确保按时、安全送达。

五、用餐环节监控

1. 餐具卫生检查

（1）检查标准。餐具（餐盘、碗筷、汤勺等）须无残留污渍、无异味，且经过规范消毒（如热力消毒≥100℃/10分钟或化学消毒剂浸泡后彻底冲洗）。可采用ATP荧光检测仪或消毒试纸进行快速卫生验证，确保微生物指标达标。

(2) 问题处理。发现不合格餐具应立即更换,并追溯至清洗消毒环节,记录问题原因(如消毒时间不足、冲洗不彻底等),限期整改。

2. 餐厅环境维护

(1) 日常清洁。每餐前后须擦拭餐桌椅、清扫地面,及时清运垃圾,避免交叉污染。消毒重点区域(如门把手、取餐台),使用含氯消毒剂(250 mg/L)或75%酒精擦拭。

(2) 环境调控。保持餐厅温度22~24℃,湿度≤60%,定时开窗通风或启用新风系统,减少空气污染。每周至少一次全面消杀,包括地面喷洒消毒、紫外线空气消毒等。

3. 老年人用餐指导

(1) 卫生宣教。餐前播放洗手示范视频,或张贴"六步洗手法"图示,提醒老年人规范洗手。倡导文明用餐礼仪(如咳嗽时遮挡口鼻、不随意触碰他人餐具)。

(2) 特殊协助。协助行动不便老年人时,工作人员需佩戴口罩、一次性手套,每服务一人后更换手套。分餐工具(夹子、公勺)需单独消毒,避免直接接触老年人口腔。

六、食品卫生监测与追溯体系

1. 日常监测记录

(1) 监测制度与内容。建立覆盖食品全链条(采购、储存、加工、配送、供餐)的卫生监测制度,每日记录关键数据。

① 温湿度:冷藏库(0~4℃)、冷冻库(≤-18℃)、餐厅环境(20~26℃)。

② 消毒效果:加工器具ATP检测值≤30 RLU,餐具大肠菌群不得检出。

③ 食品感官:无腐败变质、异味或异常色泽(如肉类pH值检测)。

(2) 记录规范。采用标准化表格,明确记录频率(如冷库温度每小时1次)、责任人及复核签字。示例:"9月1日,冷藏库温度监测记录:8:00(2℃)、12:00(3℃),责任人:张某,复核:李某。"

2. 问题发现与处理

(1) 分级响应机制。

一般问题,如餐具消毒不彻底,应立即整改(重新消毒),24小时内复查。严重问题,如食品变质,启动应急预案(封存、报废),追溯至供应商并暂停合作。

(2) 根源分析与改进

使用"5Why分析法"追溯原因(如冷库温度异常→设备故障→未定期维护);整改报告需包含问题描述、原因分析、纠正措施、预防方案(PDCA循环)。

3. 追溯体系建设

(1) 信息采集要点。

① 采购环节:供应商资质、检疫证明、进货批次。

② 加工环节:人员健康证编号、消毒时间、加工温度。

③ 配送环节:车辆消毒记录、配送时间、温度轨迹。

④ 供餐环节:用餐时间、老年人反馈(如过敏记录)。

(2) 技术工具应用。

推荐"信息化追溯系统(如条形码/RFID标签)",实现扫码查询全流程数据;纸质备份需保存≥2年(参照《中华人民共和国食品安全法》要求)。

课程育人

多措并举,全面提升养老机构食品卫生安全管理

巩固提升

营养膳食管理

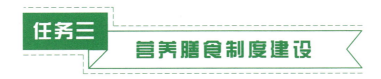

任务三 营养膳食制度建设

知识索引

关键词:营养;膳食;制度建设。

理论(技能)要点:

1. 营养膳食部门建设;
2. 营养膳食制度建设。

重点:膳食管理制度内容。

难点:制度的有效执行与监督;应对突发情况和变化。

任务目标

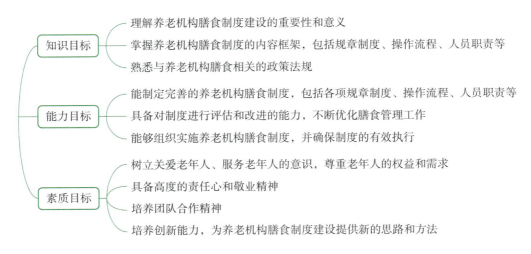

情境聚焦

某养老机构是一家拥有200位老年人的综合性养老机构。老年人年龄大多在65～90岁之间,身体状况各异,患有不同程度的慢性疾病。机构一直致力于为老年人提供优质的生活照料服务。建院之初,采购人员缺乏专业知识,采购的食材质量参差不齐,部分食材不符合卫生标准;供应商选择单一,缺乏竞争;食物储存空间有限,没有合理的分类储存,部分食材储存不当,出现变质、发霉现象;也缺乏有效的库存管理,食材积压严重;厨师对老年人营养需求了解不足,烹饪方式单一;有时还会出现饭菜提前送达但未及时食用的情况,导致饭菜变凉等。

学习准备

从知识(能力)、资料收集、思考问题、学习工具等方面准备。详情请扫二维码。

学习准备单

知识储备

知识点一 认识营养膳食部门建设

引导问题:针对情境聚焦中的养老机构,应该如何优化其营养膳食部门的采购与储存管理,解决食材质量参差不齐、供应商单一、储存空间不足及库存管理不善等问题?

一、部门的功能与任务

养老机构营养膳食部门的核心功能是为老年人提供安全营养的膳食服务,并延伸至健康管理支持、营养评估与教育。其任务体系包括膳食供应、营养评估、营养教育、健康管理支持和食品安全保障等。

二、部门的执业条件

1. 场地与设施

老年人照料设施的营养膳食部门的场地主要包括膳食制作区、营养评估区和就餐区,其配置要求如表4-3-1所示。

表4-3-1 营养膳食部门的场地与设施的要求

食物分类	配 置 要 求
膳食制作区	应设置独立厨房,按"生进熟出"单向流程布局,包括食材接收区、储存区(生鲜库、干货库、冷藏库、冷冻库)、粗加工区、细加工区、烹饪区、备餐区、餐具清洗消毒区等。各功能区须配备符合《餐饮服务食品安全操作规范》的标准化设备,包括热加工区的商用炉灶、蒸箱、烤箱(均需具备自动温控功能),预处理区的食品级不锈钢切菜机、绞肉机(可拆卸消毒设计),以及清洁区的高温洗碗机(82℃以上冲洗)和紫外线消毒柜(≥30分钟照射),确保各环节设备均满足食品安全与适老化操作要求。
营养评估区	营养评估区应设置独立空间,配备电子体重秤(精度0.1 kg)、超声波身高测量仪、医用体脂分析仪、便携式生化分析仪等专业设备,并规划独立隔音咨询室(面积≥8 m²),配置适老化家具和健康教育展示屏,为老年人提供舒适、专业的营养评估和咨询服务。

续表

食物分类	配置要求
就餐区	应采用适老化设计标准,配备高度可调餐桌、带扶手餐椅、防滑地面和轮椅专用通道,同时确保照明均匀和通风良好,并设置应急呼叫装置(每桌1个)、防眩光灯具、助行器存放区及无障碍取餐台,全面满足老年人的安全就餐需求,打造舒适便利的就餐环境。

2. 资质与许可

养老机构营养膳食部门必须依法取得食品经营许可证等资质文件,并确保所有从业人员持证上岗:营养师须具备营养师资格证,厨师应持有相应等级的职业资格证书,餐饮服务人员需提供有效健康证明。部门运营须严格遵循《中华人民共和国食品安全法》《餐饮服务食品安全操作规范》等法律法规要求,定期接受市场监管部门检查,确保各项资质证件在有效期内并公示于显著位置。

三、业务范围的界定

老年人照料设施的营养膳食部门的主要业务包括膳食服务、营养咨询与评估、营养教育活动等,具体如图4-3-1所示。

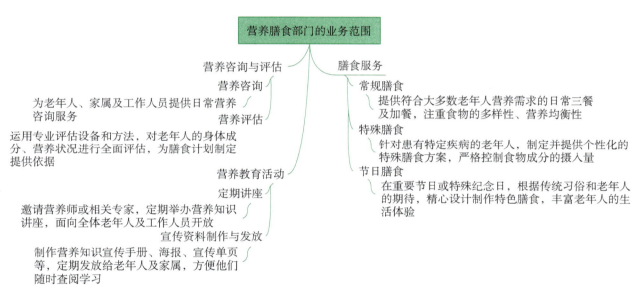

图4-3-1 营养膳食部门的主要业务

四、质量控制

1. 食材采购质量控制

(1)供应商选择:严格筛选正规、信誉良好的食材供应商,考察其生产环境、资质证书、产品质量检测报告等,确保所供食材符合食品安全标准。

(2)采购验收:建立严格的采购验收制度,对采购的每一批食材进行外观、色泽、气味、质地等感官检查,同时要求供应商提供相关质量证明文件,如农产品的农药残留检测报告、肉类的检验检疫合格证明等,拒绝接收不合格食材。

2. 食品加工质量控制

(1)人员操作规范:制定详细的食品加工操作规范手册,要求厨师、帮厨等工作人员严格遵守,包括穿戴整洁的工作服、帽子、口罩,洗手消毒程序,处理生熟食材的厨具分开使用等,确保加工过程卫生安全。

(2) 烹饪过程监控：在烹饪过程中，对食物的烹饪时间、温度、火候等进行监控，确保食物熟透且符合口感要求，同时保证食物的营养成分得到有效保留，例如肉类要煮熟煮透，中心温度达到70℃以上。

3. 膳食营养质量控制

(1) 营养均衡监测：定期对提供的膳食进行营养成分分析，确保每餐食物中蛋白质、碳水化合物、脂肪、维生素、矿物质等营养素的含量符合预先设定的营养标准，满足老年人的营养需求。

(2) 特殊膳食管理：对于特殊膳食，安排专人负责监督制作过程，严格按照个性化膳食方案控制食物成分的摄入量，确保特殊膳食的准确性和有效性。

4. 食品安全质量控制

(1) 环境清洁消毒：保持厨房、餐厅等餐饮相关场所的清洁卫生，定期对环境、设备、餐具等进行消毒处理，如使用消毒剂擦拭桌椅、地面，对餐具进行高温消毒或紫外线消毒等。

(2) 食品留样与追溯：建立食品留样制度，对每餐的食物进行留样保存，以便在发生食品安全问题时能够进行追溯和检测。同时，完善食品追溯体系，记录食材从采购到上桌的每一个环节信息，如供应商名称、采购日期、加工人员、配送人员、用餐时间等。

五、相关制度建设

1. 膳食计划制定与调整制度

(1) 制定标准：由营养师根据老年人营养评估结果（如微型营养评估简表 MNA-SF）、慢性病管理需求（如糖尿病、高血压膳食指南）及饮食偏好，制定个性化膳食计划。采用"三餐两点"模式，每周食谱重复率≤30%，确保营养均衡（如蛋白质摄入量≥1.2 g/kg/d）。

(2) 动态调整机制：每季度复评营养状况，重大健康变化（如术后、吞咽功能下降）需48小时内调整膳食方案。建立电子营养档案，记录计划调整依据及效果追踪。

2. 食材采购管理制度

(1) 供应商管理：实行"资质审核＋季度评估"制度，重点核查农产品供应商的农药检测报告（农残合格率≥98%）、肉类供应商的检疫证明（可追溯率100%）；保留至少3家备用供应商，确保竞争性采购。

(2) 验收规范：设置"三级验收"流程（采购员初验→厨师长复验→营养师终验），使用ATP荧光检测仪抽检食材表面洁净度（RLU值≤30）。

3. 食品加工操作制度

制定涵盖食品加工全过程的操作规范，包括食材准备、烹饪、备餐等环节，明确工作人员的操作要求、注意事项和违规处理办法。要求在厨房显眼位置张贴食品加工操作规范，便于工作人员随时查阅和遵守。

4. 餐饮服务管理制度

规范餐饮服务人员在就餐期间的服务行为，如帮助行动不便的老年人入座、端送饭菜、关注老年人就餐情况等，明确服务标准和要求。规定餐饮服务人员在餐厅清洁卫生、餐具回收、剩余食物处理等方面的工作流程和责任。

5. 营养教育活动制度

确定营养教育活动的举办频率、主题选择、参与人员范围等，确保活动有计划、有组织地开展。建立营养教育活动效果评估机制，通过问卷调查、现场反馈等方式收集参与者的意见和建议，以便改进活动内容和方式。

6. 食品安全管理制度

整合上述食品安全质量控制方面的各项措施,形成完整的食品安全管理制度,明确各环节的食品安全责任人和具体工作要求。在部门内部加强食品安全宣传教育,提高全体工作人员的食品安全意识,确保制度的有效执行。

六、部门工作人员的配备及技能要求

老年人照料设施营养膳食部门,需要配备一定数量的工作人员,并对他们的技能提出相应的要求,具体见表4-3-2所示。

表4-3-2 营养膳食部门的工作人员的配备及技能要求

岗位	配备标准	技 能 要 求
营养师	每100～200位老年人应配备1名营养师,慢性病高发机构建议营养师与老年人配比为1:100	① 具备扎实的营养学专业知识,熟悉各类营养素的功能、食物来源、人体需求等。掌握营养评估的方法和技术,能够熟练运用专业设备对老年人进行全面营养状况评估 ② 擅长根据不同老年人的年龄、性别、健康状况等因素制定个性化的膳食计划,并能根据营养复查结果及时调整 ③ 具备良好的沟通能力,能与老年人、家属及其他工作人员进行有效的沟通交流,开展营养教育活动
厨师	热厨:每30～50位老年人配备1名;面点师:每100位老年人配备1名	① 持有厨师等级证书,具备熟练的烹饪技能,掌握多种烹饪方式(如蒸、煮、炖、烩、清炒等) ② 熟悉老年人的饮食特点和需求,能够根据膳食计划制作出营养丰富、口味适宜的饭菜 ③ 了解食品安全知识,严格遵守食品加工操作规范,确保食物的卫生安全
帮厨	一般每1～2名厨师配备1名帮厨	① 协助厨师进行食材的准备工作,如洗菜、切菜、去皮等粗加工操作,具备基本的厨房操作技能 ② 负责餐具的清洗消毒工作,熟悉餐具清洗消毒的流程和方法,确保餐具的卫生安全
餐饮服务人员	每20～30位老年人配备1名餐饮服务人员(失能老年人区域餐饮服务人员与老年人配比为1:15)	① 具备良好的服务意识和沟通能力,能够在就餐期间为老年人提供贴心的服务,如帮助行动不便的老年人入座、端送饭菜等 ② 负责餐厅的清洁卫生工作,熟悉餐厅清洁卫生的流程和方法,保持餐厅环境整洁 ③ 了解食品安全知识,在处理剩余食物、餐具回收等方面遵守相关规定,确保食品安全
部门管理人员	根据养老机构的规模和营养膳食部门的复杂程度,通常配备1～3名部门管理人员	① 具备管理能力,能够担负部门的整体管理工作,包括人员调度、工作计划制定、质量监控、成本控制等方面 ② 熟悉营养膳食部门的各项业务,能够协调营养师、厨师、帮厨、餐饮服务人员等之间的工作关系,确保部门各项工作顺利开展 ③ 具备处理投诉和建议的能力,能够及时处理老年人或家属关于膳食方面的投诉和建议,采取有效措施改进服务质量

通过科学规范的营养膳食体系建设,能够为老年人提供安全、营养、适老化的膳食服务,有效满足其健康需求,提升生活质量。

知识点二 认识营养膳食服务规范

引导问题:针对情境聚焦中的养老机构,如何制定其营养膳食服务规范,确保食材采购、储存、烹饪及供餐等环节的质量,同时满足老年人多样化的营养需求?

老年人照料设施的膳食服务应符合《养老机构服务质量基本规范》(GB/T35796—2017)、《养老机构等级划分与评定》(GB/T37276—2018)相关要求,应持有食品经营许可证;从业人员应持有效健康证明并经过培训合格;有条件的单位宜配备专兼职营养师;应建立老年人膳食经费专门账户,定期核准老年人膳食经费专账,符合相关财务监管规定;膳食服务由外部服务机构提供时,应签订外包协议,明确相应的职责、权利和义务;提供膳食的外部服务机构应具备相应资质;文件与记录管理、监督与检查应符合《餐饮企业质量管理规范》(GB/T33497—2023)相关要求。

一、环境与设施设备要求

老年人照料设施的膳食服务对老年人用餐场所、食品处理区等环境与设施设备提出了具体要求,如图4-3-2所示。

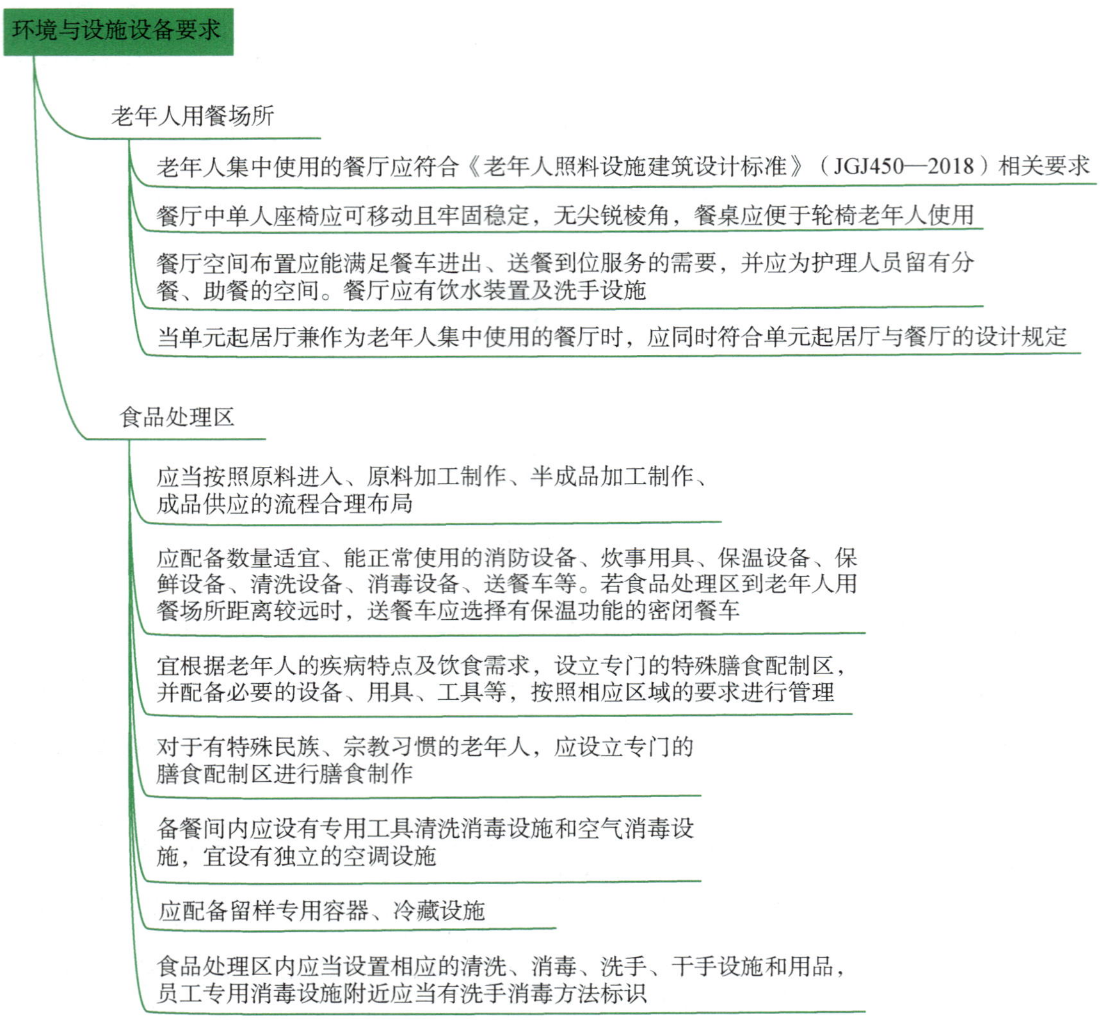

环境与设施设备要求

- **老年人用餐场所**
  - 老年人集中使用的餐厅应符合《老年人照料设施建筑设计标准》（JGJ450—2018）相关要求
  - 餐厅中单人座椅应可移动且牢固稳定,无尖锐棱角,餐桌应便于轮椅老年人使用
  - 餐厅空间布置应能满足餐车进出、送餐到位服务的需要,并应为护理人员留有分餐、助餐的空间。餐厅应有饮水装置及洗手设施
  - 当单元起居厅兼作为老年人集中使用的餐厅时,应同时符合单元起居厅与餐厅的设计规定

- **食品处理区**
  - 应当按照原料进入、原料加工制作、半成品加工制作、成品供应的流程合理布局
  - 应配备数量适宜、能正常使用的消防设备、炊事用具、保温设备、保鲜设备、清洗设备、消毒设备、送餐车等。若食品处理区到老年人用餐场所距离较远时,送餐车应选择有保温功能的密闭餐车
  - 宜根据老年人的疾病特点及饮食需求,设立专门的特殊膳食配制区,并配备必要的设备、用具、工具等,按照相应区域的要求进行管理
  - 对于有特殊民族、宗教习惯的老年人,应设立专门的膳食配制区进行膳食制作
  - 备餐间内应设有专用工具清洗消毒设施和空气消毒设施,宜设有独立的空调设施
  - 应配备留样专用容器、冷藏设施
  - 食品处理区内应当设置相应的清洗、消毒、洗手、干手设施和用品,员工专用消毒设施附近应当有洗手消毒方法标识

图4-3-2 环境与设施设备要求

二、安全与应急要求

老年人照料设施的膳食服务对安全与应急提出了具体要求,如图4-3-3所示。

安全与应急要求

- 膳食服务安全管理应按照《养老机构服务安全基本规范》（GB38600—2019）相关要求执行

- 食品及食品原料的采购、贮存、加工、烹饪等环节应符合《食品安全国家标准餐饮服务通用卫生规范》（GB31654—2021）的要求

- 应按照属地垃圾分类的要求，做好废弃物管理，配备带盖的废弃物存放容器，设置结构密闭的废弃物临时集中存放设施，并做好清洁消毒，与具有资质的餐厨废弃物收运者签订收运合同，建立餐厨废弃物处置台账

- 抽油烟机及排风管道等设备应定期清洗油垢，防止引起火灾事故

- 有害生物防治应遵循物理防治优先，化学防治有条件使用的原则，保障食品安全和人身安全

- 特种设备、电器设备、燃气设备、安防设备等各类设施设备的购买、安装、登记、使用、维护、保养、维修、检查、检测、更换、报废均应按其强制性标准执行

- 应建立突发事件应急管理机制，制定相应的应急预案，明确相关部门和人员职责，定期进行模拟演练。应急预案包括但不限于公共卫生事件、火灾、防汛、停气、停电、停水应急预案

图4-3-3　安全与应急要求

三、服务内容与要求

1. 食谱制定

（1）宜按照行业标准《老年人膳食指导》(WS/T 556—2017)的相关要求，结合老年人生理特点、身体状况、地域特点、民族宗教习惯、疾病需求等因素，进行食谱制定。

（2）食谱每周更新一次。

（3）宜根据老年人咀嚼、吞咽及消化功能的不同，为老年人提供普通膳食、软食、半流质膳食、流质膳食等基本膳食。

（4）宜根据老年人疾病情况提供特殊膳食，包括但不限于匀浆膳、低盐膳食、糖尿病膳食、肾病膳食、低嘌呤（痛风）膳食等。特殊膳食应由营养师编制食谱。

（5）当老年人通过日常膳食无法满足每日营养需求时，宜在医师或临床营养师指导下，为老年人提供或指导老年人采用特殊医学用途配方食品，作为基本膳食的补充。

（6）食谱应定期进行评价改进。

2. 采购

（1）食品、食品原料、食品添加剂和食品相关产品应进行进货和入库查验。食品类产品主要需查看合格证、检疫章、生产日期、有效期、保质期、数量、外包装等。

（2）制定采购计划，量入为出，厉行节约，反对浪费。

3. 贮存

（1）贮存场所、设备应保持清洁，无霉斑、鼠迹、苍蝇、蟑螂等，不得存放有毒、有害物品及个人生活

用品。

（2）直接入口的食品应当使用无毒清洁的包装材料、餐具、容器。

（3）原料外包装标识符合要求，按照外包装标识的条件和要求规范贮存。

（4）食品原材料、半成品、成品在盛放、贮存时相互分开。生食与熟食应当有分隔措施、固定存放位置和标识。

（5）粮、油、调料等食品应按类别、品种，分类、分架摆放整齐，做到隔墙离地。

（6）肉类、水产、蛋品等易腐食品须按标准采用冷藏、冷冻或常温等方式分类贮存。用于保存食品（原料、半成品、成品等）的冷藏设备，应贴有明显标识。

（7）遵循先进先出先用的原则，使用食品原料、食品添加剂、食品相关产品。定期检查，及时清理变质或者超过保质期的食品。

4. 加工及烹饪

老年人照料设施在进行食品的加工及烹饪时，应尊重老年人的饮食习惯、民族宗教习惯，在进行各类膳食加工烹饪时选择适宜的食品原料和烹饪方法；加工及烹饪前，工作人员应清洗、消毒双手，保持工作服清洁，戴好工作帽、口罩、手套。常见的膳食分类如图4-3-4所示。

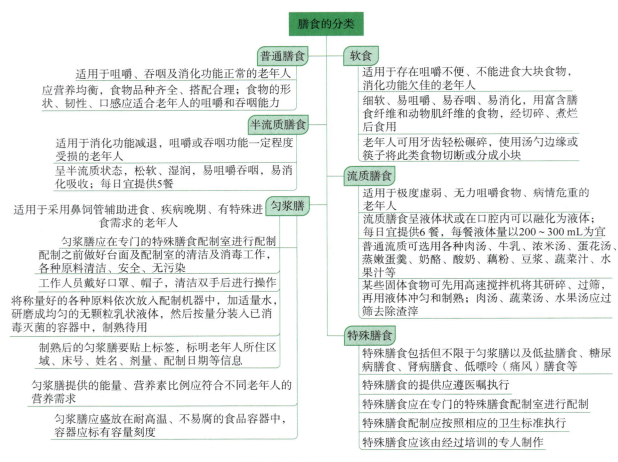

图4-3-4 常见的膳食分类

5. 供餐

（1）供餐形式包括但不限于套餐、订餐、点餐、自助餐、节日桌餐及其他特殊形式。

（2）根据老年人需求、习惯、订餐情况等，做到及时、准确分发。

（3）供餐前应对备餐间的空间和操作台进行消毒。室内温度不高于25℃。

(4) 供餐前工作人员应清洗、消毒双手,保持工作服清洁,戴好工作帽、口罩、手套。

(5) 供餐过程应使用专用的工具、容器、餐具,使用前进行清洗消毒并保持清洁。

(6) 从烹饪到分发食用时限不超过 2 h。在烹饪后至食用前需要较长时间(超过 2 h)存放的食品,应当在高于 60℃或低于 8℃的条件下存放。

(7) 送餐时应做好保温、保鲜,用密闭的容器和餐车送到老年人用餐场所。送餐车内外应保持清洁,送餐后及时进行清洁及消毒,统一存放在固定区域。

(8) 工作人员对待老年人应热情、周到、耐心、细致。

6. 留样

(1) 留样食品应按照品种分别盛放于清洁消毒后的密闭专用容器内。

(2) 在 0~4℃的冷藏条件下,存放 48 h 以上。

(3) 每个品种留样不应少于 125 g。

(4) 在盛放留样食品的容器上应标注留样食品名称、留样时间(月、日、时),或者标注与留样记录相对应的标识。

(5) 应由专人管理留样食品、记录留样情况,记录内容包括留样食品名称、留样时间(月、日、时)、留样人员等。

7. 清洗消毒

(1) 对环境地面每天进行 2 次湿式打扫,台面用湿布抹擦,有传染病疫情时采用有效氯为 250~500 mg/L 的含氯消毒剂进行消毒。

(2) 餐饮具、盛放或接触直接入口食品的容器和工具的清洗消毒水池应当专用,与食品原料、清洁用具及接触非直接入口食品的工具、容器、清洗水池分开,不交叉污染。

(3) 餐饮具、盛放或接触直接入口食品的容器和工具使用前应消毒。消毒后的餐用具宜沥干、烘干,定位存放在专用的密闭保洁设施内。定期清洁保洁设施,防止清洗消毒后的餐用具受到污染。

8. 营养宣教与评估

(1) 组织开展营养知识宣传讲座或沙龙。

(2) 为老年人进行营养状况评估,在评估的基础上,制定膳食服务计划,通过动态监测、及时干预等策略保持和改善老年人的营养健康状况。

(3) 营养宣教与评估记录应予以保存。

四、评价与改进

1. 评价

(1) 采取日常检查、定期检查、不定期抽查、专项检查等方式进行内部评价,1 年开展不少于 1 次的自我检查,并形成检查报告。

(2) 应建立老年人膳食委员会制度,定期听取老年人对膳食服务的意见和建议

(3) 定期进行老年人膳食满意度调查,收集老年人口味需求及老年人用餐反馈,改进服务。

(4) 食物中毒发生率为 0。

2. 持续改进

养老机构膳食服务应明确投诉受理部门和人员,做好投诉及反馈记录,记录应具体完整。养老机构应对服务评价结论进行及时分析,并制定相应的整改计划。

课程育人

让老年人吃得安全,南京推行养老机构膳食安全管理

巩固提升

营养膳食制度建设

主要参考文献
References

[1] 焦凌梅.老年人营养与膳食指导[M].北京:人民卫生出版社,2024.

[2] 石汉平,陈伟.临床营养学[M].北京:人民卫生出版社,2024.

[3] 孙长颢.营养与食品卫生学(第8版)[M].北京:人民卫生出版社,2017.

[4] 杨月欣.中国食物成分表标准版(第6版)[M].北京:北京大学医学出版社,2018.

[5] 杨月欣,葛可佑.中国营养科学全书(第2版)[M].北京:人民卫生出版社,2019.

[6] 赵丽云,丁钢强,赵文华,等.2015—2017年中国居民营养与健康状况监测报告[M].北京:人民卫生出版社,2022.

[7] 中国营养学会.中国居民膳食营养素参考摄入量(2023版)[M].北京:人民卫生出版社,2023.

[8] 中国营养学会.中国居民膳食指南(2022版)[M].北京:人民卫生出版社,2022.

[9] 《中国老年2型糖尿病防治临床指南》编写组.中国老年2型糖尿病防治临床指南(2022年版)[J].中国糖尿病杂志,2022,30(01):2-51.

[10] 《中国老年骨质疏松症诊疗指南(2023)》工作组,中国老年学和老年医学学会骨质疏松分会,中国医疗保健国际交流促进会骨质疏松病学分会,等.中国老年骨质疏松症诊疗指南(2023)[J].中华骨与关节外科杂志,2023,16(10):865-885.

[11] 崔华,王朝晖,吴剑卿,等.老年人肌少症防控干预中国专家共识(2023)[J].中华老年医学杂志,2023,42(2):144-153.

[12] 何书励,刘鹏举,王勃诗,等.肌少症膳食指导与营养补充剂使用共识[J].实用老年医学,2023,37(06):649-652.

[13] 中国成人血脂异常防治指南修订联合委员会.中国成人血脂异常防治指南(2016年修订版)[J].中国循环杂志,2016,31(10):937-953.

[14] 中国高血压防治指南修订委员会,高血压联盟(中国),中国医疗保健国际交流促进会高血压病学分会,等.中国高血压防治指南(2024年修订版)[J].中华高血压杂志(中英文),2024,32(07):603-700.

[15] 中华医学会老年医学分会,国家老年疾病临床医学研究中心.中国肌肉减少症诊疗指南(2024版)[J].中华医学杂志,2025,105(3):181-203.

[16] 中华医学会内分泌学分会.中国高尿酸血症与痛风诊疗指南(2019)[J].中华内分泌代谢杂志,2020,36(1):1-13.

[17] 中华人民共和国国家卫生和计划生育委员会.成人体重判定(WS/T428-2013)[S].北京:中国标准出版社,2013.

[18] 中华人民共和国国家卫生和计划生育委员会. 老年人营养不良风险评估（WS/T 552—2017）[S/OL]. (2017-08-01)[2025-05-06]. http://www.nhc.gov.cn/ewebeditor/uploadfile/2018/06/20180613135553841.pdf，2017.

[19] 中华人民共和国国家卫生健康委员会，国家市场监督管理总局. 食品安全国家标准 食品添加剂使用标准(GB 2760-2024)[S]. 北京：中国标准出版社，2025.

[20] 中华人民共和国国家卫生健康委员会，国家市场监督管理总局. 食品安全国家标准 预包装食品营养标签通则(GB 28050-2011)[S/OL]. (2025-03-16)[2025-05-06]. https://sppt.cfsa.net.cn：8086/db?type=2&guid=63F005D7-BA6F-428C-8098-826735B6C13E，2025.

[21] 中华人民共和国民政部. 养老机构膳食服务基本规范(MZ/T186—2021)[S/OL]. (2021-12-10)[2025-05-11]. https://www.mca.gov.cn/n2623/n2687/n2696/n2747/c117043/part/16057.pdf，2021.

[22] 国家卫生健康委办公厅. 成人肥胖食养指南(2024年版)[EB/OL]. (2024-02-08)[2025-04-20]. http://www.nhc.gov.cn/sps/s7887k/202402/4a82f053aa78459bb88e35f812d184c3.shtml.

[23] 国家卫生健康委员办公厅. 成人高尿酸血症与痛风食养指南(2024年版)[EB/OL]. (2024-02-08)[2025-04-20]. http://www.nhc.gov.cn/sps/s7887k/202402/4a82f053aa78459bb88e35f812d184c3.shtml.

[24] 国家卫生健康委员办公厅. 成人高血压食养指南(2023年版)[EB/OL]. (2023-01-18)[2025-04-20]. http://www.nhc.gov.cn/sps/s7887k/202301/0e55a01df50c47d9a4a43db026e3afc3.shtml.

[25] 国家卫生健康委员办公厅. 成人高脂血症食养指南(2023年版)[EB/OL]. (2023-01-18)[2025-04-20]. http://www.nhc.gov.cn/sps/s7887k/202301/0e55a01df50c47d9a4a43db026e3afc3.shtml.

[26] 国家卫生健康委员办公厅. 成人糖尿病食养指南(2023年版)[EB/OL]. (2023-01-18)[2025-04-20]. http://www.nhc.gov.cn/sps/s7887k/202301/0e55a01df50c47d9a4a43db026e3afc3.shtml.

图书在版编目(CIP)数据

老年营养与膳食指导/罗清平等主编. --上海：复旦大学出版社,2025.5. -- ISBN 978-7-309-17993-4

Ⅰ. R153.3

中国国家版本馆 CIP 数据核字第 2025KJ9092 号

老年营养与膳食指导
罗清平 等　主编
责任编辑/张志军

复旦大学出版社有限公司出版发行
上海市国权路 579 号　邮编：200433
网址：fupnet@fudanpress.com　http://www.fudanpress.com
门市零售：86-21-65102580　团体订购：86-21-65104505
出版部电话：86-21-65642845
上海丽佳制版印刷有限公司

开本 890 毫米×1240 毫米　1/16　印张 13.25　字数 373 千字
2025 年 5 月第 1 版第 1 次印刷

ISBN 978-7-309-17993-4/R·2177
定价：55.00 元

如有印装质量问题,请向复旦大学出版社有限公司出版部调换。
版权所有　　侵权必究